米国食品医薬品局

FDAの正体 上

レギュラトリーサイエンスの政治学《ポリティクス》

フラン・ホーソン 著
栗原千絵子 斉尾武郎 共監訳

INSIDE THE FD

篠原出版新社

本書を
両親、リリアンとエドワード
子どもたち、マロリーとジョーイ
に捧げる

フラン・ホーソン

序文——翻訳刊行に寄せて

前医薬品医療機器総合機構（ＰＭＤＡ）理事・審査センター長
（現日本薬剤師研修センター理事長）
豊島　聰

ＦＤＡは、私が平成一二年四月に国立医薬品食品衛生研究所の医薬品医療機器審査センター（ＰＭＤＥＣ）の審査センター長に就任以来、平成二二年三月に独立行政法人医薬品医療機器総合機構（ＰＭＤＡ）を退任するまで、常に意識していなければいけない（意識させられていた）存在であった。おそらく、世界中の医薬品・医療機器の規制に関わる組織にとって、ＦＤＡは、良きにつけ悪しきにつけ注目すべき存在であり、半ば神格化されているようにも思われる。実際に、ある外資系メガファーマの開発本部長は、なかば本気でＦＤＡは神様であるから何でもいうとおりにしなければいけないといっていたことがある。しかしながら、ＩＣＨ（日米ＥＵ規制調和国際会議）や日米バイラテラル協議などでＦＤＡとのつきあいが深まるとＦＤＡも患者や企業などとのはざまに立って、諸外国の規制・行政機関と同様に苦闘していることを知った。そのため、常々ＦＤＡの実像を知りたいと考えていたところ、本書のことを監訳者の栗原先生から紹介され、日本語訳の初稿を見せていただいた。序章を読むとＦＤＡの実態を明らかにしようとする意図が明白であった。特に序章の最後の「科学的で、政治的で、細かいことにうるさく、先駆的で、賞賛され、恐れられ、嫌悪され、信頼されている機関」の文章を見て、是非とも最後まで読んでみたくなり、監訳者からの序文依頼をお引き受けしてしまった。

最初にＦＤＡを意識させられたのは、ＰＭＤＥＣに入って間もない頃、「日本もＦＤＡなみの審査ができるようになるべき」といわれたときであった。平成一一年までは、日本の医薬品審査は、外部専門家による調査会が審査を担ってきたが、ＰＭＤＥＣの設立に伴い内部審査へと移行することとなり、私が、ＰＭＤＥＣに入った平成一二年は内部審査へ完全移行した年であった。この頃、ＰＭＤＥＣの関係者には〝ＦＤＡなみ〟という思いが特に強かったように思う。しかし、組織、特に審査関係の人数は、ＰＭＤＥＣ、厚労省、旧医薬品機構の審査関係部署の人員をすべて合計しても、ＦＤＡより大幅に少なく、承認審査期間をＦＤＡなみにまで短縮することはまったく困難であった。平成一六年ＰＭＤＥＣ、旧医薬品機構、医療機器センターの一部を統合してＰＭＤＡが設立され、人員増がはかられたが、統合に伴う業務量の増加を考慮するととても十分とはいえなかった。しかし、平成一九年から新薬審査専門員の大幅な増員が認められたことにより、平成二一年度には審査処理品目数の大幅増による滞貨の一掃と審査期間の短縮が進んだ。現在では、審査期間はＦＤＡに近くなってきている。とはいいながら、新薬審査担当人員数は、未だ一桁近くＦＤＡより少なく、ＰＭＤＡの審査専門員が一年間に審査する平均の品目数はＦＤＡよりかなり多い。これは、ＰＭＤＡがいい加減な審査をしているわけではなく、ＦＤＡとは異なる審査システムと個々の審査専門員のがんばり（超過勤務）により、成り立っているものである。ＰＭＤＥＣの時代から、承認審査は、承認申請資料概要に基づいて行い、必要に応じ申請資料そのものを調べることで行われてきた。申請資料は膨大な量であり、そのエッセンスをまとめた資料概要もかなりの量になることから、その作成は申請企業にとり負担となっている。そのため、ＩＣＨで合意された日米欧における承認申請書の共通フォーマットであるコモン・テクニカル・ドキュメント（ＣＴＤ）の合意文書作成のとき、各地域の独自性が認められていたモジュール２（資料のサマリー、日本のみ概要に準じるため量が多い）について将来的には日米欧で共通にすべきとの強いコメントが、欧州製薬企業団体から出されたことがあった。そのときにはＦＤＡは特にコメントしなかったが、この議論のあった数年後、ＦＤＡがＰＭＤＡに品質部分のサマリーについて調査に来た。品質については記載事項が増えたため資料が膨大となり、さすがのＦＤＡも資料そのものを用いて審査することが困難となり、日本の概要を見習いたいということであった。

ＰＭＤＡは、審査期間についてはＦＤＡなみになりつつあり評価されてきた（ＦＤＡは最近有用な薬の承認が遅く成りつつあることもある）が、審査の質（申請以前の相談の質を含む）も問われてきている。この点、一〇〇年の歴史によって培われた科学と規制経験や公徳心の強いスタッフがいるＦＤＡは見習うべき存在であることが理解され、ＦＤＡにおける研修には、ＰＭＤＡスタッフは積極的に参加している。

二〇〇四年春に「クリティカル・パス」報告書をＦＤＡは発表した。これは、ＦＤＡが新薬の開発に当たり製薬会社などと革新的・科学的なアプローチを利用して、消費者により早く有用な新薬を届けるための努力をしようというものであった。これに対し、本書は、三つの問題点を挙げている。第一に、スピードにとらわれるあまり薬にすべきでないものを薬として承認してしまう危険性、第二に、規制する側と規制される側の境界を曖昧にしてしまう危険性、第三に、企業の開発過程に関与することにより、その薬に対して特別な感情をもつ危険性である。これらの危険性についてＦＤＡは当然認識していると考えられるが、本書を読む限りそのことが国民には伝わっていないと思われる。また、近年、ＦＤＡは有用な新薬をより迅速に医療現場へ提供するためのツールとしてのレギュラトリーサイエンスを促進しようとしている。クリティカル・パスにしてもレギュラトリーサイエンスにしても政治家達の要望や製薬会社の不満あるいは患者の要望・不満に答えるためのFDAの努力の賜と考えられるが、国民レベルで理解してもらうことは難しいのかもしれない。

FDA長官は大統領により任命されるので、FDAは政治的な圧力にさらされやすく、政治家達からの圧力をはねつけたり、屈したりの歴史の繰り返しがあったようである。日本は、承認審査を行うPMDAと承認権限を有する厚生労働省が異なる組織であるため、政治的な圧力（相談?）は、現状ではPMDAに直接には来ていないようである。

ところで、前述のようにFDAはレギュラトリーサイエンスを有用な新薬の医療現場への迅速な提供のためのツールと考えているが、PMDAでは異なる考え方（少なくとも私は）をもってレギュラトリーサイエンスの促進を図ってきた。平成一二年四月に審査センター長に就任した時点では、承認審査は科学的に行うもので、承認の可否も科学的に判断できると考えていた。しかし、実際に承認審査にたずさわってすぐに、ほとんどの審査品目は科学（いわゆるアカデミックサイエンス）のみで承認可否の判断ができるものではないことに気づいた。有効性が明確で安全性に問題のないことが、限られた症例の臨床試験成績で示されることは、希有である。また、承認の可否の判断に当たっては、明確に有効でない、あるいは安全性に問題がある医薬品以外について、社会的要請（患者さんや学会の要望など）などの要因も考慮しなければならない。しかし、社会的要請などを無制限に受け入れれば、薬にすべきでないものを薬として承認してしまう危険性が高まる。何か歯止めと成る考え方が必要であると考えていたところ、内山充・元国立医薬品食品衛生研究所所長の執筆された総説の中に「レギュラトリーサイエンスは基礎及び応用科学の成果を社会にとって最も望ましい形に調整するための科学である」との記述を見いだし、レギュラトリーサイエンスを承認可否の判断の基本にしようと考えた。レギュラトリーサイエンスの考え方を医薬品の承認審査に当てはめていい換えると、〝患者さんのために必要な医薬品を患者さんのためになるように承認する〟ということである。平成一五年度の日本薬学会会頭になられた池上四郎先生にレギュラトリーサイエンスの評価科学としての重要性をお話ししたところ、薬学会にレギュラトリーサイエンス部会をつくってくださることになり、平成一五年レギュラトリーサイエンス部会が誕生した。

日米の新薬承認審査を取り巻く環境には、かなりのへだたりがあるが、その実情を理解することなく、日本にはＦＤＡの信奉者もいるようである。本書は、ＦＤＡの実像が理解できるとともに製薬企業などの利害関係者およびそれ以外の米国人のＦＤＡに対する思いもわかる興味深い内容が満載で、ＦＤＡに興味のあるヒトは一度読んでみる価値のある書である。

二〇一一年三月四日

目次

序章　抗うつ薬と自殺の関係

メリーランド州ベセズダ市のホリデイ・インは漆喰仕上げのビルで、ピザハット、ガソリンスタンド、雑貨店などのあるさびれた表通りの商店街からはちょっとはずれた場所に何気ないたたずまいで建っている。二階のベルサイユ二世ダンスホールに行くには、わき道から入ってカーブした広い階段を上っていく。

その日——二〇〇四年二月のよく晴れた日の朝、歩道にはまだ先日降った雪が残っており、歩行の邪魔にならないように積み重ねられていた。行ってみると、そのダンスホールはもう、立錐の余地がなかった。そこには三〇〇名ほどであろうか、愛する人の命を奪った薬について米国食品医薬品局（ＦＤＡ）と話し合いをもつために、白いサテンのリボンを着け、プラカードを掲げた薬害被害者の両親、祖父母、兄弟姉妹、友人たちがぎっしりと集まっていた。

その部屋の形は細長く、窓のブラインドはベージュと青、壁紙はベージュ、カーペットはベージュとブラウンのフラ・ダ・リ模様、天井はターコイズブルーで一六個ものクリスタルシャンデリアで飾られていた。部屋の片方の隅には、三つのテーブルが大きなコの字型に並べられており、そこにはＦＤＡの二つの委員会の外部委員三六名とＦＤＡ職員数人が座ることになっていた。これに向かい合うように、ワインレッドと紫の錦織でできた椅子が幾筋にも並べられており、テレビカメラがずらり勢ぞろいし、会場には参加者の質疑用にマイクが一本設けられていた。

参加者はロードアイランド州、カリフォルニア州、テキサス州、コロラド州、アリゾナ州、ペンシルバニア州など米国各地からその場に集まってきていた。その多くは中高年で、男性は背広、女性は仕立てのよいパンツスーツに身を包んでいた。ある母親はヨハネの黙示録を引用したプラカードを掲げており、別の母親は民主党の大統領候補ジョン・エドワーズ上院議員[1]を支持するバッジを上着につけていた。ゲームボーイで遊んでいる六歳ぐらいの少年もいれば、アーチーコミックの子ども向け漫画を読んでいる一〇歳ぐらいの少女もいた。ダンスホールの外の廊下では、金髪の女性が別の女性に「お嬢さんは自殺なさったの？」と尋ねていた。

そこに集まってきたのはみな、ティーンエイジャーの息子、娘、孫、友人にまつわる苦悩と戦慄の物語を経験した人たちだった。ＦＤＡによって承認され、医師により合法的に処方され

［訳注、以下同］1――エドワーズはその後、民主党の予備選挙で敗退し、バラク・オバマ候補（当時）の支持にまわった。

た抗うつ薬を服用したティーンエイジャーが、自殺したり、他人を殺したり、あるいは自殺や殺人の未遂を起こしたりしたのだった。家族はそうした行動は服用した抗うつ薬のせいだという、ＦＤＡにこうした悲劇の防止策を求めていた。

トム・ウッドワード、キャシー・ウッドワード夫妻。二人の一七歳の娘ジュリーは半年前にゾロフトを一週間飲んだ後、車庫で首を吊って自殺した。

テリ・ウィリアムズ。彼女の一四歳の息子ジェイコブは、プロザックの服用中に屋根裏で、ベルトで首を吊って自殺した。友人がアメリカンフットボールのユニフォームを着たジェイコブの写真を掲げていた。

コリー・バーズガードとその父親ジェイ。コリーは最初にパキシルを飲み、その後、エフェクソールを飲んだ。そしてある朝、彼は少年拘置所で目覚めた。彼は猟銃を学校にもち込み、同級生たちを人質に取ったのだが、そのいきさつを一切覚えていないようだった。「この薬は悪魔だ。この薬のせいで息子はこんなことになったんだ！」。ジェイ・バーズガードはかすれた声で叫んだ。彼はバタンとドアを閉めて、大股でダンスホールを出て行った。

グレン・マッキントッシュ。彼の娘ケイトリンは一二歳のとき、中学校の女子トイレで首を吊った。彼女はパキシルとゾロフトを使っていた。彼女の成績は全優で、将来は獣医になることを夢見ていた。

アイリーン・シバック、トッド・シバック夫妻。二人の一一歳の息子マイケルはパキシルを飲んでいた。彼は死んではいなかった。しかし、授業中手首を切ろうとしたり、走っている車の前に飛び出したりした。今彼は、医師、教師、警察を怖がっている。「息子の同級生は息子を化け物と思っている」と夫妻はいった。

六〇人を超える人たちが次々と発言した。

やり玉にあがった薬はいずれも何年も前に成人用の薬としてFDAから承認されたもので、最初に承認されたのは一九八八年であった。何百万という人々がこれらの薬のおかげで耐え難い抑うつ、不安、強迫的行動、パニック発作、胃の痛みから、救われたと思っている。しかし、これらの薬は販売の当初から、気分やパーソナリティーを変える力があまりにも強力であるため、その使用には賛否両論あった。一三年ほど前にもFDAは、これらの薬が成人に対して自殺傾向をもたらすかどうかについての外部専門家による委員会を開催しており、今日のホリデイ・インでの委員会を見に来ている人の中にも、その審議を傍聴した人がいた。当時、感情論があまりに激しかったので、その諮問委員会の委員長は防弾チョッキを着用していたほどだった。サイエントロジー教会はプロザックを非難していた。ハーバード大学の研究者が行った小規模の二つの研究で、プロザック服用者に自殺念慮をもつ傾向があることが示され、患者とその家族がプロザックの製造会社イーライリリー社を告訴した。一九八九年のこと、ケンタッキー州の印刷所の技師ジョーゼフ・ウェスベッカーは、プロザックを飲み始めてから数週間後、対人殺傷用ライフルで同僚八人を射殺し、多くの人々に傷害を負わせた後、自殺した。この事件を受けて、当時のＦＤＡ諮問委員会はこの薬についての詳しい調査を行うようＦＤＡに勧告した。しかし、ＦＤＡは多くの科学的研究の結果にもとづいて、プロザックは多くの人々にとって有用で安全だと結論づけ、市販を中止しなかった。

一八歳以下の患者では、まだ成長段階にある脳に対してこうした強力な薬物がどんな影響を与えるかが懸念されていた。成人と子どもとでは、脳の性質が異なる。成人に対して完全に安全でうつ病を改善する薬であっても、子どもにとっては必ずしも安全で有用であることを意味しない。選択的セロトニン再取り込み阻害薬、つまりＳＳＲＩであるプロザックのみが未成年に対する抗うつ薬として正式に承認されていた。他の薬（子どもに使われていた抗うつ薬のほとんどはＳＳＲＩであった）では、プラセボ（あるいは偽薬ともいう）よりもうつ病に効くことは証明されていなかった。

にもかかわらず、医師はこれらの薬をいかなる年齢の患者に処方してもそれは合法的な行為であり、実際にあらゆる年齢の患者に対して処方したのだった。ワシントン州立大学の調査によれば、一八歳以下の小児に対する使用量は一九九〇年代初頭から二〇〇一年にかけて三倍以上にもなり、ＦＤＡの報告によれば、二〇〇二年にはこの年齢層の小児に対して約一一〇〇万件もの処方がなされたという。

青少年に対しＳＳＲＩが有効であるという明確な証拠が存在しないとしても、ＳＳＲＩにより自殺のリスクが増加するという明確かつ決定的な証拠を示す臨床試験も存在しない――少なくとも医学界はそう信じていたのだった。これらの薬を製造した会社は豊かな市場を失うことを恐れて、家族の話はとても気の毒なことではあるが、ごく例外的なケースにすぎないと主張した。問題をややこしくしているのは、そもそもこうした薬を服用する患者は不幸にも、薬を飲むか飲まないかにかかわらず、もともと自殺傾向をもっているということである。また、「自殺企図」の定義も難しかった。自分の頭をピシャリと叩くこと？ 試験の最中に鉛筆で自分のからだを突き刺すこと？ ここでついでにいってしまうと、抗うつ薬の使用が増加しているにもかかわらず、米国での一九九〇年代後半のティーンエイジャーの自殺率は全体として減少している。つまり、ＳＳＲＩは実際に自殺者数の減少に役立っているかもしれないのである。

パキシルを製造するグラクソ・スミスクライン社は、この薬を服用中の思春期の若者や年少の小児で、プラセボを使った患者と比較して、自殺念慮や実際の自殺がより高率に起きていることを示す研究結果を当局に提出し、これを受けて、二〇〇三年六月、ＦＤＡはパキシルに限定した警告を発した（パキシルに関するデータの多くは公表されず、ニューヨーク州の検事総長エリオット・スピッツァーは、臨床試験の結果を明らかにしなかったとしてその一年後、グラクソ・スミスクライン社を告訴した)[2]。同一〇月には、FDAはこの種類の抗うつ薬すべてに対してより強い警告を発したが、医師にこれらの薬の使用を禁ずるものではなかった。これらの薬が青少年の自殺のリスクを高めるのかどうか、あるいはこれらの薬のうち、プロザック以外のものが青少年に効くのかどうかについて、決定的な証拠はまだ存在しないと考えられていた。FDAはコロンビア大学に追加研究を依頼した。一方、一二月には、米国のFDAに相当する英国の規制当局は、プロザック以外のすべての抗うつ薬を子どもに対して使わないよう英国の医師に警告する、より強い措置をとった。

ホリデイ・インの会合では、演者のほとんどがSSRIの適応はより厳格であるべきだといい、処方は一般医や小児科医ではなく、特別に訓練を受けた専門医のみに認めるべきだと強く主張した人もいた。SSRIの使用の全面禁止を要求する人もいた。みなFDAに自分たちの子どもを守ってほしかったのだが、その多くは規制当局の対応に懐疑的であった。

ダウン・ライダーは理知的で自信に満ちた雰囲気の女性で、長くて豊かな黒髪をもち、背が高く、鮮やかな赤いジャケットを着ていた。彼女の一四歳の息子はプロザックの服用後に亡くなった。その後、彼女の夫は息子の死を乗り超えるためにパキシルを処方されたのだが、この薬をやめようとして、二人の結婚生活は破綻してしまった。集まった人々に向かって彼女はそのように語った。私は昼食の間、FDAに何を望むかを彼女に聞いた。

「ＦＤＡはあまり信用していないわ」と彼女は答えた。「ＦＤＡは、製薬業界の影響を受けすぎよ」。彼女は特に、リリー社の前重役ミッチェル・Ｅ・ダニエルズ・ジュニアが、ホワイトハウスの予算局長を務めた後、共和党のインディアナ州知事候補に立候補したことを話題にした（同氏は後に知事に選出された）。そしてどういうわけか、リリー社の薬プロザックのみが小児向けに承認されていたことを挙げ、「今日ここに座っているのは、（ＦＤＡの専門家パネルを）見張るためよ。どの委員もみな退屈そうね」。

「ＦＤＡが政治的存在であることは明らかだ」とトム・ウッドワードは四〇人ほどの外部委員に対してそう語った。「ブッシュ政権下では、ＦＤＡは公共の利益よりも製薬業界の利益を優先している」

2―この件が契機となり、二〇〇四年、国際的な一流誌をメンバーとして構成される医学雑誌編集者国際委員会（ＩＣＭＪＥ）は、最初の被験者参加より前の時点で公開の臨床試験登録サイトに登録していない臨床試験の論文は掲載しないという声明文を公表した。この臨床試験登録公開義務は、二〇〇七年米国ではＦＤＡの管轄する法律となり、二〇〇八年世界医師会による医学研究の倫理原則「ヘルシンキ宣言」に盛り込まれ、同年日本では「臨床研究に関する倫理指針」の規定に含まれた。この指針は承認申請目的で行われる臨床試験である「治験」とは異なり研究者が学術的関心や臨床的な必要性から行うものに適用され、法的規制ではない。一方、薬事法にもとづく「治験」では法的な登録公開義務はないので、一流誌での発表を期待する場合のみ登録公開しているのが日本の現状である。

ＦＤＡとはいったい何ものなのだろうか？

米国食品医薬品局（ＦＤＡ）は、アプトン・シンクレアがその小説『ジャングル』[3]で描いた大規模汚染に、アメリカ人を決して再び曝さないようにするために、一九〇六年に創設された政府機関である。ＦＤＡは世論調査のたびにいつも、最も信頼される政府機関の一つに挙げられてきた。

ほぼ一世紀もの間、ＦＤＡは食品や医薬品の〝品質保証〟を行う絶対的な権威であり、また、けがれのない純粋な存在であった。米国ではいかなる医薬品・医療器機も、ＦＤＡが安全かつ有効であると宣言することなしには販売することはできない。いかなる加工食品もそのラベルがＦＤＡの承認を受けることなしには、健康増進効果をうたうことはできない。アメリカ人はＦＤＡを頼りにしている。私たちが有効かつ完璧に安全な素晴らしい新薬を次々と手に入れられるのも、私たちがスーパーマーケットに並んでいる食品を買ってきて食中毒の心配もせずに平らげることができるのも、みなＦＤＡのおかげである。強力な製薬会社や食品会社に対してわれわれの味方になったり、政治的な圧力に抵抗したりするのもＦＤＡの役目である。米国民のＦＤＡへの信頼は篤く、スープの缶やアスピリンのボトルを買うのに、いちいちそのラベルをじっくりと読む必要もない。事実、ＦＤＡは核戦争以外のほとんどすべてのものからわれわれを守ってくれるものと思い込んでいる。

明らかに、ほとんどのアメリカ人はこのＦＤＡという影響力の強い政府機関がどのように機能しているかを完全には知らない。レストランなど、ＦＤＡの影響力が誇張される分野もあれば、電子レンジやペットフードなど、ＦＤＡの力がどこまで及んでいるかについて、一般の考えの及ばない分野もある。ＦＤＡが市販中のすべての医薬品を試験している、あるいはすべての食品を検査していると思っている人もいる（どちらも真実ではない）。しかし、われわれは基本的なことは知っている。ＦＤＡが国民の信頼を損うようなことをしたならば、人々は単に失望したり、裏切られたと感じたり、腹を立てたりするだけでは済まず、死んでしまうこともありうるのだということを。

ＦＤＡを信用できなくなったということは、母親の優しさやあのアップルパイで象徴される古きよきアメリカのやすらぎがすっかり消えうせてしまったというに等しい。まるで言葉遊びのようだが、アップルパイといえば、こんなことを思う。スーパーマーケットにアップルパイの包みが置いてあれば、それはすなわち、ＦＤＡがそのアップルパイを安心して買って食べて

3―アプトン・シンクレアは米国の作家。一九〇六年に出版した小説『ジャングル』で、米国の食肉産業の実態を告発し、食品医薬品法や食肉検査法の成立のきっかけとなった（本書第三章参照）。『ジャングル』の邦訳は一九二八年に前田河広一郎訳で叢文閣から、二〇〇九年に大井浩二訳で松伯社から出版された。

いいと保証しているという意味だったのだから、ＦＤＡが信用できなくなれば、もうアップルパイを安心して買うこともできないわけだ（ただし、レストランでアップルパイを食べる場合は別の話なのだが）。

それにしても、一世紀もの間われわれが信頼し続けてきたＦＤＡという強力な機関は、なぜこれほどまでにむちゃくちゃになってしまったのだろうか？　そもそも最初のＳＳＲＩを承認してしまう前に、どうしてこの自殺問題を把握することができなかったのだろうか？　ＦＤＡが小児に投与することをまったく承認していない薬を医師がティーンエイジャーに与えることが、なぜ合法といえるのだろうか？　グラクソ・スミスクライン社の研究結果をＦＤＡはなぜ知らなかったのだろうか？　ホリデイ・インに集まった親たちは、子どもたちを安全に守ってくれるものとかつてはＦＤＡを信用していた。しかし、ＦＤＡは親たちを失望させたのだった。

私は、一九九〇年代初め、『インスティテューショナル・インヴェスター』誌の記者兼編集者として、ヘルスケアをテーマに仕事をするまでは、ＦＤＡについては、程度の差はあれ、今の多くのアメリカ人とほぼ同じくらいのあやふやな知識しかなかった。幸いなことに、私にはＦＤＡが監視する製品について関心をもたねばならないような特段の事情はなかった。私の家系は健康で長生きだったし、夫も子どももそして私もたまに抗生物質を使う以外に処方薬を必要とすることはなかった。両親や歳をとった親戚など、薬をたくさん飲んでいる人たちを介護する必要もなかった。ＦＤＡの〝Ｆ〟すなわち食品についていえば、私の気にしてきたものといったら、汚染物質よりもカロリーのほうだった。

製薬業界や医療保険について記事を書くようになると、私は製薬会社の知るＦＤＡの姿と出会うようになった。製薬会社にとっては、ＦＤＡは万能であり、独断的で、細かいことにうるさく、何でもかんでもノーという存在であり、既に製薬会社が証明し終わったことをもう一度証明させるために、膨大な数の試験をむやみに要求し、それが済むまで絶対に必要な薬を市販させようとしない困った相手なのだ。製薬会社にしてみればＦＤＡは信用ならない存在である。ＦＤＡはある週に患者が速く薬を使えるよう製薬会社をご支援しましょうといっていたと思ったら、次の週には危険な副作用があまりに多く報告されることによって、パニックに陥ってしまっている。製薬会社が自社製品を規制当局の審査を通るようにするためには何をすればよいのかということさえ知る方法がないというのは、不可解というほかない。所詮、ＦＤＡは良心的ではあっても、新しい事柄を自らが先んじて承認することには臆病な、お役人の集団なのだ。問題は多々あるものの、特に問題なのは、ＦＤＡが製薬会社に対して支配的な態度をとることだ。製薬会社の幹部から一〇分も話を聞けば、必ずといってよいほど、ＦＤＡへの不満や恐れの声が出てくるのだ。

もちろんそれは一方的な見方であり、他方、ホリデイ・インで行われた諮問委員会などのような公聴会に足を踏み入れれば、みなすぐに圧倒されてしまうことだろう。その公聴会ではあまりに多くのケースが語られたので、私はメモを取るのをやめた。話が未消化なまま、次から次へと、悲惨で恐ろしい話がこれでもか、これでもかといった具合に出てくるのだ。その場にいることさえ苦痛で、わが子の顔を思い浮かべては、幸運に感謝した。おかしいのは製薬会社のほうだ。問題はFDAが過度に厳しい規則を施行し、優れた医薬品を市場から締め出しているることにあるのではない。問題はFDAがあまりに簡単に製薬会社の圧力に屈してしまっていたこと、適切な配慮を怠ってきたこと、そして危険な製品を市場に出すのを許してしまったことなのである。

FDA職員はホリデイ・インでこうした話を聞いて、自分のしたことが他人の家族にひどい苦しみを与えてしまう結果になったと知って、どう思ったのだろう。公聴会の数週間後、私はロバート・J・テンプル博士にその質問をしてみた。テンプルの容姿は、ずんぐりとして平均身長より少し背が低く、白髪の混ざった長い髪の毛が襟のあたりではね返っており、口髭をふさふさとたくわえ、縁の丸い眼鏡をかけ、眉毛は厚く濃かった。テンプルはFDAの医療政策部の副部長であり、薬の臨床試験に関するFDA生え抜きの専門家である。彼がFDAに勤めだしたのは一九七二年のことで、当時は現代の医薬品の試験を形作る科学的プロセスを整える作業の真っただ中であり、以来ずっと、彼はその作業の中央にいた。彼はコの字型に囲まれたテーブルに座った約四〇人のうちの一人だが、諮問委員会の委員ではないので、委員会における勧告の決定に関わる判断には、規制当局の一員であるという仕事上の立場もあって、参加することはできなかった。彼は私の質問に対して軽く笑い声をあげ、穏やかに「どれも涙を誘う話ばかりだ」と答えた。「根本的な問題はね」といいながら、彼は秘密を打ち明けるかのように前かがみになり、「本当にSSRIのせいで自殺したのかどうかがわからないことなんだよ。抗うつ薬ができるずっと前にも殺人や自殺はあったんだ。うつ病が自殺の原因だというのは、よく知られていることだし」といった[4]。

つまりはこうなのだ。確かに患者の家族の話は悲しいものだ。しかし、胸が張り裂けるほど悲しくても、それだけでは科学的な証明にはならない。ある人がAという薬を飲んだら、Bという行為をしてしまったからといって、Aという薬がBという行為の原因であるという証明にはならない。その人物がBという行為をするように導く事柄が他になかっただろうか？　別の

4—ここに登場するテンプル博士は、臨床試験でプラセボを使うことは患者の治療の機会を奪うので非倫理的だとする主張に対して、プラセボと比較をしなければ薬が本当に効くかどうかはわからないのでプラセボ対照試験は必要であるという論陣を長きにわたり張ってきた人物でもある。自殺リスクの問題では、薬が自殺の原因だと主張する被害者に対してプラセボ対照試験のデータを十分に比較しなければわからないという立場を維持していたことになる。

人がAという薬を飲んだらどうなるだろうか？　ＦＤＡは感情で判断してはいけないのだ。製薬会社の収益を心配したり、消費者の不安や医学的なニーズを心配したりするよりも、何よりもまず、ＦＤＡは科学を判断基準とするべきなのだ。

確かにテンプルのいうとおりなのだろう。だが、私のカリフォルニア州やニュージャージー州での新聞記者としての長年の経験、そして『インスティテューショナル・インヴェスティゲーター』誌で以前に政治記者として地域、州、連邦などさまざまなレベルの政治問題を取材していた経験から、ＦＤＡの判断が必ずしも常に純粋な科学的観点からなされるわけではないのを知っていた。ＦＤＡは政府の機関だ。ＦＤＡ長官は大統領によって指名されるのである。ＦＤＡの予算や長官への就任は議会から承認を受けなければならない。職員は常に議会の委員会での尋問に引きずり出される可能性がある。ＦＤＡの行った主だった判断については、ホワイトハウスとまではいわないものの、米国保健福祉省（ＤＨＨＳ）によって常に厳しく審査されている。それだけではない。ＦＤＡが監督する業界、つまり製薬業界はワシントンＤＣで最も強力なロビー活動を行っている業界なのである。もちろんこれらの関係者すべてが自分の関わる問題に対するＦＤＡの判断に影響を与えようとしているし、その圧力があまりに大きければ、当然、ＦＤＡはそれに屈してしまう。もしパキシルのような薬を飲んだ後で子どもが暴力的になった親が三〇〇人いるとして、その三〇〇人が大声で叫べば、米国議会、ホワイトハウス、製薬業界、ＦＤＡの耳には届くはずだ。ロードアイランド州のマリオン・ゴッフはホリデイ・インの公聴会に参加した親の一人だが、彼女はその場に友人で共和党上院議員リンカーン・チェーフィーの妻ステファニー・チェイフィーを連れてきており、自分のしていることの意味を正確に理解していた。

ゴッフがＦＤＡの専門家に当時九歳の双子の娘のうちの一人がゾロフトとパキシルを飲んだいきさつを話す間、チェイフィーは静かにそばに立っていた。ゴッフはあるとき、娘が窓枠に乗っているのを見つけた。その片足は既に窓の外にあった。その子はまた、何度も自分自身を傷つけようとした。

そしてＦＤＡを巡る複雑な状況はそれだけではなかった。現在私はヘルスケアをテーマに取材しているので、いっけんＦＤＡとは何も関係ないニュースにもＦＤＡについての話がちょくちょく出てくることに自然と気づいた。ＦＤＡは妊婦が胎児の〝記念写真〟を高性能超音波断層装置で撮影することに対して、警告を出していた。血液銀行は、献血してくれる人たちに対してＦＤＡの指示によりエイズ、ウエストナイル病、ＳＡＲＳについての質問をたくさんしなければならないのが不満だった。さまざまな医薬品の原料の製造についてＦＤＡの認証を受けた中国の工場が、化学廃棄物を処理もせず投げ棄てていた。携帯電話の利用者は、携帯電話を使うと脳腫瘍になるかどうか、ＦＤＡに調査を求めていた。ＦＤＡが規制しないものには何があるだろうか？　実際、動物や植物の遺伝子組換え、妊娠中絶、狂牛病、肥満、薬価、クローン、次から次へと生産される美容薬、運動選手によるステロイド剤の違法使用、医薬品のテレビ広告など、アメリカ人の夕食の会話にのぼるテーマの中でも議論が活発で重要な話題の多くに、ＦＤＡが関わっているようだ。

どうすればこんなにたくさんある問題を一冊の本に上手くまとめることができるだろうか？

どうだろう、ホリデイ・インに集まって悲嘆に暮れていた親たちは、あれほど米国食品医薬品局（ＦＤＡ）に対して不信感をもつ必要はなかったのではないだろうか。あの日の公聴会の結果、二つの科学諮問委員会は、コロンビア大学の分析が終わるのを待たずに、ＦＤＡが直ちに医師に対してＳＳＲＩの小児に対するリスクについてより強い警告を出すよう勧告した。一カ月半後のＦＤＡの正式決定では、より厳しい内容となった。それによるとまず、製薬会社に薬の包装ラベルに警告を載せるよう依頼した。そこが医師や患者の目に一番つきやすいところだからである。また、医師その他の専門職に対して、特に治療の初期にあっては、「これらの薬で治療中の患者すべてに対して、うつ病が悪化してこないか、自殺念慮がないかについて、慎重に観察するよう」、注意を喚起している。これは小児に対してだけなのではなく、実に〝すべての患者〟に対する注意なのである。

これはとても感動的なことである。ＦＤＡは本当に庶民の声を聞き、迅速に動き、巨大な製薬会社に断固として抵抗しているのだから。『ニューヨーク・タイムズ』紙は、今回のＦＤＡの警告は「適切かつよくコントロールされた[5]」臨床試験からは危険だというはっきりしたエビデンスが得られていないのに、より慎重な処置をとったものであり、これは通常のＦＤＡの方針からは逸脱するものだ、と論評した。

だが実は、その後、いくつかの新聞が報じたように、ホリデイ・インでの公聴会以前にＦＤＡはＳＳＲＩのリスクについてのエビデンスを把握していたにもかかわらず、それを隠していたのである。ＦＤＡの医薬安全性分析専門官アンドリュー・Ｄ・モショルダー医師は、いくつかの臨床試験に参加した四〇〇〇人以上の被験者のデータから、「私が分析したところによれば、抗うつ薬を投与した小児ではプラセボを投与した小児に比べ、約二倍自殺行為が多いことがわかった」と述べた。しかしＦＤＡは公聴会でこの件について彼に証言させるのを拒み、公聴会のパネリストに彼の報告書を見せようともしなかった。この事件についての記事が米国中の新聞の見出しを飾ると、米国上院財政委員会委員長でアイオワ州選出のチャールズ・グラスリー上院議員は調査を開始し、その結果、ＦＤＡの行ったその他の操作が判明した。「誰に対して

5―63頁訳注10参照。

であれ、黙っていろといってはいけない」と『ウォール・ストリート・ジャーナル』紙に対し、同上院議員はそう語った。「危険の疑いがあるならどんな些細なことであっても、国民全体に対して警告を出すべきだ」。グラクソ・スミスクライン社とFDAが一般国民に隠したのは、パキシルの臨床試験の結果がはっきりした後でのことだ。

FDAは一方で患者の声を聞いているようだが、他方で製薬会社に有利になるように薬に批判的な報告を本当に握りつぶしてしまったのだろうか？

まあ、この件はどちらともいえないだろう。前に話題にした臨床試験の専門家ロバート・テンプル博士は、記者たちにモショルダー報告は「時期尚早だったのだ」と述べた。その理由として、たとえば、自殺企図の例として挙げられているケースのうちいくつかはあいまいで、本当の自殺企図かどうかわからないとしている。テンプルは、「FDAは根拠のない恐怖をばらまいて、重いうつ病にかかっている人たちが効果のある治療を受けないといった事態にならないようにしたいと考えている」と述べた。また、FDAの職員たちは、法はグラクソ・スミスクライン社が工業所有権をもつ臨床試験の結果をFDAが漏らすことを認めていない、と主張した。以前、私はFDA医薬品評価研究センター（CDER）のセンター長代理スティーブン・ギャルソン博士に質問する機会があったのだが、そのとき、彼は「FDAが隠しごとをしているという話は、根も葉もないものだ」と力説した。

その夏の終わりになって、コロンビア大学の報告書が公表され、モショルダー報告の指摘を裏づけるものだったが、それはデータを深く掘り下げて初めてわかることだった。結局その年の九月に外部専門家による別の会議が開催され、その結果、ラベルにより厳しい警告を記載するよう勧告が出され、ＦＤＡの官僚たちはそれを承諾した。さらにＦＤＡは過去に遡ってデータを検討し、成人の自殺行為について再度分析する意向であると述べた。テンプル博士も、すべての臨床試験の結果を統合すれば、ＳＳＲＩ投与群では「自殺念慮や自殺行為が増加している」ことを示していると考えられることを認めた[6]。

その直後の公聴会で、共和党・民主党両党の下院議員たちは、ＦＤＡがモショルダー報告その他の情報を隠したことを激しく叩いた。テキサス州選出のジョー・Ｌ・バートン下院議員は

6―ＳＳＲＩと自殺の関係が社会問題化したころにＦＤＡや欧州の医薬品規制当局では製薬会社が当局に登録した抗うつ薬とプラセボを比較する臨床試験データを統合して分析し、学術論文で、自殺の発生率が抗うつ薬を服用した人々においで数値としてはやや高いが統計学的に意味のあるほどの差ではないことを示していた。しかしその後、さらに製薬会社からデータを提出させて、二〇〇七年に至りＦＤＡは、小児に限らず二四歳以下で自殺念慮・自殺企図のリスクが増加するという注意を添付文書に加え、二〇〇九年に学術論文として報告した。日本も二〇〇七年中にＦＤＡに倣って添付文書に注意書きを加えた。二〇一〇年にＦＤＡは、抗うつ薬に限らず、承認前の医薬品の臨床試験の段階で薬が原因となる自殺の発生率を評価する方法についてのガイダンス案を出している。

「FDAが協力的ではなかったので、これはFDAが完全に無能だから起きたことなのか、それとももっと事態は深刻なのか、ずっと考えあぐねている」と述べた。「公衆衛生の任にあたる当局が、これほどまでに国民の安全に無関心であったことはかつてないことだ」とフロリダ州選出のピーター・ドイチェ下院議員は声を荒げた。ホワイトハウスと上院の両方が調査を開始した。

ここまで見てきて、二つの可能性がある。モショルダー報告を巡る騒動の結果わかったことは、FDAはテンプル博士が述べたように、純粋科学の象牙の塔のような方針で運営されているからこのような騒動に陥ったのかもしれないということである。FDAはあまりにも慎重で科学にこだわりすぎており、消費者、マスコミ、政治家からのとてつもなく大きな圧力に曝されてさえ、関係するすべての事実を把握するまで、中途半端な発表はしないのである。そして新しいデータが前の研究結果に疑問を投げかけるものである場合、頭が固いというかなんといおうか、科学性を重んじるがあまり、もう一度すべての研究データをじっくりと検討しようとするのだ。

もう一つの可能性は、他の機関と同じく、FDAが自らのミスを隠そうとしたというものである。

FDAは消費者を保護する者だろうか？　それとも製薬業界の手先か？　あるいは純粋科学

者なのか？　いやいや、政治のおもちゃにされているのか？

今こそ本書を書くべきときだ。ＦＤＡにまつわる切れ切れになった情報をつなぎ合わせ、ジグソーパズルを完成させて、ＦＤＡの正体を明らかにしていこう。この、図体のでかい、科学的で、政治的で、細かいことにうるさく、先駆的で、称賛され、恐れられ、嫌悪され、信頼されている機関が何者であるのかを。

第一章

ケーススタディ——がんワクチンを狙う

ギャロ・アルメン、ラス・ハーンドン、プラモド・スリバスタバ、レーヌ・グプタの四人は二〇〇三年の労働者の日（訳注、以下同）九月の第一月曜日、この年は一日）の翌日、朝九時に業務に就いた。四人は、ワシントンDCから車で三〇分ほどの郊外、メリーランド州ロックビル市にある七階建てのダブルツリー・ホテルの吹きぬけに面したグリーンのカーペットが敷かれた小さな会議室に集まった。会議室からは、吹き抜けの穏やかな金色の光を浴びながら、屋内の石壁を三筋の小さな滝が滴り落ちているのが見える。

この日の午後、四人はロックビルにある米国食品医薬品局（FDA）の審査官を急きょ訪問することになっていた。審査官はいったい何を要求してくるだろうか？

彼ら四人はニューヨーク市にあるアンティジェニクス社の職員である。この会社は、バイオテクノロジーのニッチ分野を扱って抗がん剤を開発する、無数にあるベンチャー企業の一つである。スリバスタバとグプタはインド生まれで、哲学に深い関心のある科学者である。ハーンドンは性格の明るい、少年の面影を残すビジネスマンである。アルメンは最高経営責任者（C

EO）かつ共同創立者であり、資金の調達、広報、巧みな交渉など、何でもこなす会社の推進力である。

アンティジェニクス社の仕事は、二五年前、スリバスタバが大学院生のときにインドのハイデラーバード市の細胞分子生物学センターで始めた研究にもとづく独自のものだった。これは熱ショックタンパク、あるいはストレスタンパクとして知られるある種のタンパクに焦点を合わせたもので、この物質はがん細胞を含む、生体のあらゆる細胞に存在するものである。通常の環境下では、こうしたタンパクは、抗原と呼ばれる別の種類のタンパクを細胞の中に運び入れるための主役を担っている（だから、このタンパクには〝付き添い婦〟というユニークなニックネームがついている）。抗原とはいかなるものかというと、感染や病気に反応して身体の免疫系を刺激するものだ。理論的には、ある種のがんに対する免疫系の反応を刺激する抗原を細胞内に運び入れる機能をもつ熱ショックタンパクを抽出・精製できるとされている。抽出された熱ショックタンパク質は、がんやそれに対する抗原の痕跡（そのがんの〝抗原性指紋〟）を含むワクチンとして利用できる。患者個々人に合わせたがんワクチンを接種すれば、そのワクチンがもっている〝抗原性指紋〟を作りだしたがん細胞に合わせて免疫系が再プログラムされるはずだ。このワクチンではがんになることは防げないが、がんの進展は止めることができる。

ただ、それは所詮、理屈にすぎないのだ。米国やヨーロッパの多くの大学や研究機関も熱ショックタンパクの作用を研究しているが、科学者やウォール街でのアンティジェニクス社の評判は、慎重ながらも肯定的なものだった。そのオンコファージと呼ばれるワクチンは、すでに動物実験や安全性試験を経て、がん患者での第Ⅰ相臨床試験も済んでいた。このワクチンを使った結腸直腸がんに対する比較試験の結果、生存率が改善することが報告されたばかりだった。さらに、六五〇名の腎臓がん患者と三五〇名の皮膚がん患者に対して、世界中の一三〇施設で臨床試験が行われていた。

各施設の医師らが患者の腫瘍を摘出するとすぐにドライアイスで凍結し、凍結組織はマサチューセッツ州ボストン市近郊のウォバーン市とレキシントン市にあるアンティジェニクス社の研究所に至急輸送される。その後、一日がかりで研究者が熱ショックタンパクを抽出して、ワクチンを作る（この作業を行うには、最低七グラムの腫瘍塊を必要とする）。次の三週間でワクチンの純度・無菌性・組成が検査される。最後に各患者に対して少なくとも四本のバイアルが空輸され、毎週一本で四週間、その後は隔週で注射される。バイアルはグラスに注がれたスプライトのようだ。

もちろん、これらは臨床試験であって治療ではない。オンコファージはまだまだ安全で臨床応用可能な薬というにはほど遠く、とてもがんの治療薬といえるような代物ではなかった。アンティジェニクス社の研究者たちは、ＦＤＡにこの薬を新薬として承認申請するには、がんの進展がこの薬で阻害されるかどうかを確認するための臨床試験に、少なくともさらに二年間は必要だと考えていた。つまり、アンティジェニクス社の研究者たちがロックビル市にあるＦＤＡ本部を訪れなければならない理由はほとんどなかった。

しかし、突如問題が発生したので、アンティジェニクス社がＦＤＡに臨時面談を求めたというわけである。ＦＤＡは最近、組織の再編を行っていた。アンティジェニクス社と一〇年あまりも一緒に仕事をしていた職員を含む、タンパク製剤を専門とする審査官約二〇〇人が、ＦＤＡ内の別の部署へ異動することになった。これはアンティジェニクス社の社員も、同社の薬も、開発の歴史も知らない科学者が、新たにオンコファージの審査を引き継ぐことを意味していた。

困ったことに、アンティジェニクス社は標準業務手順書（ＳＯＰ）に厳密には従っていなかった。この数年というもの、アンティジェニクス社は、この薬がユニークなものなので、品質管理上の通常の要求事項をいくつかスキップせざるを得ないということを納得してもらうために、監督官庁のＦＤＡと交渉を重ねてきたのだった。そうしていたのはアンティジェニクス社だけではなかった。ＦＤＡには全国からバイオテクノロジー会社が押しかけ、自社製品がいかに画期的なものであるかを並べ立て、通常の検査基準に異議を申し立て、例外を認めよと主張していたのだった。

たとえば、薬の臨床試験のボランティアや患者が危険な薬を投与されないようにするため、ＦＤＡは当然、試験を行う薬の効果や安全性についてのデータを提出するよう製薬会社に求める。しかしそれだけでなく、ＦＤＡは薬の効果や安全性についてのデータを得るために、どのような方法・手順でその薬を検査したのかを製薬会社に説明させる。これは薬を投与する医師に対して、その薬の効果や安全性が正しく測定されており、品質が安定していることを保証するためである。したがって、製薬会社はヒトに初めてその薬が投与される前に、薬を検査した方法（アッセイ系という）についての情報を提供しなければならないのである。

従来の化学製剤であれば、所定の方法にしたがって検査していればよかった。しかし、そもそもワクチンというものは、本質的に多様性のある生体に由来するものであるだけに、製剤の性質もずっと多様なものとなる。それどころか、オンコファージのような個々の患者の腫瘍に合わせて作ったワクチンはより独自性が強く、ＦＤＡにとってはまったく審査したことのない、未知の物質なのである。アンティジェニクス社の当時の副会長で、製薬業界で長年仕事をしてきたエルマ・Ｓ・ホーキンス博士は「これは患者一人ひとりに合わせて作るがんワクチンなので、道のりは険しかった」とロックビル市での面談の数カ月後、私に語った。ＣＥＯのギャロ・アルメンはＦＤＡ細胞・組織・遺伝子治療部門（ＯＣＴＧＴ）の部門長代理フィリップ・ノグチ医師にアッセイ系の開発について助言を得ようとして、しばしば面談していた。

ホーキンス博士は、物事があまりにも速く進みすぎたのも問題だった、という。米国には腎臓がんの患者は三万五〇〇〇人ほどしかいないので、アンティジェニクス社が臨床試験に必要な六五〇人の患者を集めるには、一〇年はかかるといわれていたのだが、それを三年もかからずに集めてしまった。「私たちは被験者を業界中が驚くような速さで集めました。臨床試験は電光石火のスピードで進んだのです」。しかし、臨床試験が行われた各施設からはなかなか症例報告書が集まらなかった。「FDAの規定に定められた通りにすべての文書を作成するなんていうことはとてもできませんでしたよ」とホーキンス博士はいった。

アンティジェニクス社は、集めるべきデータをすべて集めてはおらず、分析方法についてもFDAに説明していなかった。そうした事情もあって、新しく着任したFDAの審査官はアンティジェニクス社に不足している情報を補うよう求める書面を送っていた。

午後二時少し前、アンティジェニクス社の四人は、FDA本部から三ブロックほど離れた場所にある地下鉄ツインブルック駅に向かった。FDA本部は一八階建てのこげ茶色と灰色のビルで、不格好で巨大であるがゆえに、メリーランド州の閑散とした郊外にそびえ立っていた。やせた木が点在する緩やかな丘を、ずらりと並ぶスチール枠の窓が見下ろしていた。ビルの正面は通りに接しており、わずかに木製のベンチが二つと大きなコンクリート製のプランターが七つ置かれ、自転車置き場があるだけだった。おそらく美観よりも警備に重点を置いたのだろう。通りを隔てて、ビデオ屋、家具のアウトレットショップ、配送センターなどのある、小規模ショッピング・センターがある。

アンティジェニクス社の一行が着くとまもなく当局面談が始まり、アルメンは自分たちが予測していたよりも大きな問題が起こっていることを察知した。「FDAの職員たちの様子を見て、私はこれは何かあると思った」。彼は思い出しながらいった。「FDAの人たちをなだめようとしたんだ。それが裏目に出てしまった。臨床試験をあのような形ですすめたのにはわけがあって、それには膨大な量の科学知識の裏付けがあり、また、まったく対処されていないニーズがあるから、そうやったんだと説明しようとしたけど、彼らは私の説明に耳を傾けようともしなかった」

アンティジェニクス社は、臨床試験に使った薬の安全性をどう確認したのかを証明できなかった。だから、FDAは良心の府として、これ以上、被験者をリスクにさらすのを認めるわけにはいかなかった。

その時点で、腎臓がんの臨床試験は部分的に実施差し止め（クリニカル・ホールド）[1]となった。新たな患者をオンコファージワクチンの臨床試験に参加させることができなくなったのである。

ギャロ・H・アルメンン博士は、短い髪をきちんと整え、まばらに灰色の混じるふさふさとした明るい茶色のあごひげを蓄え、自信ある笑みを絶やさない人物だった。「この一〇年間というもの」、アンティジェニクス社ができてから、こんなに長い時間が経っているのだが、「さじを投げようと思ったことは一度だってなかった」。臨床試験が中止になってから八週後のインタビューで、彼はそう語った。

アルメンン博士は一九五三年、トルコのイスタンブール市でアルメニア人の家族に生まれた。これは彼の祖先が、一九世紀後半から二〇世紀前半にかけてのオスマントルコ帝国でのアルメニア人の大量虐殺や集団強制移住をなんとか生き延びたことを意味する。自動車の部品商だったアルメンの父親は、一七歳の息子が人目もはばからずにアルメニアの独立を叫ぶので、一九七〇年、アルメンを米国のニューヨーク市クイーンズ行政区に住む遠い親戚のもとに移した。都合がよいことに、地元のクイーンズ大学は授業料が二〇〇ドルしかかからず、英語のしゃべれない学生には英語の教習も行われていた。アルメンは、イタリア人、アイルランド人、ユダ

1——「クリニカル・ホールド」は本章でこの後何度も出てくるが、臨床試験の開始前や実施中に、FDAが緊急に電話や文書で行う差し止め措置である。実施中であれば、既に試験薬の投与を受けている患者の投与継続がFDAに許可される場合もある。

ヤ人、ギリシャ人、黒人、ポーランド人、プエルトリコ人など、さまざまな民族が溶け合った地元の社会にすぐになじんだ。

アルメンは科学に興味があったので、クイーンズ大学で化学を学び、一九七九年にはニューヨーク市立大学で物理化学の博士号を取得した。その後、ロングアイランド島のそばのブルックヘイブン国立研究所で、光合成とエネルギー産生について研究した。そのころにはもう、アルメンは株式を売買することのスリルを覚えてしまっていた。

一九八一年、アルメンは科学者としての活動の拠点をウォール街に移し、E・F・ハットン社の化学製品専門の証券アナリストになった。その五年後、彼はディーン・ウィッター・レイノルズ社の化学製品・製薬会社専門の上席副会長に転職した（アンティジェニクス社のようなバイオテクノロジー会社は、全盛期は短く、やがて自滅の道をたどるという評判があるが、アルメンのウォール街での古巣のその後の経過を見る限り、むしろそういった経過をたどるのは金融界の会社のほうのようだ。ハットン社はシアーソン・リーマン・ブラザーズ社によって一九八八年に買収されたし、ディーン・ウィッター社の名前はモルガン・スタンレー・グループに合併された四年後の二〇〇一年に消えた）。

アルメン博士の次の転機は一九九〇年に訪れた。資産運用会社アルメン・パートナーズ社を開業したのだ。他人の株の売買のために株価を分析するだけでなく、自分自身で売買を行い、その利益の二〇%を受け取った。最盛期には、アルメン・パートナーズ社はアルメン自身の七五〇〇〇万ドルに加え、資産家の中から人を選んでその人たちの資金を扱っていた。彼の専門分野はバイオテクノロジー会社への投資であった。

自然にアルメンは、がんや肥満症の最新の治療法についてのホットな情報をたくさん知るようになった。「そうした情報のほとんどは、ガセネタだった」。アルメンは思い出しながらそういった。しかし、そのうちの一部はモノになった。彼はイミュネックス・レダール社というがんビジネスを立ち上げ、名をあげた。また、エラン社という、アルツハイマー病に対してユニークなアプローチをしているアイルランドの会社にも関わった。そして忘れもしない、一九九三年六月一五日、プラモド・K・スリバスタバという名前の科学者が、熱ショックタンパクを精製して、がんのワクチンにする方法を携えてアルメンを訪ねてきたのだ。他にもホットな情報はあった。しかし、その方法が一番うまくいきそうだった。

アルメン同様、スリバスタバも科学に情熱をもつ移民の一人だった。彼の経歴は、インドにおける出自と同様、エリート的である。彼はインド神話やインド現代史にとって最も重要な場所の一つ、インド北部の都市アラハバード市の出身で、ヒンドゥーのカースト制のなかでも比較的地位の高い家庭の出身である。彼の父親は官僚で、退役陸軍将校だった。また、スリバスタバが勉強していない科学的な専門分野や外国語はほとんどなかった。彼は生物学と化学で学士号を、植物学で修士号を、生化学で博士号をとり、四七歳にしてコネチカット大学医学部に入学した（その後、彼は同大学のがん・感染症免疫療法センターのセンター長となった）。三つの大陸で学位をとったので、スリバスタバは、少なくともベンガル語、英語、フランス語、ドイツ語、ヒンディー語、日本語、ウルドゥー語に堪能だった。

一九八〇年代初め、ハイデラーバード市の大学院にいたときに研究室で友達にがん細胞を見せてもらったのがきっかけで、スリバスタバはがん研究の道に入った。「あのとき見たがん細胞の姿は、正常な細胞とは違って、とても奇妙で忘れられなかった」と、彼は後にあるインタビューで答えている。そのころすでに、科学者たちがマウスに対して弱性化させたがん細胞を注射してワクチンを作ろうとしていたので、スリバスタバはさらにこれを細かな成分に分けて検討することにした。遠心分離機を使って、がん細胞をさまざまな成分に分け、それぞれをマウスに接種してみたのだ。そのうちの効果があったものの一つが熱ショックタンパクだった。しかし、彼は実験を続けるうちに、熱ショックタンパクをペプチドというタンパクの断片と結合させたほうがいいことに気づいた。そこでスリバスタバは自分の研究を数年間棚上げにして、イエール大学で遺伝学のポスドクとして学ぶために米国にやってきたのだった。

ニューヨークで二人が初めて出会ってから、およそ一〇カ月間にわたって、アルメンとスリバスタバは定期的に会っていた。アルメンは思い起こす。「会うたびにお互いの考えていることとがわかってくるんだ」「どんどん理解が深まっていくんだ」。アルメンががんの研究に打ち込むのには、それなりの理由があった。母親が乳がんだったのだ。がんは再発しなかったが、アルメンの母親は彼が一九歳のときに脳卒中で亡くなった。

一九九四年、アルメンはついにウォール街に見切りをつけ、つまり資産運用会社を閉じ、思い切ってまた別の仕事を始めることにした。アルメンとスリバスタバは、熱ショックタンパクのアイディアを商品化するため、アンティジェニクス社を興したのだった。そのために、アルメンは自己資金二五万ドルを供出し、ディーン・ウィッター社の前アナリストやコネチカット州グレニッチ町のヘッジファンド、オラクル投資顧問会社の創設者などの個人投資家から一五万ドルを調達した（アルメンはアルメン・パートナーズ社からは投資家を募らなかった。というのも、「これは医薬品開発の非常に初期の段階のものなので、顧客から投資を募るのは倫理にもとると思った」からだ。つまり、通常の顧客向けの投資プランよりもリスクがずっと高かったのだ。一〇年ほど経って、アルメンは当時の顧客から、何でそんないい儲け話を教えてくれなかったんだ、と責められたという。「これには参ったよ」とため息をついていた）。新しい会社は、ニューヨークを象徴する建物として有名な、五番街にあるアールデコ調の複合建築、ロックフェラーセンターの九階に小さな事務所を確保した。スリバスタバと八人ほどの科学者たちは、そこから数マイル北にあるブロンクス区内のフォーダム大学の研究室で仕事を続けた。

アルメンとスリバスタバは、肝臓がん、腎臓がん、そして皮膚がんの一種メラノーマから薬の開発を始めることに決めた。こういう方法をとることにしたのにはいくつか理由があった。まず、これらの病気には決め手となるこれといった治療法がほとんどなかった。また、アンティジェニクス社での研究開発には、最低七グラムの腫瘍塊が必要で、それだけの大きさの腫瘍が手に入るがんはそれほど多くはなかった。しかし、ギャロ・アルメン自身は、腎臓がん、肝臓がん、皮膚がんだけに薬の開発を限ってしまうつもりはなかった。彼は、アンティジェニクス社の方法論（業界用語ではこれを〝プラットフォーム〟というのだが）は、あらゆるがんに応用できると思っていた。彼がいうには、アンティジェニクス社の医薬品開発の方法は免疫系についてのものなので、神経疾患、心血管系疾患、感染症、老年病などに応用できるとのことだ。「うまくやれば、うちは、この業界のマイクロソフト社になれる。つまり、免疫システムをターゲットにしてあらゆる領域に広がる支配力をもつことができるはずなんだ」

ここでアルメンがいっているのは、単に〝がん領域のマイクロソフト社になる〟という意味ではない。〝バイオテクノロジー業界全体のマイクロソフト社になる〟といっているのだ。

一九九四年のある日、バイオテクノロジー会社の中心的な業界団体・米国バイオテクノロジー産業協会の会議でラッセル・H・ハーンドンがスピーチを終えると、ギャロ・アルメンとプラモド・スリバスタバが彼のもとに歩み寄った。バイオテクノロジー会社の大手、ジェンザイム社の薬事規制部門の副部門長として、ハーンドンは事務対応や米国食品医薬品局（ＦＤＡ）との交渉を担っていた。たとえば、患者の自己治癒能力を活かすという原理を使った細胞治療など、さまざまな課題について規制当局と交渉を続けてきた。ハーンドンは短髪で丸く茶色い目をした気さくな人物で、生物学の学士号をとった後、ハーバード・ビジネス・スクールで勉強し、ジェンザイム社に入る前にさまざまな小さな会社で仕事をした経験があった。

一方、アンティジェニクス社のアルメンとスリバスタバは、熱ショックタンパクの基礎科学についての情報をもち、またビジネスの世界のことも熟知していた。二人には、自分たちの研究を推進し、資金を調達し、大手製薬会社と提携したりすることによって、自分たちの作ったワクチンを市販する計画があった。しかし、行政に対してはどうやってアプローチすればよいのか、臨床試験を実施するための許可を得るにはどうしたらよいのか、いや、それどころか、何の許可が必要なのかさえまったく知らなかった。

「私たちはまだ会社を立ち上げたばかりなんです。ＦＤＡの誰と話せばいいのか、彼らが何を要求してくるのか、ご教示いただければと思うのですが」と二人はハーンドンに尋ねた。「アンティジェニクス社の製品は何に分類されるのか？　どんな問題があるのか？」。これがギャロ・アルメンのＦＤＡを目指す特訓の始まりだった。

米国で、製薬会社が研究室で見つかった薬の候補物質を医薬品として市販にまでもっていくには、四つの基本的なステップがある。まず、動物実験（前臨床試験）、次に薬の安全性を確認するための少人数の健康ボランティアによる試験（第Ⅰ相臨床試験）、そして安全性と有効性を確認するために多数の患者による試験が二段階（第Ⅱ相および第Ⅲ相臨床試験）である。[2] 動物実験はＦＤＡの規制を受けないが、[3] ヒトを対象とする試験を行う場合には必ず、これに先立って製薬会社は当局に対して研究用新薬申請（ＩＮＤ）[4] という、動物実験の結果の要約、新薬候補物質の製造工程についての説明、臨床試験計画の概略などを詳細に記した莫大な量の書類を提出しなくてはならない。そして第Ⅲ相試験の後、製薬会社は薬の市販開始の承認を当局に申請する。このうち、オンコファージなどのワクチンの申請は生物製剤承認申請（ＢＬＡ）と呼ばれており、化合物の場合は、新薬承認申請（ＮＤＡ）と呼ばれている[5]（このプロセスについては第五章でさらに詳しく説明する）。

アルメンは一九九五年までにＦＤＡから第Ⅰ相臨床試験を開始する許可をとるつもりであり、スリバスタバがイエール大学での勤務の後に働いたことのあるニューヨークのメモリアル・スローン・ケタリングがんセンターの医師にＩＮＤを書いてもらおうと思いついた。というのも、その病院はＦＤＡのお役所仕事への対応に慣れていたからだった。しかし、その計画は長続きしなかった。アルメンは、ヨーロッパ風の礼儀正しさと自嘲ぎみのニュアンスの混ざり合った

2―臨床試験の各段階についてはは本書でたびたび説明されるが、「日米EU規制調和国際会議」（ICH）で示された国際合意としてのガイドラインでは、第Ⅱ相ではその後に行う試験の用量や評価指標の設定のための試験という考え方が主だが、米国では一九七〇年代より現在の連邦規則に至るまで、第Ⅱ相は小規模な試験で有効性安全性の確認、第Ⅲ相は規模を拡大して有効性安全性を確認、という定義が主となっている。実態としてはこの定義の差は問題になっていない。また近年では第Ⅰ相とⅡ相、Ⅱ相とⅢ相を一緒にした開発プロセスも増えている。なお、抗がん剤に関しては、日本では第Ⅱ相で承認して市販後に第Ⅲ相試験を行うのが標準、米国では第Ⅲ相で余命延長などの証拠が得られてから承認されるのが標準とされてきたが、これも近年ではさまざまなパターンがある。

3―動物実験一般はFDAの規制対象ではないが、本書で続いて説明されるように、臨床試験の実施の条件とされる試験は、データの信頼性保証の基準（GLP基準：Good Laboratory Practice）が適用され、また必要な試験の内容も日米欧に共通のガイダンスで決まっており、当局の規制対象となるのが世界共通のルールである。

4―研究用新薬申請（IND）の原語はInvestigational New Drug Applicationである。日本では市販承認を得るための臨床試験だけが「治験」と呼ばれ薬事法にもとづく厚生労働省の規制の対象となり、研究者による臨床試験は「臨床研究に関する倫理指針」という同省のガイドラインで各施設の管理に任されている。これに対しFDAは市販承認目的の臨床試験に限らず、原則として、未承認の医薬品を人に対して用いる行為はすべて法律にもとづき管理しており、この体制はヨーロッパ、アジア、オセアニア、アフリカなど、日本以外ではほとんど世界共通のルールとなっている。米国では患者の要望に対応して未承認薬を使う場合も「研究」と位置づけてこの申請を行う必要があり、さまざまな種類のINDがあることは133〜134頁に詳しい。注2で記したICHにおける臨床試験の科学的・倫理的な実施のための基準はGCP（Good Clinical Practice）である。

5―BLAはBiologic License Application、NDAはNew Drug Applicationの略。後の章でより詳しく記述されるように、FDAでは生物製剤を扱う生物製剤評価研究センター（CBER）と一般的な化合物を扱う医薬品評価研究センター（CDER）、その他のセンターに分かれている。日本で医薬品の承認審査を担う医薬品医療機器総合機構（PMDA）でも、生物製剤と一般的な化合物の担当部門は分かれているが、新薬承認申請の用語は特に区別していない。

雰囲気で語った。「何カ月かして、スローン・ケタリングの動きがとてもゆっくりであるということに気がついて、私にはもう耐えられなくなってしまった」。そして、「アンティジェニクス社は自力でＦＤＡに申請しなければならなくなった」のだった。

そこでアルメンは、ワシントンＤＣにあるフォックス・ベネット・アンド・ターナー社の共同経営者で薬事規制が専門のマーク・ボールディングと連絡を取ったという。スリバスタバのフォーダム大学の研究室で、ボールディングはアルメンと会った。

アルメンはすぐに、ＦＤＡの安全性に関する要求事項がそれまで自分の慣れ親しんでいたものよりもレベルが高いことを知った。たとえば、動物での毒性試験の結果を単純に当局に渡せば済むものではなかった。「動物でのわれわれの経験では、毒性はないものと考えられた。しかし、ＦＤＡはそれだけでは気が済まなかった。われわれは新たに被験者での第Ⅰ相臨床試験で毒性試験をしなくてはならなかった」。さらにフォーダム大学での研究用の試料をアンティジェニクス社が生産するための工程も、グレードアップしなければならなかった。「生産工程においては一定レベル以上の空気清浄度の品質保証が必要だったし、交錯汚染を防ぐために製造工程の一部を分離しなければならなかった」

「あの頃は何もかもがあわただしかった」。アルメンは振り返ってそういった。「ＦＤＡは一筋縄ではいかないところだった。『聖なるモーセよ。ＦＤＡに詳しい人材が見つかりますように』

と祈ったものです」。アルメンは取り乱すことはなかった。「しなければならないことは明白だったので、何も悩むことはなかった」

その後アルメンとラス・ハーンドンは、半年ごとに電話で連絡をとりあった。ハーンドンは、アンティジェニクス社の理論は科学的にはユニークであっても、現実味には乏しいと考えていた。一方、ハーンドンのジェンザイム社の同僚エルマ・ホーキンスはアンティジェニクス社について別の評価をしていた。アンティジェニクス社をジェンザイム社が合併できる可能性がないかどうかをあらゆる角度から検討するのが彼女の仕事だった。そして、彼女はアンティジェニクス社には脈があると踏んでいた。

ホーキンスは南アフリカ出身で、話し言葉にはかすかにお国訛りが残っており、祖国のカレンダーを職場の壁にかけていた。彼女の経歴は多彩で、思春期をロンドンで過ごしたが、このときに二年間、ロイヤル・バレエ学校で学び、南アフリカのプレトリア市に戻って大学に入学した。サバティカル休暇で南アフリカに来ていたアラバマ大学の教授の誘いで、彼女はがんをテーマにして医薬品化学の博士号をとることになった。その後、ホーキンスはミシガン州にあるワーナー・ランバート社に行き、大きく性質の違う薬を三種類、ＦＤＡの審査を通すよう努力した。それから、ボストン市のタフツ大学で研究し、あるバイオテクノロジー会社で皮膚の培養をした。ジェンザイム社がそのバイオテクノロジー会社を経営統合した後、ホーキンスはジェニザイム社に分子腫瘍部を新たに設置した。彼女は小柄のがっしりとした体格で、楕円形の縁なしの眼鏡をかけており、ウェーブのかかった赤茶色の髪が肩にかかっていた。

「アンティジェニクス社の徹底した科学性には、とても感銘を受けました。それまでのがんの治療法の開発とはまったく違う方法だったので」。ホーキンスはアンティジェニクス社についての最初の印象をそう語った。しかし、FDAから第I、II、III相の臨床試験の計画の承認をとらない限り、アンティジェニクス社を買収する価値はなかった。それでホーキンスは監督官庁とうまくやるコツをアルメンに教えてあげることにした。彼女は一九九六年の二月から七月まで、ボストン市の自宅からニューヨーク市のアンティジェニクス社本部まで、毎週末、無給で、通わなければならなかった。「アルメンがこれほどまで自分を必要としているとは思ってもいなかった」。ホーキンスはそうポツリともらした。

その春、アルメンはFDA職員のフィル・ノグチとも一時間ほど電話で話をした。「そのとき、〝わが社は研究用新薬申請（IND）を出そうと思っています。その前にプレIND面談ができないでしょうか〟とお伺いを立てたんです。INDやプレIND面談といった用語が何なのか、まったく知らなかったけど」

プレIND面談というのは、製薬会社とFDAとが臨床試験の計画の細目について話し合いをもつことをいう[6]。そうやって申請に先立ってFDAから意見を聞いて、INDに何を書けば承認されやすいかを製薬会社が知るのである。これはアンティジェニクス社のような創業間もないバイオテクノロジー会社にとってはとても重要なことだ。アルメンたちは初めてＩＮＤを出そうとしているので、医薬品の承認審査過程を理解しておくことが大切だった。また、ＦＤＡにとってもアルメンたちの技術はなじみのない最先端の技術だった。アルメンは「ＦＤＡにわれわれの技術のもつ意味合いを説明しておくことがとても大事だと思った。われわれが作ろうとしているのは、患者ごとにオーダーメードで作る世界初の治療用タンパクで、まだ当時はこの種の薬を規制する法律はなかった。当局にこの技術の核心的な部分はどういったところなのかを教えておかないと、なかなか承認されないだろうと思った」といった。彼は障害となりうるものを一つ挙げた。第Ｉ相臨床試験というものは、通常は健康なボランティアに対して行うものである。しかし、オンコファージはそもそも、被験者自身の腫瘍から作るワクチンなの

6—日本でも、治験の各段階で医薬品医療機器総合機構（ＰＭＤＡ）で相談を受ける体制がある。「治験相談」の費用は内容によりさまざまで、具体的な計画を立てる前段階の無料の事前相談や数万円の簡易相談から、承認に近い段階の六〇〇万円を超えるものまであるが、本格的なものは概ね数百万円のオーダーである。ホームページに概略が公開されている。http://www.pmda.go.jp/operations/shonin/info/consult/iyakuhintaimen.html　ＰＭＤＡは厚生労働省から委託を受けて審査を行う独立行政法人であり、その報告書にもとづき厚生労働省の専門委員会で審議の上大臣が承認する方式である。

で、健康なボランティアで臨床試験を行うことができず、がん患者で第I相試験を行う必要がある。この点をプレIND面談でFDAに説明したところ、オンコファージの第I相臨床試験では規制を厳格には適用しないことになった[7]。

アルメンがFDAで主にコンタクトをとったのはノグチ医師であった。アルメンがカリスマ的な雰囲気をもつのに対し、FDAの職員というといかにも怖そうな感じがするが、ノグチは体格が小柄で白髪混じりのまっすぐな黒髪をもち、静かにゆっくりと話す普通の人だった。彼は米国公衆衛生局将校隊（PHSCC）大尉の鮮やかな「サマー・ブルー」の制服を着ていた（米国公衆衛生局将校隊というのは、あまり聞きなれない名前だが、これは軍隊と同じく制服を着て業務を行う米国政府の組織の一つで、多くのFDA職員がここに属している。この組織は一七九八年、商船員の病気や怪我を治療するために設立されたものである）。

フィル・ノグチも移民の子孫だ。米国に移住したのは祖父母の世代で、二世代に渡って人種差別を受けたと淡々と話す。彼の祖父母は日本からやって来て、カリフォルニア州サクラメント市の近くで農業を営んだが、第二次世界大戦中は他の日系米国人と一緒に強制収容されていた。戦後、彼の父親はカリフォルニア大学バークレー校の建築学と工学の学位があるのに、しばらくの間、床掃除をしなくてはならなかった。彼の母親は看護師だったが、ワシントンDCではバスの後ろの「有色人種席」に座らなければならなかった。

フィル・ノグチの世代までには事態は少しよい方向に向かっていた。彼は一九四九年、サクラメント市で生まれ、ワシントンDCのジョージ・ワシントン大学医学部に入学した。彼は在学中、米国国立衛生研究所（NIH）の生物製剤基準部門（DBS）で働く公衆衛生局（PHS）の夏季インターンプログラムに参加した。一九七二年、生物学的製剤基準部がFDAに移管されたので、FDAで研修することになった。ノグチは政府の研究に卒業後二年間従事する約束をすれば、授業料（当時年額二六〇〇ドル）を支払ってもらえるという奨学金制度があることを知り、お金がなかったので、その制度を利用した。しかし、FDAの科学を尊ぶ気風が気に入ったので、奨学金の義務年限が終わってもFDAでそのまま働き続けることにした。「FDAはみんなの意見が尊重されるところです。下級スタッフでも、その人の研究分野がモノクローナル抗体で、モノクローナル抗体の臨床試験のプロトコルを審査するということになれば、そのスタッフの考えが、FDAの審査に反映されるんです」

FDAの規則ではノグチがアンティジェニクス社や同社の製品についてコメントすることは禁止されていたが、FDA本部から二マイルほど離れた場所にある、オンコファージ担当の審

7―がんについての第I相臨床試験は、薬の毒性が強いため、日本ではガイドライン（厚生労働省通知）により原則として患者を対象として行うこととされている。

査官が働く六階建ての最前線を舞台に科学が急速に変化していることを、彼はいつも気にかけていた。二〇〇三年にアンティジェニクス社の臨床試験が実施差し止め（クリニカル・ホールド）にされた数カ月後、彼はインタビューに答えて語った。「新規な技術が関係する分野では、われわれは要求した内容とその理由をオープンにしようと努力しています。個々の製品をきっちりと審査し、企業と一緒になってブレインストーミングして、有意義な試験を行えるように取り組んでいるのです。FDAは常にそのようにして調整することで対応してきました」。しかし、アンティジェニクス社以外の会社もしのぎを削る患者のがん細胞由来ワクチンについては、「作用機序がわかっていないし、多くの臨床試験の結果も一致していなかった」と、いい添えた。アルメンには、ノグチに代表されるFDAの対応は、柔軟で合理的と思えた。「フィル・ノグチはこういったんです。『FDAはあなた方のお手伝いをしましょう。この製品の開発を中止させる気はありませんし、科学的に無理なことを強いるつもりもありませんよ』と」

プレIND面談に備えて、アルメン、ホーキンス、スリバスタバとアンティジェニクス社の研究者何人かで、開発中のワクチンの科学的根拠の概要と動物の毒性データの詳細をまとめた四〇枚ほどのスライドを作った。「スライド作りは難しくなかった。それぞれが週に二〜三日ずつ、数週間準備して、FDAの基準に合うよう、データの抽出・解析・図表化をしたんです」とアルメンはいう。面談自体は二時間ほどで済み、いたって穏やかなものであった。FD

A職員が一〇問ほど洗練された質問をしたのが、アルメンにとっては愉快な驚きであった。「驚いたのは、FDAがどんどん次の段階に進めるための質問をしてきたことです。要するに、FDAは『臨床開発を進めましょう。研究用新薬申請（IND）の準備をしてください』と勧めてくれたのです」

唯一の問題は、ジェンザイム社が最終的にアンティジェニクス社を合併しないと決定したことだった。合併に必要な費用はおよそ七五〇〇万ドルで、「アルメン、スリバスタバ、大量の特許などもろもろの条件を考慮しても、一言でいえば高すぎたんです」とエルマ・ホーキンスはいった。しかし、これでホーキンスとアンティジェニクス社との関係は終わらなかった。「アルメンは彼らしいとても説得力のあるいい方で『月曜日に来て私のために仕事をしてほしい』といったのよ」とホーキンスは語った。

アルメンは、一九九六年の末までに研究用新薬申請（IND）の承認を得たいと考えていた。米国食品医薬品局（FDA）はINDを三〇日以内に審査するものとされており、FDAがこの期限内に申請を却下しなければ、申請は自動的に承認される。したがって、感謝祭（一一月の第四木曜日、この年は二八日）のころまでに大量の申請書類を作成しなければならなかった。申請には三巻、一六〇〇頁の書類を六部作成する必要があった。

「ホーキンスは一カ月半、無休で申請書作りに没頭した」とアルメンはいった。ホーキンスが自分で決めた作成期限が近づくにつれ、他にも五人のスタッフが徹夜組に加わった。「午前三時に、全員が立って作業をしていた。パンチで穴を開けて書類を冊子にまとめたり、大量の仕事をこなしました」とホーキンスは回想した。「私は全部を何度も何度も読み通したのよ」。職員たちの夫や妻もずっと一緒に校正を手伝っていた。事務所の五台のプリンターは、休みなくプリントを吐き出していた。みんなはアルメンの事務所で、ピザや中華料理を注文し、交代で床や長いすで仮眠をとった。驚いたことに、気分が高揚していたはずなのに、トマトソースや醬油をこぼして書類を汚したりすることはなかった。「まったく眠らない日も何日もあったわ。ただ申請期限に間に合うかどうかだけが心配だったの」とホーキンスはいった。幸いなことに、彼女は昔バレエの訓練をしていたので、眠らずに集中力を保つ方法を知っていた。最後の晩は「二人が午前二時半まで働いてたんだ」とアルメンはいった。ロングアイランド高速道路で家に帰る途中、ほんの数秒、「運転中、初めて眠くなった」。

このようにして彼らはやり遂げた。感謝祭のころに申請を終え、一二月末までに臨床試験開始の許可が下りた。一年後に、ホーキンスはＩＮＤを読み返してみた。「ミススペリングかもしれないところが一カ所あっただけで、完璧な書類でした」

最初の第I相臨床試験は、メモリアル・スローン・ケタリングがんセンターで生命予後一年程度の膵臓がんの患者たちに対して、一九九七年一一月に始まった。いい換えれば、患者たちは人生の最後の一年を科学の進歩に捧げたわけである。彼らには失うものがほとんどなかったのだ。

最終的に一〇人が臨床試験に参加したが、適切な被験者を見つけるのは難しかった。「朝、患者が出たと聞くと、ドライアイスを入れた小さな発泡スチロールの箱をつかんで出ていきました」とホーキンスは思い出しながらそういった。彼女は医師が腫瘍を切除している間、手術室でうろうろしながら、生検で医師が七グラムの腫瘍塊をとり出すのを待っていた（がんが肝臓まで転移しているときは、腫瘍を採取せず、試験開腹に留めた。そういった患者は長くは生きられず、臨床試験に参加しても薬の有効性を確認できないのだ）。ホーキンスは大切な腫瘍塊を受け取るとすぐにドライアイスで梱包し、デルタ航空のシャトル便に駆け込み、マサチューセッツ州にあるアンティジェニクス社の研究所まで届けたのだった。おかげで驚くほど搭乗マイルが貯まった。彼女は毎週あるいは隔週で数カ月間、これを繰り返したが、その後、検体をフェデラル・エクスプレス便で搬送するルートができたのだった。

米国食品医薬品局（FDA）はアンティジェニクス社の研究用新薬申請（IND）を承認するときに、基本的に第I相から第Ⅲ相までのすべての臨床試験の計画を承認していたので、ホーキンスたちはその後の数年間は当局にあまり連絡を取る必要はないと考えていた。アンティジェニクス社は、毎年、現在進行中の臨床試験に登録した患者数と有害事象（その薬の副作用だけでなく、あらゆる医学的な好ましくない事象も含む）の起きた患者数の両方を詳しく記載した報告書を提出するよう義務づけられていた。新たな臨床試験を追加的に行うということになれば、プロトコル、研究の目的、臨床試験を実施する研究者（一般には「インベスティゲーター」という）[8]の氏名・経歴、毒性の判断基準、患者がサインするインフォームド・コンセント書式のサンプルなどをまとめて、正式に申請しなければならない。ホーキンスによれば、新しいプロトコルの申請書類は、だいたい厚さが一インチ〔約二・四センチ〕くらいで、編集に約一カ月かかるという。しかし、新しいプロトコルの申請書類を作るのは、新たな臨床試験を開始する企業がＦＤＡに命じられなくても必ず行うルーチンの作業なので大した問題ではない、ということだ。企業は研究者のリストを作り、彼らが適格であることを証明し、患者は法の定めるところにより、インフォームド・コンセントを与えなければならない。ということで、アンティジェニクス社は新たな臨床試験を申請することになった。メモリアル・スローン・ケタリングがんセンターで膵臓がんに対するオンコファージの臨床試験が進行している間に、二つの新たな臨床試験、すなわち一つは三六人のメラノーマ患者、もう一つは四二人の腎臓がん患者を対象とする試験を、ヒューストンにあるテキサス大学ＭＤアンダーソンがんセンターで開始したのであった。

大きな問題だったのはむしろ、より多くの臨床試験を行うには、より多くの資金が必要になることであった。一九九九年一一月、ギャロ・アルメンは古巣のウォール街に戻り、製薬業界の関係者にあたって三九〇〇万ドルの資金を作り出した。それだけではまだ十分ではなく、二〇〇〇年二月、絶妙なタイミングで、アンティジェニクス社は初めて一般向けに株式を売り出し、六七三〇万ドルの資金を調達した。その一カ月後、株式市場は下落した。

アンティジェニクス社は仕事を進めた。二〇〇一年のある日の昼食の席で、アルメンはジェネンテック社のラス・ハーンドンをアンティジェニクス社の常勤の最高業務執行責任者（COO）へと誘った。六年間にわたる何度かの話し合いを経た後のことである。その後アンティジ

8—米国では臨床試験は新薬承認申請目的でもそうでなくてもFDAの管轄する法律に規制され、協力スタッフではなく研究者として従事する者は「investigator」として一定程度の経歴、能力、教育が要求される。医師であるとして定義されてはいないが、大部分は医師である。日本は、新薬承認申請目的の「治験」の場合は、治験責任医師、治験分担医師など「医師」として省令で既定される者がこれにあたり、同様に経歴書の提出が求められるが、能力評価は米国ほど厳格ではない。承認申請目的のない研究を規制する「臨床研究に関する倫理指針」では「研究者」と規定され医師に限定されておらず、教育義務や能力評価の要請も研究機関ごとにさまざまである。本書ではinvestigatorを「研究者」と訳しているが、治験責任医師、治験分担医師と解することもできる。

エニクス社は再編され、ハーンドンは営業部門の統括者になった。業務が拡大したのでアンティジェニクス社は、マサチューセッツ州レキシントン市（ボストンの近郊にあり、米国独立戦争の最初の戦いが行われた場所として知られる場所）のビルパークに、第二社屋として、波形鉄板で作った約八万平方フィート〔七五〇〇平方メートル〕の二階建てビルを建設した。二〇〇四年冬までに、アンティジェニクス社は活動拠点をウォバーン市の研究所からこの施設に移し、製造に従事する者全員を含む同社のほとんど全部の従業員にあたる二二〇人に、広さがそれまでの二倍で三〇年間借りられる住居を提供した。また、会社はニューヨーク業務部をロックフェラーセンターの別のビルの二一階と二二階にある、より大きなテナントへ移転した。上下の階はらせん階段で内部に結ばれており、その部屋のカーペットはインダストリアルブルーグレー、壁はベーシックな白色で、上品な暗い色調の木製家具があり、パーティションで区切られていた。ロックフェラーセンターのスケートリンクが見渡せるアルメンの小さな重役室には、泊り込みできるよう、折りたたみ式のベッドが置かれていた。

臨床試験の数は増え、腎臓がん、メラノーマ、膵臓がん、結腸直腸がん以外にも、肺がんとリンパ腫でも、オンコファージワクチンの臨床試験が行われるようになった。アンティジェニクス社は性器ヘルペスワクチンや白血病ワクチンの研究も進めた。腎臓がんとメラノーマでは対象集団が小さすぎるので、オンコファージはＦＤＡからいわゆる〝オーファンドラッグ〟指定を受けていた。これは稀少疾患用の薬を作る企業に対し、税額控除を認め、特別に独占販売権の期間を与えるものである。さらにオンコファージは他に治療法のない致死的な疾患のための薬だということで、ＦＤＡは〝優先審査（ファスト・トラック）[9]〟扱いにしたのだった。これはＦＤＡがこの薬を他の薬よりも緩やかな基準で審査するということを意味する。「ＦＤＡはできるかぎりの便宜を計らうので、しっかりやりなさい、という意味なんです」とハーンドンは語った。

この間、ギャロ・アルメンがウォール街時代に投資していたアイルランドのアルツハイマー病用薬の会社エラン社が破綻した。エラン社は当時、二〇億ドルのグローバル会社で、アルメンは取締役会のメンバーだった。しかし、臨床試験で同社が開発中のアルツハイマー病用薬が被験者に致死性の脳炎を起こす可能性が示唆されたので、開発が突然中止されたのだ。さらに、投資家とウォール街のアナリストたちが、五五件もの合弁事業・提携関係を含む、複雑な会社の経理の方法に疑問を呈し始めたのだった。そのころはまだ、エンロン社の倒産事件の記憶が

9—日本においても米国と同様の、企業や患者のニーズに対応した同様の優先審査制度はあり、「ファスト・トラック」という用語も業界ではよく使われている。本書で話題にされる、患者数の少ない疾患を対象として承認をとってから、「適応外使用」を広げていくという企業の戦略も、日本でも同様に行われている。

生々しかった。二〇〇二年七月、同社の株価は九六％も急落し、二人の経営幹部が辞職し、アルメンは会長に指名された。投資家はアルメンや他の取締役たちに混乱の責任を負わせなかった。実際、アルメンが同社の会長として臨んだ最初の記者会見で、エラン社に残った経営陣に責任を押し付けずに、自ら質問に答えていたことに、ウォール街ははっきりと好感を示していた。エラン社を建て直すよう求める圧力は強かった。アルメンは、アンティジェニクス社の経営に加えてさらに、エラン社の資産を選り分けたり、従業員を解雇したり、合弁事業・提携関係の始末をしたりして、ウォール街を安心させるという任務を負うことになった。新しい最高経営責任者が決まるまでには、六カ月を要したのだった。

そのころ、FDAはタンパク製剤の審査方法を変更した。そして、二〇〇三年の秋、アンティジェニクス社の社員は、FDAとの面談のため、ロックビル市に出向いたのだった。

米国食品医薬品局（FDA）の審査官がオンコファージの臨床試験を実施差し止め（クリニカル・ホールド）にする旨の書面を読み上げた際に、アルメンがした質問は、たった二つだけだったという。「どういうことなんですか?」「どう説明したらいいんです?」

アルメンは、FDA職員の一人が「あなたが投資家に何と説明するかは私に関係のないことです」といったのを覚えていた。これに対して彼は、「投資家にどう説明するかという意味ではありません。他に治療法のない患者や医師に何といえばいいのですか？『今から効果が期待できる治療法をあなたから取り上げます』とでもいえというのですか？」。

実際は、臨床試験の実施差し止め措置は、アンティジェニクス社がオンコファージを投与中の患者全員から治療法を取り上げなければならないという意味ではない。既に第Ⅲ相臨床試験に入っている患者にはオンコファージの投与を継続してよい。新しい患者に対して別の臨床試験を行ってもよい。唯一の変更点は、新たな患者に対して、腎臓がんとメラノーマの第Ⅲ相臨床試験を始めてはいけないということだ。

しかし、アルメンはこれにより、投資家の心配をしなければならなくなった。こうした裁定は企業財務に重大な影響をもたらすものであり、ウォール街が〝重大な事態〟と呼ぶものである。いずれにせよアンティジェニクス社が臨床試験の実施差し止めを解除してもらうための情報を十分に提供しない限り、ＦＤＡがこの薬を承認することはありえない。医薬品として承認されない限り、収入を得ることもない。アンティジェニクス社の四人の取締役は、翌日までにこの好ましくない問題を公表しなければならないことを承知していた。

科学、政府の規制、資産報告について公表するとなると、すべてを正確につかんでおかなければならない。アルメンたちはＦＤＡ職員が読み上げた書面のコピーを求めた。それさえあれば、この問題を正確な言葉で公表できるからだ。誤解や誤読があってはならないのである。Ｆ

DAの審査官はこの日、措置の内容を告げたが、残念ながら、FDAでの正式な審査過程が済むまでは、措置内容を記した書面はアンティジェニクス社には交付されないのである。つまり、その日のうちに書面を受け取ることはできなかった。

結局、FDA職員が数回ゆっくりと再び書面を読み上げている間に、アンティジェニクス社の四人が速記者のように内容を走り書きして書き留めた。その後、アルメンたちはダブルツリー・ホテルに引き返した。

「大変なことになった」。ハーンドンは思いをめぐらせた。「FDAが何を求めているのかを理解し、できるだけ速くそれを用意して届けなければならない」。アルメンは後になってそのときの自分自身の反応を、〝憤慨〟ではなく〝失望〟と表現した。スリバスタバのこの事件に対する見解は異なっていた。「アルメン」と彼は呼びかけた。「確かに今回の面談は、決して嬉しいものではなかったけれど、二、三カ月のうちには事態は好転するはずだよ」。スリバスタバは、FDAが求める患者のデータは、多数の臨床試験実施施設に散らばっていて、正しい形式で書かれてはいないけれども、アンティジェニクス社がきちんともっていると思っていた。また、会社はすでに詳細なアッセイを行っており、二、三カ月以内に説明資料を提出する計画になっていた。したがって、やるべきことは、データを集めることと計画を少し速めることだけだった。それさえ済んでしまえば、「うちの会社はもはやそんじょそこらの会社の一つではなくなる。ＦＤＡにおけるわが社の位置づけは、この問題が解決すれば上昇するはずだ」とスリバスタバは予言した。

アンティジェニクス社の置かれた状況がどれほど深刻なものかを、ＦＤＡ職員であるノグチが自ら語ることは当然ないだろう。しかし、彼は何回かにわたるインタビューの中で、臨床試験の実施差し止め措置がとられる理由は小さなものから大きなものまでさまざまで、それこそ事務手続きのミスから死亡事故まで、いろんな理由があると答えた。「これからどんな患者を対象にして臨床試験を実施するのかについての詳細や、製品の製造方法についての計画をＦＤＡに十分に伝えていないような場合」も、差し止めの理由になる。また、ＦＤＡがこの臨床試験に携わる医師が適格でないと考える可能性もある。アンティジェニクス社が臨床試験の実施差し止め措置を受けた一カ月後、ＤＯＶ製薬というニュージャージー州の会社にも、同社が開発中の抗不安薬の安全性についての情報が不足しているとして、ＦＤＡから同様の措置がとられた。一九九九年には、ジェシー・ゲルシンガー（一八歳）がペンシルベニア大学で実験的な遺伝子治療を受けて死亡し、その後、フランスでは臨床試験中に二人の患者が白血病を発症したのを受けて、ＦＤＡは同じ種類の遺伝子治療（良性のウイルスなどを使って細胞内に治療用の遺伝子を運び込ませるもの）の一部に、一時的に臨床試験の実施差し止め措置を講じた。

「ＦＤＡがもっている手段は行政システムだけであり、ＦＤＡはそのシステムの質の高さを証明しなければなりません。ＦＤＡが扱っているのは、被験者の安全と権利なのですから、どうしても保守的になりがちなのです」と、ノグチは説明した。その上、これはアンティジェニクス社のような、合成化学製剤ではなく生物製剤を作っている会社にはしんどいことなのだが、「製剤を安定して供給できることや、製剤の品質や有効性について明確に論証してもらう必要があります。こうした情報は患者を治療する医師にとって必要なのです。必要なのは、ときどき使える薬ではなく、常に安定して使用できる医薬品なのです」。

ノグチはこうもいった。臨床試験の実施差し止め措置が公表されれば、「ウォール街は興奮して騒ぐかもしれないし、あるいは、まったく反応しないかもしれない。株の世界は物事を神秘化してしまいますからね」。

ダブルツリー・ホテルに戻ったアンティジェニクス社の一行は、作戦を練るため、ホテルの五階にある小さな会議室を一時間借りた。真っ先にやるべきことは、翌朝までに投資家に対するプレスリリースや職員に対する声明を練り上げることだった。また、彼らは、ＦＤＡが要求したデータを集める計画を立てなければならなかった。ハーンドンが飛行機でレキシントン市に向かう一方、アルメン、グプタ、スリバスタバはニューヨークに電車で戻った。アルメンは電車から企業広報の統括責任者サニー・ウベロイに電話をかけ、長期戦に備えるよう警告した。事実、アルメン、ウベロイ、当時の最高財務責任者（ＣＦＯ）ジェフ・Ｄ・クラークは、ロックフェラーセンターの本部に午前二時まで残り、家に帰って数時間睡眠をとり、五時三〇分までには会社に戻り、午前七時までにはプレスリリースを出した。

どんな広報活動でもそうだが、アンティジェニクス社の公式声明ではよいニュースが強調された。すなわち、ＦＤＡはその薬の安全性に対する懸念をもっていたわけではないし、他の臨床試験にも影響はない、と。プレスリリースは三つの段落でできていたが、臨床試験の実施差し止めについて触れるのは、三段落目になってからであった。文中で、標準的な会社言葉を使って、「われわれはＦＤＡに要求された情報を今後六ないし八週間で用意するつもりです」というアルメンの言葉を引用した。実際に、スリバスタバは、その仕事を四週間以内にやり遂げられると考えていた。しかし、他のメンバーは、まず、ここで一息つくことに決めた。

アンティジェニクス社は午前九時に投資家たちと電話会議を開き、その二時間後には社員が集まった。ニューヨークの社員は役員室に集まった。さらに多数になるマサチューセッツの社員はテレビ会議に参加した。一株あたりの株価はおよそ一ドル下落して一三ドルほどとなった。他の会社が臨床試験の実施差し止め措置を受けたときほどには悪くはないものの、かなり大きな下落だった（たとえば、その二、三年後に、やはり小さな会社で抗がん剤を開発しているダイアクス社が臨床試験の実施差し止め措置を受けたときには、株価は一四・四一ドルから一〇・二六ドルに急落した）。アルメンは、心配する職員の質問に約一時間、上手に答えた。そしてその後の七週間、研究用新薬申請（ＩＮＤ）を出したときと同じく、マサチューセッツ州の研究所の職員は不眠不休で働いた。臨床試験実施施設から症例報告書を集めなければならず、ものによっては数年前に遡らなければならなかった。また、彼らが使ったアッセイ系についても、詳細に検討し、説明する必要があった。「ＦＤＡが満足するように、製品の特徴をより的確に表す方法を見つけなければならなかったの」とエルマ・ホーキンスはいった。会社はＦＤＡが満足するはずのデータを集め、ときが来るのを待った。

もちろん、この間も他の仕事を続けなければならなかった。実施差し止めにならなかった臨床試験から、いくつか有望な結果が出た。これは、オンコファージはさまざまながんに効くはずだというギャロ・アルメンの見通しを後支えするものだった。メモリアル・スローン・ケタリングがんセンターでの膵臓がんの第Ⅰ相試験に参加した一〇人の患者の生存期間の中央値は二年半であり、標準的な治療を受けた患者のほぼ倍の長さであった。また、『ジャーナル・オブ・イミュノロジー』誌には、オンコファージが皮膚がんや結腸直腸がんの患者において著しい反応を誘発した（皮膚がんや結腸直腸がんの細胞を特異的に攻撃するＴ細胞の産生が増加した）という分析が掲載された。職員たちは、マサチューセッツ州レキシントン市の新しい施設に移動を開始した。しかし臨床試験の実施差し止め措置のせいで何もかも台無しになり、株価は九月下旬に短期間もち直した後、急落し、とうとう一〇ドルを下回ってしまった。

アルメンは、およそ一〇年間、ＦＤＡと一緒に仕事をしてきたという経験だけでは十分でなかったことに気づいた。アンティジェニクス社にはＦＤＡの考え方を知る常勤職員がもっと必要だったのだ。「臨床試験の実施差し止めは、真偽の確認だった」とは、企業広報の統括責任者のウベロイの言。そこで、臨床試験の実施差し止め措置が最初に行われたときのアンティジェニクス社の唯一のコンサルタントだったレーヌ・グプタ博士を、常勤の開発部門の上席統括責任者に雇うことにした。また、長く続いている製薬業界の伝統に従って、アンティジェニクス社はＦＤＡ出身の女性、テーラー・バーティスを薬事担当の上席理事として招き入れた。

アンティジェニクス社の開発部門の上席統括責任者の仕事は、小柄で几帳面なグプタ博士にとって、まさにピッタリの仕事だった。彼女の父親の空軍将校アマル・マブ・バーマは、腎臓がんで一九九七年に七〇歳で亡くなっていた。それ以降、「腎臓がんの治療薬の研究ができるチャンスをうかがっていたの」とグプタはいった。

一一月二〇日のこと、テーラー・バーティス上席理事は、ラス・ハーンドンを、アンティジェニクス社のレキシントン研究所内の廊下の同じ並びにある彼女の部屋に呼んだ。壁の白い小さな部屋だった。バーティスはハーンドンに、通り過ぎる人や窓から眺く人に気づかれないよう、落ち着いて、感情を表に出さないようにしてください、といった。ＦＤＡが臨床試験の実施差し止め措置を解除するとたった今連絡してきたばかりだったのである。

後日、アンティジェニクス社の社員たちは、正しい情報を提供できるかどうかは少しも心配していなかったし、臨床試験の実施差し止めは必ず解除されると信じていたと話した。しかし、ＦＤＡがこれほど早く動き、後は何もお咎めなしだったのは、とても嬉しく、また驚いたことも認めた（たとえ正式に処分が解除されるのが、翌年の七月になるのだとしても）。これを受けて、株価は短時間で急激に上昇した。「言い訳したくはないけど、あれはあまりにも大きな試練だった。それがそのとき、ようやく終わったのよ。やるべきことをやって、しっかりと乗り越えた。ＦＤＡと一緒に仕事をするというのは、本当に大変なことなんだわ」とエルマ・ホーキンスはまとめた。

アルメンはいった。「仕方ありません。ＦＤＡの職員は山ほどのチェック項目をチェックしなければならないんです。彼らがすべてのチェックボックスを埋められるようにするのが、こちらの役割なんです」

米国食品医薬品局（ＦＤＡ）から差し止め措置は解除されたものの、まだ、オンコファージが市販される目処は立っていなかったし、アンティジェニクス社はＦＤＡに新薬承認を求めて闘いをくりひろげるだけの力をまったくもっていなかった。にもかかわらずその年の五月、同社の薬事部門の社員たちは、次なる当局面談のために、大挙してロックビルにのりこもうとしていた。今回の面談は、オンコファージの第Ⅲ相臨床試験が一件うまくいったので、通常は二件成功しないと新薬としての市販承認はされないところを、一件だけで承認してもらえないかFDAと交渉するためであった。[10]そうした形でFDAの規則を変更するのが、抗がん剤のように承認が急がれるケースでは、徐々に一般的になってきていた。また、アルメンは「家事のようにこまごました」と表現したのだが、同社は次の臨床試験を細部までシュミレーションしようとしていた。「いかにしてデータを取得し、いかなる方法でデータの外部評価を行うか、FDAに説明し、計画に修正すべきところがないか確認しようと思う。検査データを評価する人が一人や二人ではなく、独立した放射線科医が五人必要だとFDAはいうかもしれない。申請が却下されないためには、そのあたりをFDAから聞き出しておかなくてはならない。いくらデータがよくても、馬鹿馬鹿しい理由で申請が通らないのでは、誰も納得しないから」

レーヌ・グプタはこの準備のため、FDAの職員にほぼ一カ月に一回電話をしていた。アンティジェニクス社は当局面談の少なくとも二週間前までに、必要な資料一式を集めて、FDA

10―108～112頁でその成立経緯が記される「キーフォーバー・ハリス修正法」（一九六二年）で、「適切かつよくコントロールされた科学的な研究」である二つのランダム化比較試験による有効性の証明が必要とされたことによる。「よくコントロールされた」とは、比較対照を含む研究デザインの科学的妥当性と管理の信頼性を意味する。

に渡さなければならなかった。面談に必要な資料一式は三〇〇ページにも及び、第Ⅰ相試験、第Ⅱ相試験、動物実験、アンティジェニクス社で行ったデータ分析、次の臨床試験の詳細な計画や予定表までを含むものだった。また、ＦＤＡの規則に従って、「面談の具体的な目的／成果の一覧」、「議案（各議案の検討に要する時間の概算とプレゼンテーションを行う人物名を含む）」、「具体的な質問を分野ごとにまとめたものの一覧」も事前に提出が求められた。グプタの計算では、資料一式を準備するのにフルタイムで八人から一〇人が働いて少なくとも三カ月間必要だとわかった。

当局面談の準備のあわただしさの中で、アンティジェニクス社は、一件の臨床試験の成功だけで承認してもらえないか、ＦＤＡに頼むのをすっかり忘れてしまっていた。そして、一つ目の臨床試験の結果を集めている間に、次の臨床試験を始めようとしていた。統計学者やＦＤＡのみが理解できるような難しい言葉で説明してみよう。最初の臨床試験の患者六五〇人中二一四人には、がんの再発の兆候がみられた。この試験は通常の化学療法を受けた患者とオンコファージが投与された患者を比較するものである。この規模の臨床試験であれば、オンコファージ投与群と非オンコファージ投与群とで、再発率を比較することができる。オンコファージ投与群の再発率が著しく低ければ、ＦＤＡに結果を見せて、このワクチンは十分に効くのだから、二つ目の試験をここで切り上げて、承認申請してよいかと聞けばよい。アンティジェニクス社は冬までにデータを集めたいと考えていた。「結果が出る前に、この種の議論をするのはとても非生産的なことだ。それでは強要になる。ＦＤＡが引っ込みがつかなくなるようにはさせたくない」とアルメンはいった。また、彼はＦＤＡの職員が変わったことによって、ＦＤＡがこれまで以上に規則にこだわるようになったと感じていた（この件は本書で何度も出てくる）。もし、二つ目の臨床試験が必要だということになれば、これをフルに実施するとなると、アンティジェニクス社は一五〇〇万ドルから二〇〇〇万ドルの追加出費となり、承認が一年半程度遅れ、二〇〇六年の半ば以後になる。

グプタは面談用の資料の要点をまとめたものをＦＤＡに渡したが、ＦＤＡが追加情報を求めてきたので、当局面談は七月下旬まで二カ月間延期しなければならなかった（アルメンが予算の中に検査の評価を行う放射線科医の費用を含めていたのは正解だった。実際、ＦＤＡは検査の評価が分かれたときの判定のために、三人目の放射線科医が必要だといってきたのだ）。さらに、ＦＤＡはアンティジェニクス社が薬の評価に使っている分析法の背景についても知りたいといい、それを用意するには三〇〇頁の追加資料が必要だった。その上さらに、事実上、ＦＤＡの審査官がまた総入れ替えになったのだ。フィル・ノグチでさえ、ＦＤＡの他の部署に異動になった。それでＦＤＡの新しい審査官に最新の知識を知ってもらうために、およそ約一〇人のアンティジェニクス社の薬事部門と臨床試験部門の社員が、毎週一時間から二時間、電話や電子メールで連絡をとったり、新しい資料や既に提出済の資料のコピーを送ったりした。アルメンは、ＦＤＡの新しい審査官が現状に追いつくには、数カ月はかかるだろうと考えていた。

それはがんの治療薬を開発するベンチャー企業にとっては、ひどい処女航海だった。とはいうものの、標準的な経過ともずいぶん違っていた。アルメンは「ＦＤＡは、うちのようなベンチャーの申請に対応するのに最もよい方法をとったわけではないことくらいは承知していたようです」と苦笑いしながらいった。アルメンによると、少なくともＦＤＡとの七月の九〇分間の面談はうまくいった。実際、ＦＤＡは、がん臨床試験のスタンダードとしてアンティジェニクス社の電子データ収集システムが利用できそうかどうかを聞いてきたほどであった。そして、これでようやく次のステップに進めるようになったのだ。

すでにアンティジェニクス社では、社内全体から集められたおよそ二五人の社員が、四〇〇から九〇〇冊もの承認申請資料を書き始めていた（〝ページ〟ではなく、〝冊〟であり、各冊が数百ページある）。アンティジェネティクス社はオンコファージの認可を求めてＦＤＡにそれを提出する。申請書類の臨床試験に関連する部分はまだ書けないが、動物実験、安全性、製造など、それ以外の部分についてデータを集めて書き始めたのである。また、アンティジェニクス社はヘルペスワクチンの研究用新薬申請（ＩＮＤ）の準備をしており、これはオンコファージよりずっと申請が通りやすいとアルメンは考えていた。一一月には、レーヌ・グプタ博士は腎臓をターゲットにした二つめの臨床試験のプロトコルをFDAの医学審査官と一緒に検討した。このプロトコルは、最初の臨床試験のプロトコルと「まったく同じもの」だったが、グプタは「念には念を入れて、準備が全部整うまで」その臨床試験を始めるつもりも、研究者にプロトコルを送るつもりもなかった。「微に入り細に入りチェックしてもらった後で、FDAからゴーサインをもらわない限り、スタートしてはいけないのよ」

これらの費用を調達するために、アンティジェニクス社は株の売買や個人投資家への働きかけにより、一億三五〇〇万ドルの資金を集めていた。アルメンによれば、その金で少なくとも最初の臨床試験は最後まで実施できるはずだった（多くのバイオテクノロジー会社と同じく、アンティジェニクス社はまだ実質的には利益を上げていない）。その時点で、「データがポジティブだったら、資金の調達は簡単なんだ」。アルメンは素っ気なくいった。しかし、データがポジティブでなかったら？「データのよくない他のバイオテクノロジー会社と同じく、資金集めに奔走しなくてはならなかったね」。また、アンティジェニクス社の幹部は、大手製薬会社の販売力を活かしてオンコファージを市場に売り込もうと考え、多くの会社に提携を結ぶ話をもちかけていた。この間に、最高財務責任者（CFO）が会社を辞めてテキサスに戻ったので、アンティジェニクス社は、アイルランドから別のCFOを雇った。その年の早い時期に、『ブルームバーグマーケット』誌は、「投資家にとって、これからの一二カ月でアンティジェニクス社への賭けが待つに値するかどうかについて、最良の判断材料が出てくるだろう」と報じたのだった。

二〇〇四年冬の水曜日、レキシントンビルの一階のメインラボで、ベン・ロスコーという名前の二六歳の助手は、オンコファージの将来のために液体がポタポタ落ちるのを見ていた。

その研究室の広さは、小さなレストランが一つ入るほどの二〇〇〇平方フィート〔約二〇〇平方メートル〕以上あり、中には小部屋が並んでいた。各小部屋（区画）は約六七〇平方フィート〔約六〇平方メートル〕あり、ベージュのガラスドアのキャビネットの乗った黒い実験台、狭い通路、コンピュータのモニターが乗った黒い実験台、コンピュータのモニターが乗った黒い実験台がもう一つ、また狭い通路、ベージュのガラスドアのキャビネットの乗った黒い実験台がもう一つ、といった具合に並んでいた。

ロスコーがその水曜日の午後やっていたのは、特定の患者のオンコファージワクチンを精製するのに使う合成タンパクを精製する作業だった。そのタンパクはアンティジェニクス社の研究者が開発したもので、ニッケルと結合するアミノ酸配列を含むものだった。その合成タンパクでロスコーが実施していたのは、固定化金属イオンアフィニティークロマトグラフィー（IMAC）という精製法で、二時間を要するいくつかの過程から成り立っている。まず、ニッケルイオンを含むゲル様の固体を高くて透明なプラスチックのカラムに入れ、特殊なタンパクを含んだ液体をそれに加える。次に、酸性・アルカリ性を調整したり不純物を除去したりするため、透明な緩衝液を使ってそのニッケル‐タンパク結合物質を洗浄する。そして、ピペットを使って、イミダゾールという透明な液体の試薬を加え、ニッケルとタンパクを結合させる。その後、カラムを実験台の上に置いたビーカーのてっぺんに大きな金属のクランプで固定する。こうした作業を終え、ロスコーは白衣を着てプラスチック製のゴーグルをかけ、小部屋の中央の実験台のそばで背の高い丸いすに腰掛けながら、残りの緩衝液がカラムの底からビーカーの中へゆっくりと滴下するのをじっと見つめていた。最後に余分なものを捨て、残ったものが目的とするタンパクだった。

オンコファージのサンプルをそのタンパクで精製すると、各患者用のワクチンができる。アンティジェニクス社の研究者は、そのワクチンを各患者に投与し、疾患の経過を見守るのである。同じことを、他の何十人もの患者で、そしてさらに何件もの臨床試験で繰り返す。うまくいって数カ月から数年間、がんの再発から免れることのできる患者もいるだろう。十分なエビデンスが揃えば、アンティジェニクス社は何百ページものデータをもって米国食品医薬品局（ＦＤＡ）へ行くことになる。その後、追加で臨床試験が行われ、ＦＤＡにまたデータを渡すことになる。徹夜で仕事をし、プリンターはプリントを吐き出し続け、ＦＤＡとの面談でやり直しを命じられたり、ＯＫされたり……こうした過程が延々と続くのである。

確かにしち面倒くさい作業である。重箱の隅をほじくるようで、刺激的。リスクがあって、命を救う可能性もあれば、命を脅かす可能性もある。そして紛れもなく、紙の無駄。しかしおそらく、これを簡素化するのは無理だろう。

しかもこうした作業の積み重ねが報われるのは、アンティジェニクス社が幸運にも効き目のある薬を作ることができた場合だけなのだ。[11]

11―オンコファージは二〇〇八年に腎がん術後補助療法として欧州医薬品庁に申請されたが、二〇〇九年一一月に申請が取り下げされている。ロシアでは承認を取得している。現在までに欧米で承認されているがんワクチンは二つのみとの情報がある。日本では、東京大学医科学研究所や他の研究機関で行われているがんワクチンの「臨床研究」（承認申請を目的とし薬事法で規制される「治験」ではない）で発生した有害事象が東大医科研から他の機関に報告されなかったことを『朝日新聞』（二〇一〇年一〇月一五日付）がトップ記事で批判し「治験」「臨床研究」のダブルスタンダードを問題視したが、これに対し医学界が総勢で、倫理指針によれば報告義務はない、ワクチンの種類が同一ではない、患者の治療機会を奪い医療崩壊を促進する、などの論点で朝日新聞社を批判し、訴訟にまで発展している。

第二章 科学以外の要素で

アンティジェニクス社の幹部たちが臨床試験の実施差し止め（クリニカル・ホールド）を通知された場所は、ロックビル市にある米国食品医薬品局（FDA）本部のさえない建物の中だった。そこから車で五分ほど離れたところに近代的な白い六階建のビルがあり、そこでフィル・ノグチたち、FDAの生物製剤評価研究センター（CBER）の職員が勤務している。そのビルには、会計事務所、保険会社その他の民間会社も入っている。そのすぐ右隣にはレンガ造りのマンション群を見晴らす場所に中くらいの大きさの賃貸のオフィスビルがあり、その中にFDAの医薬品評価研究センター（CDER）がある。

さらに二〇マイル〔約三二キロメートル〕ほど東南に行ったメリーランド州カレッジパーク市には、真新しいオフィスビルが大きく広がっている。そこがFDAの第三の部門、食品安全・応用栄養センター（CFSAN）である。ビルは四階建てで駐車場付き。日当たりのよい長方形の中庭を囲むようにして、土地一区画分ぴっちりに建っている。

ロックビル市から地下鉄でワシントンDC方面へ三駅ほど行ったメリーランド州べセズダ市

には、米国国立衛生研究所（NIH）のキャンパスがある。その中の小さな丘のすその目立たない場所に、赤レンガの五階建てビルがあり、そこがCBERのメイン・オフィスである。

ロックビル市のどこかに、FDAの動物用医薬品センター（CVM）があるのだが、そこは低いレンガ造りの建物で、なんの変哲もないビジネスパークに紛れ込んでいて、表には看板すら掲げていないのだ。医療機器・放射線医療センター（CDRH）もロックビル市にあり、これもまたありふれたビジネスパークの中に埋もれている。臨床試験のエキスパート、かのロバート・テンプルたちCDERとCBERの職員も、ショッピング・モールの角を曲がったところにある茶色いレンガ造りのビルで働いている。しかし、オフィスの場所は新しく目立たないので、ロビイングの対象に挙がってすらいないありさまだ。

FDAはこの他にワシントンDCのビル群、アーカンソー州東南部・パインブラフ兵器庫（PBA）近くの一〇〇万平方フィート〔約九万三〇〇〇平方メートル〕の施設、米国内各地にある百カ所を超える事務所や研究室から成っており、また、二〇一〇年にはメリーランド州に新しい本部ビルディングが完成し、ワシントンのスタッフの大部分はここに移動することになっている。これらFDA全体で、全米経済のおよそ四分の一を取り仕切っているのである。FDAは、生の桃にカビが生えていないか、桃の缶詰のラベルが誤解を招く記載になっていないかどうか、などを判断する。また、オンコファージのような医薬品が安全かつ効果的で市販してもよいものかどうか、そうした製品についての宣伝が正確かどうか、薬の市販後に医師に対して警告を出す必要があるかどうか、といったことも判断する。フェイス・クリームの中の染料も、血液センターでの記録の保存状態も、空港で使うX線スキャナーの放射線も、ＦＤＡがチェックするのだ。ペットフードからペースメーカー、リップクリーム、レタス、携帯電話、精子銀行にいたるまで、およそ消費者が飲み込むものから、身体の中に入れるもの、身体に当てるもの、買うものまで何でも、それが食品だろうと、医薬品・医療機器、化粧品、放射線装置、生物製剤だろうと、医師・科学者・審査官・査察官など、一万八〇〇〇人ものＦＤＡ職員ががっちりとチェックし、消費者が製品を理解するのを助け、中毒や怪我に陥らないようにし、医薬品・医療機器が作られたとおりに働くようにしようと、最大限の努力をしているはずなのだ。[1]

何でもいいから食品や医薬品の安全性について、新聞の見出しをちょっと思い出してみてほしい。おそらくどれも、全米各地に散らばっているＦＤＡの五つの主な部門のどれかが担当しているはずだ。ＦＤＡの主な五つの部門とは、生物製剤評価研究センターＣＢＥＲ（「シーバー」と読む）、医薬品評価研究センターＣＤＥＲ（「シーダー」）、食品安全・応用栄養センター

1―このあたりの、ＦＤＡが管轄する領域を拡大していく姿勢は、日本の規制当局ができるだけ責任範囲を拡大しまいとする姿勢とは対照的である。

CFSAN（「シフサン」）、動物用医薬品センターCVM（これといった呼称はない）、医療機器・放射線医療センターCDRH（ときどき「シドラー」と呼ばれることもある）である。FDAの査察官は、一九七九年のスリーマイル島の原子力発電所の部分的炉心溶融事故のときには、ミルク、魚、水が放射能で汚染されていないかどうかを検査し、一九八二年のタイレノール・カプセルにシアン化合物が何者かによって混入され七人が死亡した事件のときには、何百万本ものタイレノールのボトルを調査したのだった。二〇〇一年の9・11テロ後に致死性の炭疽菌芽胞入りの手紙があちこちに送り付けられたときには、FDAは緊急に国内の使用可能な天然痘ワクチンの品質を評価し、製薬会社に対して新たにワクチンを製造するよう説得したのだ。二〇〇三年の一一月と一二月だけでも、FDAは以下のさまざまな問題について、公聴会を開催したり声明を公表したりした──動物の餌による〝狂牛病〟の伝播の可能性について。ダイエット用サプリメントのエフェドラによる運動選手の死について。国境を越えてカナダで処方薬を購入することについて。クローン動物の肉や乳の安全性について。魚に含まれるメチル水銀の危険性の基準について。新薬の研究における性差について。食用輸入グリーン・オニオンのリスクについて。新たなテーラーメイド医療における遺伝子検査の利用について。

それだけではない。FDAは、製品の価格から医療倫理、国民のライフスタイル、臨床試験における秘密保持、製薬会社の医薬品開発手法、開発すべき薬の種類まで、自らの管轄を拡大しようとしているし、また、それを社会が望んでもいるのだ。二〇〇四年には、これは二回目の挑戦だったのだが、FDAはもう少しのところでタバコを規制する権限[3]を手に入れるところまでいった。万一、これがうまくいっていたら、これはそれまでで最大のお宝になったことだろう。ともあれ、こうしたさまざまな変化によって、FDAは全米経済の三〇%近くにも関わるようになったのである。

多くの米国人は、基本的に現状にあまり問題を感じないようだ。私たちはみな、FDAのおかげで、食べ物や医薬品・医療機器が安全なのだと信じきっている。私たちはエンドウ豆の缶詰や薬のボトルを開けるたびに心配しなくてすむ。「一般的な認識は、『政府が食べ物や薬、化粧品の安全を守ってくれている』というものですよ」と、FDAで一四年間働き八〇年代半ばには一年間ほどFDA長官代理を務めたマーク・ノヴィッチ博士はいう。

FDAを頼っているのは米国の一般市民だけではない。第一章で紹介したアンティジェニクス社のように、世界中の製薬会社や医療機器会社が大量の第Ⅰ相、第Ⅱ相、第Ⅲ相の臨床試験

2―この事件は「シカゴ・タイレノール殺人事件」と呼ばれることもあり、いまだ真相は不明である。詳しくは第三章を参照。またこの薬は二〇一〇年一月にも、異臭があるという消費者からの苦情がきっかけで、自主回収の対象となった。

3―FDAがタバコを規制する権限を持つ法案は二〇〇九年に成立した。

の結果を使ってＦＤＡに承認申請しているのである。外国の会社がＦＤＡの承認を欲しがるのは、いうまでもなく米国という世界最大の市場で何千万人もの米国人に製品を販売したいからである。

しかしこれだけではまだＦＤＡの影響力の全貌を描いたことにはならない。たとえばバイオリング社というバイオテクノロジー会社は、ＦＤＡの政策の隙間を埋めるニッチ産業として、二〇〇〇年にスイスのジュネーヴ市近郊の小さな町に設立された。当時ＦＤＡは心臓の弁に欠陥のある新生児や小児に埋め込む医療器機は、生体内で分解・吸収されるもの以外は承認しない方針だった。これは、生体内で分解・吸収されないものを使うと、その医療器機を埋め込まれた子どもは、定期的に米国に来て手術を受けなければならなくなるので、ＦＤＡは貧しい国々の子どもにはそうしたフォローができないのではないかと心配して作られた方針だった。そこでバイオリング社は生体内で分解・吸収される器機を開発することにした。同社の会長兼最高経営責任者（ＣＥＯ）のレイモンド・アンドリューは、年間三万人の小児に同社の開発した器具が使用されると見込んでいる。この生体内で分解・吸収される医療器機の市場は、生体内で分解・吸収される医療器機以外は承認しないというＦＤＡの方針が存在するがためによってのみ、存在するものであるといっていい。

規制の厳しさは欧州医薬品庁（ＥＭＥＡ）もＦＤＡと大差はないはずだ。二〇〇四年三月に公表されたタフツ大学医薬品開発研究センターの報告書[4]によれば、この二つの規制当局は、新薬の承認審査にかかる平均時間はほとんど同じで、EMEAは一七カ月、FDAは一六・七カ月だった。新製品の市販承認はFDAが先のこともEMEAが先のこともあるが、不承認のケースはFDAのほうが少しだけ多い。ところが、他の国々にとっては、FDAから承認を受けることは何かしら特別な意味合いをもつようだ。「保健医療に関する規制を学ぶなら、世界中の誰にとってもFDAこそがお手本だ」と話すのは、一九七八年からFDAの内外で働き、FDA長官代理を二期務めた経験もあるレスター・M・クロフォード博士である。また、スイスを本拠地とする巨大製薬会社ロッシュ・ホールディング有限会社の会長権最高経営責任者(CEO)、フランツ・B・ヒューマーも、これと同様のことを述べている。「臨床試験がFDAで承認されれば、品質保証のお墨付きをもらったようなものですよ」と。

4—この研究所では、他にも、本書305～307頁にある医薬品開発費が八億二〇〇万ドルにもなるという試算をした有名な報告書など、数多くの著名な報告書を出している。この試算は、『ビッグ・ファーマ　製薬会社の真実』(マーシャ・エンジェル著、篠原出版新社、二〇〇五年)、『新薬ひとつに1000億円!? アメリカ医薬品研究開発の裏側』(メリル・グーズナー著、朝日新聞出版、二〇〇九年)などで鋭く批判されている。

この米国食品医薬品局（ＦＤＡ）の〝品質保証〟は、世間から過大評価されていないだろうか？

ほとんど毎週のように、医薬品、医療機器、食品が安全上の問題を理由に警告が出たり回収されたりしている。ときにはそれが原因で人々が重い病気になったり、死んでしまったりする。なぜＦＤＡはそうなってしまう前にそうした製品の販売を止めなかったのだろう？

一方、ＦＤＡは、すでにヨーロッパでよく効くとされている薬や中国で何千年もの間使われている生薬を、いまだに承認していない。どうしてＦＤＡの審査にそんな長い時間がかかるんだろう？　重い病気の患者が新薬に望みを賭けているというのに、どうしてＦＤＡはそれを許そうとしないんだろう？

ＦＤＡが規制する主な二つの業界のうちの一つ、製薬業界は政治的に強い力をもっていることで有名である。製薬業界は選挙運動の献金者としては、いつもトップの位置を占めており、ホワイトハウスや連邦議会にはシンパがいる。製薬業界は気に入らない法律の成立を妨害し、都合のいい法案が議会を通過するよう働きかける。食品会社も政治的に無力なわけではない。こうした業界が議会や大統領に大きな影響力をもっているとしたら、はたしてＦＤＡがその影響を受けずにいられるものだろうか？

また、科学というもの自体が、今では単に学問的に物事を探求していくのではなく、科学が進歩し、多くの人が人間が踏み込むべきでないと考える遺伝子工学や胚性幹細胞研究、人間のクローニングなどの〝神の領域〟に入り込むにつれ、むしろ政治的な側面が強くなってきている。ＦＤＡはこうした問題に対する一般市民からの圧力を無視できるだろうか？

ＦＤＡは、自分たちが承認する食品や医薬品と同じく、自らを科学的にも、政治的にも、倫理的にも、純粋な存在であると信じたいのだ。抗うつ薬についてロバート・テンプルがしきりに主張していたように、ＦＤＡは何事も純粋に科学的データに基づいて判断しているのだといいたがる。たしかにＦＤＡには献身的で注意深い科学者たちがたくさん働いている。しかし、ＦＤＡは常に、科学的な正確さと業界や消費者からの圧力との間で板ばさみになり、また、社会からの相反する要求とも格闘しているのだ。だからこそ、ＦＤＡはしょっちゅう新聞の見出しに登場することになる。ＦＤＡが直面する科学的な問題は、重要な政策的問題でもあるのだ。そう多いことではないが、彼ら自身が認める以上に、しばしば不純な圧力に屈している。たとえば、新薬の承認審査が速くなったり、遅くなったりするが、その原因はＦＤＡの予算のためだったり、提出された申請書の質や量の問題だったり、承認を急がせる政治的圧力のためだったりといった実務上の問題だったりするのである。政府機関にとって、社会からの視線やホリデイ・インに集まった親たちのような消費者の痛みにこたえなければならないことは、必ずしも悪いことではない。しかしいずれにしても、こうした圧力は近年次第に強まってきているのだ。

経済学者がよく使う言葉だが、第Ⅰ種の過誤（すぐに飛びつきすぎ）と第Ⅱ種の過誤（手をこまねきすぎ）というものがある。[5] 第Ⅰ種の過誤は、米国食品医薬品局（ＦＤＡ）が薬を承認し、たくさんの患者がその薬を使った後で、その薬が原因で恐ろしい身体的な不調が起きることがわかる、といったことをいう。第Ⅱ種の過誤は、ＦＤＡがいつまでたっても薬を承認せず、承認を待っている間に、その薬を飲めば助かるはずの患者が死んでしまう、といったことをいう。典型的な第Ⅰ種の過誤の問題はサリドマイド事件である。サリドマイドはＦＤＡが承認しなかった薬剤で、一九五〇年代から一九六〇年代にかけてヨーロッパ全域で妊婦が服用した結果、多くの子どもたちが手足が短かったりするなどの先天性の障害を負って生まれるという惨事を招いた悪名高き鎮静剤である。ホリデイ・インでの抗うつ薬についての聴聞会に集まった苦悩する親たちであれば、ＦＤＡがプロザックやパキシルの承認の際に第Ⅰ種の過誤を犯し、ティーンエイジャー向けの警告を何も付けなかったといい募るだろう。典型的な第Ⅱ種の過誤の問題は一九八〇年代半ばのエイズ治療薬のことである。活動家らは、ＦＤＡが厳格な審査手順を踏襲しようとして、実験的段階の治療薬の承認を不当に差し控えたといって、ＦＤＡを非難したのだった。また最近では、二〇〇一年にかのライフスタイルコーディネーターのマーサ・スチュワートがインサイダー取引で関与したとされる抗がん剤のエルビタックスが第Ⅱ種の過誤の例である。FDAは臨床試験における重大な問題を理由にこの薬の承認を拒否していたが、その後、イムクローン・システム社は新たに臨床試験を実施し、先の承認申請時に使用したデータとほぼ同じ結果を出した。二年後、FDAは当初は承認を拒否したその薬を承認したのだ。この二年間、がん患者は有効な治療手段を奪われ、投資家はイムクローン社の株価が暴落したことにより何百万ドルもの損失をこうむった。マーサ・スチュワートとイムクローン社のCEOは、エルビタックスをFDAが承認しないことが公表される前に株を売り抜けた罪により、刑務所送りとなった（この事件についての詳細は第一一章〔下巻〕を参照）。

いうまでもなく、FDAが、アンティジェニクス社を困らせたのと同じく、冗漫な審査プロセスで膨大なデータを製薬会社に要求したり、いつ果てるともない質問を繰り返すのは、FDAが第Ⅱ種の過誤よりも第Ⅰ種の過誤を恐れているからである。だからこそ、FDAは医薬品を市販するには綿密な審査が必要だといって譲らないのにちがいない。もちろん、FDAが第Ⅰ種の過誤をこれほどまでに恐れる理由の一つは、この種のミスが議会や市民からの非難を最

5―日本ではよく、第Ⅰ種の過誤＝αエラー＝あわて者（統計学的に有意な差があるとする過誤）、第Ⅱ種の過誤＝βエラー＝ぼんやり（統計学的に有意な差がないとする過誤）という説明がされている。

も受けやすい問題だからである。コロンビア大学大学院経営学科の経済学・会計学教授フランク・R・リヒテンベルクはいう。「ある薬の副作用で一〇人が死んだとして、一方、その薬が一〇〇〇人の命を救ったとする。副作用による一〇人の死亡は目立つので、遺族が訴訟を起こすかもしれない。しかし一方、薬で救われたかもしれない一〇〇〇人のことはほとんど話題にならない。だから、FDAは過度に慎重なのでしょう」。かの元FDA長官アレクサンダー・M・シュミット博士は一九七四年の全米記者クラブで次のようなスピーチを行った。

FDAの歴史の中で、連邦議会の委員会がFDAの新薬承認の失敗について調査したという例は、これまで一つもなかった。しかし今日、われわれの新薬承認を批判する聴聞会が数えきれないほど頻繁に開かれるようになった。このことがFDA職員に伝える意味は明白である。論争の結果、新薬が承認された場合、後でFDAや審査官個人が調査される可能性がある。論争の結果、新薬として承認しないことになれば、後であれこれわずらわしく詮索されることもないのである。

これは規制当局には当然の考えだろう。リヒテンベルク教授の挙げた例にならっていえば、ある薬で一〇人の患者が死んだというのは明確にしうることがあるが、その薬が一〇〇〇人の命を救ったことは確認のしようがないのである。それに、おおかたは安全性を重視しておいたほうが間違いがない。このため、FDAは新薬候補の安全性が確実になってから、すでに市販されている安全性の証明された治療法との比較試験をするという開発手順を踏ませるのである。そこまで用心深くしてもなお、毎年、FDAは医薬品、医療機器、健康食品について何十件もの警告を出さなければならないのだ（ある製造工場で作った特定のバルクの医薬品を臨時に回収するといったことはもっと頻繁に起きているが、それとは別の問題である）。『米国医師会雑誌（JAMA）』によれば、FDAの承認を得た薬によって毎年一〇万人を超える米国人が死亡し、一五〇〇万人が入院している、とのことである[6]。

なぜ問題のある薬が承認されてしまうのだろう？　どんな薬にも強かれ弱かれ、副作用がある。薬の市販前に、その薬のあらゆる潜在的な問題を根こそぎにすることは不可能なはずだ。多くの場合、FDAへの承認申請のために行われる臨床試験では被験者の数はせいぜい数千人である。ある重大な副作用がほんの一〇〇〇人に一人に起きたとしても、いや、それが一〇〇〇人に一五人であったとしても、発生率はさほど大きくないので、臨床試験では副作用が発見

6―この数字は、トロント大学のジェイソン・ラザロウらの試算と思われる（Lazarou J, et al: *JAMA* 279:1200-1205, 1998）。しかしながらこの試算は「過大評価」だという見解もある（Kvasz M, et al: *MedGenMed* 2(2):E3, 2000など）。

できないことも多い。あるいは患者がまったく別の病気の治療のために別の薬を処方されていた場合に、新薬がその薬と一緒に使われたときにのみ、副作用を起こすものであれば、そうした副作用は新薬の臨床試験の段階では見つからない。新薬が出るたびに、何千もの既存の処方薬との飲み合わせをチェックできる製薬会社など存在しないのだ。大衆薬や生薬との飲み合わせのチェックなど、望むべくもない。[7] こうした有害事象と呼ばれる現象は、新薬の市販が開始され、人々が新薬を使ってしばらくしてから、ようやく発見できるのである。米国中の二億五〇〇〇万の人々が年間二〇〇〇億ドル相当の処方薬や医療機器、大衆薬、サプリメントを使っているにしては、第I種の過誤の数は少ないといえる。

第II種の過誤とて、さほど数は多いとはいえないだろう。FDAは、第III相試験を終えて申請された医薬品の七五%を承認しており、審査にかかる時間も一九九〇年代初頭の半分以上短くなったという。では、実際にはいったい何人の患者が優れた薬による治療の機会を奪われたのだろうか?

FDA職員にしてみれば、仕事をしてもしなくても非難されるわけだ。「薬に問題があることがわかって回収した場合はもちろん、添付文書を改訂しただけでも、それがニュースになり、FDAがその薬を承認したことが非難される。薬がニュースで大きく扱われれば、なぜもっと早く承認しなかったと非難される。まさに踏んだり蹴ったりだ。両サイドから批判されるんだから、ＦＤＡはおそらく正しいことをしているんだろう」。この言葉は、一九七〇年代後半、ジミー・カーター政権下でＦＤＡ長官を務めたカリフォルニア大学の薬学者で、控えめな人物のジェレ・ゴーヤンが最近語ったものである。この言葉はあたかもスローガンのようになっており、ＦＤＡのスタッフはしばしばこの言葉を口にするようになっている。

このように米国食品医薬品局（ＦＤＡ）職員は両サイドから非難されるのだが、そのおかげでどんなことになってしまっているかといえば、アンティジェニクス社は承認を得るためのペーパーワークの量が増えたし、ＦＤＡ職員たちはホリデイ・インで被害者の親たちの話を聞いて、抗うつ薬に関する試験を分析しなくてはならなくなったし、抗がん剤のエルビタックスは承認申請を却下されることになったわけである。こうした仕事をするＦＤＡの職員の多くは医師や理学博士であり、直接患者と向き合うのは苦手で、むしろ試験管を振ったりコンピュータ

7―薬の「飲み合わせ」による作用は「薬物相互作用」といって、これを臨床試験中に確認するためのガイダンスは一九九七年に欧米で出され、二〇〇一年には日本でも出され、その後欧米では改訂案のドラフトが出され、日本では研究者らが改訂の必要性を訴えている。こうしたガイダンスはある程度知られている作用について臨床試験中に調べるというものだが、当然ながら、未知な、またはまだ十分に知られていない相互作用については臨床試験中に計画的に確認することはできない。

で作業をするほうが得意な人たちである。職員にはフィル・ノグチのように、大学院や公衆衛生局（ＰＨＳ）から直接ＦＤＡに入局する人もいれば、大学の教職や政府の他の機関（主に米国国立衛生研究所（ＮＩＨ））を経てＦＤＡに入局する人もいる。彼らは製薬会社に転職すれば、給料は難なく二倍になり、社会からの圧力もなく、優雅な生活を楽しむことができる。実際にそうする人も多い。前ＦＤＡ長官のレスター・クロフォードによれば、ＦＤＡにおける労働移動率は、年間八％ほどである。これは政府説明責任局（ＧＡＯ。以前は会計検査院と称していた）が二〇〇二年に公表したデータによれば、連邦政府全体の労働移動率よりも高い。

しかしそれでもＦＤＡ職員の団結は驚くほど固い。ＦＤＡの職員は現役の職員も退職者も、特に気負うことなく、「使命」「国民の健康を守る」といった言葉をよく使い、いつも基本的な食品医薬品法規集をもち歩いている。ＦＤＡに二〇年以上勤める者は非常に少ないのだが、そうした長期在籍者たちがＦＤＡを辞める理由は単にその時点での政府の早期退職促進プログラムに乗ったほうが有利だからにすぎない。

ジェラルド・Ｆ・メイヤーもその一人である。メイヤーは一九七二年から一九九四年までの二二年間、ＦＤＡに勤務し、その前の一四年間も政府で仕事をしていた。彼のＦＤＡでのキャリアは連邦議会のロビイング事務所に始まり、管理運営部門に移り、その後、医薬品評価研究センター（ＣＤＥＲ）の副部長になり、短期間ではあるが部長代理にもなった。ＦＤＡを退職後は法律事務所や製薬会社の非常勤コンサルタントを務めている。彼はゆっくりと歩き、髪は白く、眉はダーク・グレイで、低いハスキー・ボイスで話す人物である。メイヤーは感傷的な人ではないようで、大学で化学から経営学に専攻を変えたのは「科学は好きだったけど、あまり才能はなかったんだ」と淡々と話してくれた。なるほど、トミー・トンプソン保健福祉大臣のことを「あいつの存在はジョークだ」といったり、改革派で論争を巻き起こすことで有名だった、一九九〇年代の大半をFDA長官を務めたデビッド・ケスラー博士を「あいつは僕の在任期間中で最悪の長官だ」とこきおろしたりする様子にはまるで愛想がない。

メイヤーは、何を考えながらFDAで働いていたのだろう？　「私はFDAが大好きです。FDAは正義の味方なのです。FDAがやっているのは、世の中を生活しやすくすることなのです」

ジェイ・シーゲル博士もFDAに長く勤めた人だ。シーゲルの退職前の仕事は、生物製剤評価研究センター（CBER）の治療法研究評価部門の部門長である。つまり、例のアンティジェニクス社のオンコファージ・ワクチンを審査した部門のトップだった人だ。彼はFDAに二〇年間勤務し、アンティジェニクス社に衝撃を与えたFDAの組織再編や政府の早期退職促進プログラムのためもあって、二〇〇二年にFDAを退職した（この組織再編については第一一章、第一二章〔下巻〕を参照）。

シーゲル博士は現在、フィラデルフィア市郊外にあるジョンソン・エンド・ジョンソン社の子会社のセントコア社という会社で、関節炎やクローン病という腸炎などの治療薬の研究開発のトップを務めている。「給料とボーナスの合計金額はＦＤＡにいたときの五倍になった」と彼はいう。「それまでだって、辞める気になればいつだってＦＤＡを辞めることはできた。だけど私は国民の健康を守るために、ＦＤＡに残ったんだ」

米国食品医薬品局（ＦＤＡ）の職員を含め多くの人々は、ＦＤＡの設立は一九〇六年の食品医薬品法の成立によるものと考えている。一九七一年から一九七五年までＦＤＡの主任顧問弁護士を務め、個人的にＦＤＡの歴史を調べているピーター・バートン・ハットは、ＦＤＡの起源は米国農業省が食品分析用の検査室を設置した一八六二年に遡るとしている。また、ＦＤＡが今日のような形になったのは、一九三八年と一九六二年の法改正によるものだという議論もある。今や二一世紀となり、ＦＤＡはこれまで以上に急速な変化に直面しなければならなくなった。

ＦＤＡは、アンティジェニクス社のような新しいタイプの製薬会社が使う研究方法に適応すべく、医薬品の審査の方法や製薬会社に要求する試験検査や証拠の種類を常に改訂し続けている。しかしこれはほとんどイタチごっこだ。バイオテクノロジー会社は、自分たちが独自に開発したゲノム科学を応用した特殊な製品は患者一人ひとりにカスタマイズされているので副作用が少ないはずなのに、ＦＤＡのルールではまったく評価できないと不満をいう。さらに悪いことには、ＦＤＡは最近行った、シーゲル博士率いる部門の組織再編で墓穴を掘ってしまい、ＦＤＡ独自に科学研究を行うという伝統が失われてしまったのだ。

ＦＤＡはこれまで安全性と有効性の確保を任務としてきたが、その管轄を大きく広げる方向で自らの任務を再定義しつつある。薬の有効性とは、単に糖尿病の治療薬が患者のインシュリン産生を促すことを指すのだろうか？　あるいは、ＦＤＡは患者が薬を使わなくても食生活や運動習慣を改善することによって糖尿病をコントロールできるよう、促すべきなのだろうか？薬が高くて買えない人がいれば、薬に効果があるといっても何の役にも立たないのではないか？　ＦＤＡはこうした問題に取り組み始めており、これまではずっと薬の値段についての問題には関わらないようにしてきたのだが、いずれ国民の怒りにより、否応なくこの問題に取り組まざるを得なくなるだろう。しかも、食生活や薬の価格統制などの問題がＦＤＡの任務に加わってきている以上、食品業界や製薬業界の両方の怒りに満ちた反対意見に立ち向かわなければならないのである。

ＦＤＡは、これからますます、しばしばお互いに相反する二種類の消費者活動に対応しなければならなくなっていく。すなわち、新薬が出るたびにひどい副作用が出たと訴訟を起こす人たち、関節炎やアルツハイマー病などに対する特効薬をすぐに欲しいという人たち、この両方に向き合わなければならないのである。この両側からの圧力は、一九六〇年代に政治的な反対運動の方法論を学んだベビー・ブーマー世代が今や処方薬の主要な購買層となっているため、ますます強くなっていくことだろう。

ＦＤＡには、対テロ戦争の前線に立つというこれまでまったく経験のない新しい役割も与えられた。これは単に一日二万五〇〇〇件も輸入されるヒト用・動物用の食品を監視したり、製薬会社に対生物兵器用に新たにワクチンを開発するよう促したりといった仕事が増えることにとどまらない。国民的議論がなんら行われないままに、ＦＤＡには対テロ戦争で大きな役割を与えられたため、それまでなら与えられた職務に忠実であれば済んでいたものが、今では問題が起きる前にそれを発見しなければならなくなったのである。

ＦＤＡは設立されて以来初めて、単に薬の安全性と有効性を評価するだけでなく、その薬の倫理性について検討しなければならなくなってきた。不断に発展し続ける科学のおかげで、私たちはすでに筋肉を増強させる薬やしわを取り除く薬を手に入れている。近い将来、学習能力適性テストの得点を上げる薬や嫌な記憶を除去する薬、性格を劇的に変化させる薬ができるかもしれない。いつかは間違いなく、ヒトの胚をクローニングして奇跡の幹細胞を作り、治療に使うことも可能になるだろう。それだけなら、すでに韓国の科学者が成し遂げている。[8] しかし、そうした研究は推進するべきなのだろうか？　ＦＤＡは自分たちの役割は単に薬が安全で効くものなのかどうかを判断するだけなのだと主張するかもしれないが、政治家や宗教活動家は社会政治的な問題に対して、自らの判断をはっきりと訴えかけてくる。

ＦＤＡの役割は、試験した薬のデータを整理しておくだけでは、もはや済まされなくなってきている。医師、患者、政治家たちの怒りは、ＦＤＡにもっとたくさんのデータを公表するよう求めている。市販前の臨床試験では一〇〇〇人に一人しか起こらない副作用を見つけることができないので、ＦＤＡも薬の市販後に行われる臨床試験の結果を知りたがっている。しかし、製薬会社の企業秘密を侵すことなく、市販後のデータを科学的に正しい方法で収集・分析するには、ＦＤＡはどんな方法を使えばいいのだろうか？

社会と科学が発展するにつれ、ＦＤＡの職務領域は増大していく。遺伝子改変動植物、生薬、ダイエット用サプリメント、タバコ、狂牛病、医薬品の適応外処方、薬のテレビ広告などの問題を考えてみればわかるように、予期しない副作用が起きたり、人々が製品を従来と違った方法で使ったり、製造会社が新しいバージョンの製品を開発したり、国民の意見が変化したりす

8―これは後に科学的不正であることが判明した黄禹錫・ソウル大学教授（当時）のヒトクローン胚からの胚性幹細胞（ＥＳ細胞）樹立研究のことであろう。

るたびに、ＦＤＡには新たな職務が課されていく。また、科学者の研究室からは常に、クローン動物由来の食品といった新しい問題が喚起される。こういったことのすべてが、消費者の希望や恐れを呼び起こし、政治論争の種になる。

一言でいえば、ＦＤＡの役割はどんどん科学以外の要素が強くなり、公共政策に傾いていっている。ＦＤＡがこの広がりゆく任務を正しく遂行するためには、一〇〇年の歴史によって培われた科学と規制に関する経験や公益を重んじる心の強いスタッフがいるだけでは不十分である。業界、消費者、政治家たちからの圧力をはねつけたり、屈したり、といった歴史も参考にする必要がある。ＦＤＡは曲芸のようなナイス・ジョブの連発を期待されている。しかしそれよりも何よりもＦＤＡはまず、超然とした態度をやめ、争いごとの中に飛び込んでいくことが必要なのである。

第三章 最初の一〇〇年

　足下に蓋のない液体貯蔵タンクのある水蒸気の充満する部屋で働く労働者は、貯蔵タンクの中に落ちてしまう危険がある。そして助け出されたときには見るも無残な姿となっている。ときには、何日も救い出されることなしに、ダーラムのピュアリーフラードのように、骨だけを残してこの世から消え去ってしまうこともある。

　これはアプトン・シンクレアが一九〇六年に書いた『ジャングル』[1]という小説の中の一節だが、この小説がきっかけになって、米国食品医薬品局（ＦＤＡ）が誕生した。
　それ以来、ＦＤＡは公衆衛生上の危機、政府の方針の変更、予算削減、科学的な発見、官僚機構の改革、消費者の怒りといった波に翻弄され続けてきた。

1――11頁訳注3参照。

アメリカでは、食品や医薬品は他のさまざまな製品と同じく家庭用の自家製品として始まり、次第に工業製品となっていった。植民地時代には、女性は母親から受け継いだ処方に従ってハーブを集めて薬を作り、地域社会の中でそれを分け合った。彼女たちは病気が自分の手に余るときだけ、薬屋に行った。そこにいるどんな病気でも治してくれる専門家、つまり治療師が、薬草や動物の身体の一部など何百種類もの材料から選んで、膏薬や妙薬や薬用キャンデーを調合したり、骨を整復したり、歯を抜いたり、ロウソクやタバコを売ったりしていた。しかし、一八〇〇年代の初めごろまでには、治療師は薬剤師という新しい職種から薬を買って使うようになっていた。薬剤師は専門の化学薬品会社に精密化学製品を注文し、それを混ぜ合わせて薬として治療師に提供したのだ。その後何十年かすると、薬剤師が調合する時代は終わり、製薬会社が化学物質を合成して医薬品を作り、販売するようになった。これらが今日の巨大製薬会社の前身である。

薬の材料が身近なものからかけ離れていくにつれ、消費者は自分たちの使っている薬が何を治療するためのものなのかを理解しにくくなっていった。そのため、多少はなんらかの治療基準を作ろうとする試みがなされた。植民地の治療師の中にはセルフ・メディケーション用のマニュアルを出版した人もいた。ポール・スター著のピューリッツァー賞受賞作『アメリカ医療の社会的変容』によると、そうしたマニュアルには薬の使い方だけでなく、食事療法や瀉血についての説明も書かれていたということである。一八二〇年には、一一人の医師により米国薬局方が初めて作られた。この米国薬局方にはさまざまな病気に対するお勧めの治療薬がリストアップされ、そうした治療薬の作り方のガイドラインも載っていた(米国薬局方を作った組織は現在もＦＤＡ本部から少し離れたところにオフィスを構えており、医薬品の成分を分析したり、純度試験について助言したりしている)[2]。しかし、市販される医薬品に含まれるべき成分やそれと同じくらい重要な添付文書の記載について連邦法による規制はなかった。

鵜の目鷹の目の山師たちが医薬品の規制の甘さを見逃すはずもなかった。〝秘密の処方〟を、しゃれたボトルに詰め込んで、いかに効くかをうたったラベルをペタンと貼って、当時花盛りとなってきた新聞で広告をうてば、それだけでもう大儲けだったのだ。一八四九年には六〇〇種類ほどの〝売薬〟が売られていた。一八〇〇年代後半には、「キカプー族のサグワ」、「ウィーラーの元気薬」、「ミセス・ウィンズロウの鎮静薬」、「リディア・ピンカムの野菜ぐすり」など、何にでも効くのをうたい文句にした薬が売られていた(当時も現在と同じく、糖尿病やがんが薬の大きな市場だった)。こうした薬には、植民地時代の母親たちや医師たちが使ってい

2―薬局方とは各国に存在する医薬品の規格書で、日本にもある。日本では薬事法にもとづき厚生労働大臣が作成するが、米国では、民間組織が作成してＦＤＡが承認する形をとっている。

た鉱物や薬草と同じ成分が含まれていたようだ。またかなりの量のアヘン、モルフィネ、ヘロイン、コカイン、アルコールなども含まれていたらしい。本当はどうだったのかはもうわからない。もしかしたら、この当時の〝薬〟は色のついた水と大差なかったのかもしれない。一八七四年から一八七五年にかけて書かれた『トム・ソーヤーの冒険』では、トムの叔母のポリーは「ペイン・キラー」という薬が大好きで、この薬は飼い猫に対する効き目からすると、いくぶん精神への刺激作用があったようだ。こうした何でもありの時代には、薬の成分、試験、ラベル表示などについて何の規制もなく、医師も患者も、それがたとえ合法的な薬であっても、その成分が正しいかどうかは、はっきりとはわからなかったのである。

食品は薬よりももっと安全ではなかった。薬と同様、アメリカ人にとって、食品は自分で作って食べるものではなく、営利企業が大量生産して供給する商品となっていった。そして、農村から都市へ移住する人が増えるにしたがって、食品を腐らせないように長距離を運搬せねばならなくなったのだった。科学の進歩のおかげで、食品の生産者は食品にさまざまな化学物質や防腐剤を添加できるようになり、それによって、食品を新鮮なまま長距離運んで都会まで届けることも可能になった。また、こうした添加物は、においや見た目の悪さをごまかしたり、穀物やパンのように重さで値段が決まるものの分量を水増ししたりするために不公正に使われることもあった。フィリップ・J・ヒルツは、FDAの歴史を描いた『アメリカの健康を守る

――『FDAの職務と一〇〇年間の規制の歴史』という著作の中で、実験室で作った安価なブドウ糖を食品に転用するなど、多くの不正行為について書いている。ブドウ糖に茶色く色を着け、死んだハチを混ぜれば、はい、ハチミツ一丁出来上がり、というわけだ。これに干草ぐず、りんごの皮を溶かしたものを混ぜれば――ほら！　いちごジャムである。

この時代、患者が〝薬もどき〟を飲まされ、病状が少しも好転しなくても、なぜ騒動にならなかったのだろう？　それは一つには合法的に作られた薬も〝薬もどき〟と効き目の点ではさして違いはなく、効かなかったとしても誰も驚かなかったからかもしれない。もう一つには、一八〇〇年代半ばごろには、まだ消費者の権利、すなわち人々が自分の体の中に取り入れるものについて知る権利や節操のない商売から保護される権利があるとする考え方がなかったためかもしれない。〝売薬〟の時代に入っても、米国人の半数は、人間は本質的に奴隷として売買されない権利をもつとは考えていなかった。まだ労働組合の数は少なく、政府には消費者保護を担当する部局がなかった。当時は工業化時代が始まったばかりだった。米国では、まだ地域社会を越えて行われる取り引きのルールは明確ではなかった。

しかし当時でも、食品や医薬品の純正さを規制する法律は皆無ではなかった。FDAの公式ウェブサイトに書かれているように、この時代よりもさらに六〇〇年以上も前の一二〇二年、イングランドのジョン王はパンにピーナッツや豆などを混ぜることを禁じるパン価格統制令を発した。また、多くの州や自治体では、食品の重さや大きさの基準を決め、パンなどの特定の食品についての査察の権限を定めた法律をもっていた。

食品や医薬品の品質を規制しろという声が最初に米国内で巻き起こったのは、愛国心からであった。一八四六年から一八四八年にかけてのメキシコ戦争の結果、米国の領土にカリフォルニア、アリゾナ、コロラド、ネバダ、ユタ、ワイオミングの各州が加わったのだが、この戦争中には米国軍に対し、不純物の混入した薬、薄められた薬など、質の劣悪な医薬品が与えられていた。よく知られていることだが、この戦争中の死亡の八七％は銃弾によるものではなく、コレラ、赤痢、黄熱病などの病気のせいだったのである。むろん、だからといって、こうした病気の患者が死んだすべての原因が劣悪な薬のせいだったというわけではない。しかしこの事実は全米を揺るがせ、医師や薬剤師は政府に国民を守るための何らかの措置をとるよう求めたのだった。そして一八四八年には米国議会は「医薬品輸入法」を成立させ、医薬品を輸入する際に、水揚げする港にて品質と純度を検査することを義務づけた。しかし、この法律には品質や純度に関する基準がなく、実質的には無力だった。また、輸入医薬品を検査する税関の担当官も、検査についてのトレーニングを受けていない、金次第でどうとでも転ぶ政治屋にすぎなかった。そしてまだ、米国には国内で製造する薬を規制する法律もなかった。

その後五八年ほどの間に、米国の国中の新聞が〝売薬〟の宣伝でいっぱいになり、食品や医薬品の質を保護するための法案が一〇〇個以上提出されたものの、一つも成立しなかった。一方、英国では一八六〇年に食品法が施行され、一八七五年には食品と医薬品の販売についての法律が施行されたが、これは特に、食品に毒性のある化合物や危険な成分を入れることを禁じるもので、医官に製品を検査する権限をもたせるものであった。米国では連邦レベルでの法規制はできなかったものの、一八七四年から一八九五年にかけて二三の州で食品に対する混入物を規制する法律ができた。

このころ、一般市民の権利意識の拡大により、社会的な大変動が米国を席巻した。鉄道や巨大石油会社の力を抑えるため、一八八七年には州際通商法が、一八九〇年にはシャーマン反トラスト法が改革法として初めて制定された。労働者たちは次第に自らの政治力を認識するようになり、一八七〇年代には全国農民共済組合が組織され、一八八六年には米国労働総同盟（AFL）が結成された（その政治力はたいしたものではなかったが、その後の八年間に、一八八六年のヘイマーケット暴動、一八九二年のホームステッド・ストライキ、一八九四年のプルマン・ストライキなどが起き、何十人もの活動家や労働者が殺された）。労働時間の短縮、累進課税、児童労働の禁止などを求めて、大衆運動や革新運動が急激に盛り上がったのだった。ウィリアム・ジェニングス・ブライアンは、一八九六年、一九〇〇年、一九〇八年と三回にわたり、自らを一般市民を代表する者であるとうたって大統領選挙に出馬した。最初の挑戦では金本位制に反対し、「人類を金の十字架に磔にしてはならない」と熱弁をふるった。エリザベス・キャディ・スタントンは一八六九年に全米女性参政権連合を始めた人物で、スーザン・B・アンソニーと同盟し、ともに女性参政権の獲得を訴えた。こうした社会改革の風潮の中、悪名高き『週刊コリアーズ』誌や『女性の家庭』誌などのイエロー・ジャーナリズムが、〝売薬〟に関する曝露記事を出した。

食品や医薬品の安全性を管理する包括的な法律がない時代にも、大統領令により何らかの対策をとることは可能だった。一八六二年にはエイブラハム・リンカーン大統領が新たに米国農務省（USDA）を設置し、その化学部門の長としてチャールズ・M・ウエザリルという化学者を指名した。就任直後、ウエザリルはワインの製造過程でアルコール濃度を高めるためグレープ・ジュースに砂糖を混入した場合、それを〝不純物〟とみなすことに着手した（ワインの製造過程では砂糖を混ぜてはいけないと決めたのだ）。その後、ウエザリルの部門は拡大されて化学局になり、一八八八年にはパデュー大学の化学者ハーベイ・W・ワイリー教授が局長に就任した。ワイリーは後に、今日のFDAの創始者と呼ばれるようになる。

フィリップ・ヒルツによれば、ワイリー教授はインディアナ州の農家出身で細身で背が高い人物で、古風な徒弟制度と近代的な大学教育のはざまで医学を学んだということである。南北戦争では北軍に従軍し、インディアナ医学校で医学博士号、ハーバード大学で理学士号を取った。その後、ドイツの世界的に著名な化学者のもとで学んだ。そして故郷に戻り、新設されたパデュー大学の理学部長となり、またインディアナ州の化学総監となった。

その後、ワシントンに移り、ワイリー博士は国中にあふれる〝売薬〟やいかがわしい食料の調査を始めた。よく使われている防腐剤の安全性を確認するため、健康な青年たちを集めて〝毒物調査チーム〟を結成し、そのメンバーにさまざまな食品を食べさせ、添加物の量をちょっとずつ増やすとどうなるかを観察した。そうした実験の結果、消化不良、胃の痛み、便通異常、頭痛などが起き、ワイリー博士はとても驚いた、とヒルツは著作で述べている。その後二〇年間というもの、ワイリー博士は食品や医薬品の安全性の追求にのめりこんだ。各地を講演して歩き、連邦議会に報告書を提出し、会合を組織し、たくさんの製品を調査し、食品医薬品を規制する法律の必要性を世間に訴えかけたのだった。しかし、そうした活動はなかなか実を結ばなかった。規制の必要性が注目されたのは、わずかにワクチンなどの生物製剤、つまり有機体由来の医薬品だけだった。当時はまともな薬といえば、こうした部類の医薬品のことだったのだ。ジフテリア抗毒素や天然痘ワクチンが汚染されたせいで一四人の子どもが死亡するという事件が起きたため、一九〇二年、生物製剤管理法が連邦議会を通過した。これは医薬品の安全性と純度を確保するため、製造者に認可を取得することを義務づけるものであり、この体制は後のＦＤＡのモデルとなった。しかし、食品や生物製剤以外の医薬品の規制については、卸売業者、精肉業者、ウイスキー製造業者、売薬調合業者、小売りの食品業者など、業界からの猛烈な反対にあった。この状態が、一九〇六年、アプトン・シンクレアが小説『ジャングル』を発表するまで続く。

歴史家たちは、シンクレアはこの小説で食品や医薬品を規制する強力な法律の必要性を世間に訴えかけようとしたのではないという。彼にはもっと大きな目的があったのだ。つまり、彼はこの小説を通じて社会主義を広めようとしていたのである。この小説は、基本的にはリトアニア移民のジャーギス・ラドカスとその家族を描いたメロドラマなのだが、読者の関心は食品に向いてしまった。というのも、この小説の主な舞台がシカゴ市の食肉処理場であり、牛や豚が解体・加工される場面や、労働者が怪我をしたり、政府の査察官がごまかされたりする様子が衝撃的に描かれていたからだ（中でも本章の冒頭に示したダーラムのピュアリーフラードのタンクに男が落ちる場面は、特に有名である）。この小説を読んだ大衆の怒りは爆発し、一九〇六年、連邦議会はとうとう、種々の婦人会やセオドア・ルーズベルト大統領からの強い支持を得て、食品医薬品法〔ワイリー法〕を成立させた。この法律は、食品と医薬品の安全性についての初めての包括的な連邦法であり、また、農務省に食肉に対する強力な査察権限を与えるものだった。

一九〇六年に食品医薬品法が成立したことが、公式には米国食品医薬品局（ＦＤＡ）の始まりとされ、また、連邦政府が食品と医薬品を広範囲に規制するという原則を確立したものだとされているが、実際にはこの法律だけではさほど広範な規制の根拠とはならなかった。確かに今日まで食品医薬品法しかなかったとしたら、ＦＤＡが任務を果たすにはロックビル市に二部屋もあれば十分であり、われわれはいまだに安全な薬や食品を手に入れていなかったことだろう。

食品医薬品法には非常に大胆な政策が含まれていた。すなわち、不純物を混入したり、不正表示をした食品・医薬品を製造し、州境を越えて運搬するのを違法としたのである。しかし細かい規定は設けなかった。最も重要なことは、この法律は何をラベルに表示するかを規制するものであり、ボトルの中身自体を規制するものではなかったことである。政府当局には、容器の中身を調査する権限は与えられず、当然のことながら成分を試験することも許されず、製品が国民の健康を害するものでないことを確認できなかったのである。

製造者が中身について表示する場合は虚偽を記載してはならないわけだが、むろん、中身についてい何も表示しないでもよかったのである。〝売薬〟の成分を表示する義務もなかった。〝売薬〟以外の医薬品では、その製品にマリファナ、アルコール、アヘン、コカイン、モルヒネ、数種類の毒物など、法に規定された成分が含まれているかどうかだけを表示すればよかったのである。したがって、こうした特定の成分以外であれば、たとえ毒物をその製品に含む場合であっても製造者にはそれを表示する義務はなく、表示されなければ、米国政府には国民がそれを摂取するのを止める方法がなかった。内容物の重さや容量すら、明示する必要がなかった。広告や宣伝も食品医薬品法の適用範囲外だった。一方、食品のほうは医薬品よりも、多少規制が多かった。食品の主要な成分を表示しなければならず、また、食品は「不潔・腐敗・粗悪」であってはならなかった。さらに、食品加工業者は違法行為を隠そうとしてはならないとも規定していた。

もう一つの大きな問題は、当局が権限を行使するには、裁判所に持ち込んで無理やり処分するという方法しかなかったことである。当局は、何者かが法令に違反していると考えたときに、その者を調査したり中止させたりする権限がなかった。容疑者を法廷にひっぱり出すのも立証責任も政府の役目であり、手続きに時間がかかって仕方がなかったのだ。このため、危険な製品が最終的に販売中止されるまで、何年間も販売され続けていたのである。

それどころではない。一九一二年、連邦最高裁判所は「ジョンソン先生のやさしいがんコンビネーション療法」といったようなものについての事件に対し、食品医薬品法では製造業者に対し製品の治癒力や効果について虚偽の主張を禁止できないと判決したのだった。これはすなわち、ボトルに水を入れ、水しか入っていないことを正確に表示さえすれば、〝法的には〟その水でがんが治るとうたっても違法ではないということを意味する。これを受けて、連邦議会はすぐに食品医薬品法シャーリー修正法を作って問題の解決を図ったが、製造業者が消費者をだまそうという悪意をもって偽りの表示をしていることを政府の側が証明しなければならなくなってしまい、かえってややこしいことになってしまった。法廷で製造業者の悪意を証明することは、まず不可能である。

こうした抜け穴だらけの法律を執行する仕事は、ワイリー博士が局長を務める農務省化学局の担当だった。そして最終的には、化学局は再編され「食品医薬品局」に改称されたのである。しかし、ワイリー博士が一九三〇年に亡くなるころには、彼のライフワークは骨と皮だけに衰えてしまったのだった。

いったん骨と皮に衰えてしまったものに筋肉がつくには、なおも政治的な大変動、科学の大きな進歩、公衆衛生上の危機が必要だった。一九三三年ごろの米国には、あらゆる種類の製品が満ちあふれており、一九〇六年に食品医薬品法ができた時点では想像できなかったような種類の化粧品や殺虫剤が出回ったため、法律ではこうした製品を規制できなかった。また、神秘的な奇跡の薬やインチキ食品も横行していた。フランクリン・D・ルーズベルトが政府主導の改革を訴えて一九三二年の大統領選で勝利し、ウォルター・G・キャンベルがワイリー博士の後任としてＦＤＡ長官に就任した。彼は今こそ規制の大改革のチャンスだと思った。フランクリン・D・ルーズベルト大統領は、過去にセオドア・R・ルーズベルト大統領時代に上程された法律の改正案をそのまま議会に提出したが、このとき、製薬業界は前回と同様、これに激烈に反対したのだった。当初の法案は米連邦議会によりなし崩しにされ、帆船のデッキに吊り上げられた魚のようにヒクヒクとのた打ち回り、四年間もの間、棚ざらしにされたのだった。

一九三七年のこと、テネシー州ブリストル市にあるマッセンギル社は、抗菌剤のスルファニルアミドの性状を飲みやすい液体にして販売することにした。そこで、同社はジエチレングリコールを溶媒として、スルファニルアミドにラズベリー味を加え、「スルファニルアミド・エリキシール」と名づけ、同年九月に新薬として販売を開始した。販売開始後数週間で患者が死亡し、最終的には一〇七名が本剤の副作用で死亡したのだった。そしてその犠牲者の多くは子どもだった。これは溶媒で使ったジエチレングリコールが毒性をもっていたため起きた事件だった。

しかしこれは、当時としてはまったく法律違反ではなかった。この時点では、まだ薬には販売に先立ってヒトや動物で試験をしなければならないという規制がなかったのである。ラベルに問題があれば取り締まることもできただろうが、「スルファニルアミド・エリキシール」のラベルには取り締まり対象とできるような記載がなかったのだ。

新聞の見出しが衝撃的だったせいで、政治家たちはようやく一九三八年食品医薬品法を成立させようという気になった。一九三八年食品医薬品法は非常に強力な法律であり、今日のFDAの枠組みを打ち立てるものだった。本法の中でも最も重要な規定は、医薬品製造業者に製品の市販開始に先立って、その医薬品が安全であることの科学的な証明を行わなければならないとしたことである。これは、「スルファニルアミド・エリキシール」の悲劇を二度と繰り返さないためだった。一九三八年食品医薬品法では、食品医薬品法シャーリー修正法に存在した、製造業者を取り締まるためには、製造業者が虚偽の意図をもつことを政府が証明しなければならない、という要件は削除され、当局に医薬品製造工場に対する査察の権限を与え、化粧品と医療機器もFDAの管轄下に入ることになった。

一九三八年食品医薬品法には多少の不備はあったものの、その後の一五年間はあまり大きな変化はなかった（FDAの最大の転機は一九四〇年にFDAの所属が米国農務省から後の米国保健福祉省（HHS）に相当する官庁へと再編されたことである）。しかし、一九五〇年代の半ばごろには、またしても食品医薬品法は時代遅れになってしまっていた。第二次世界大戦からペニシリンが大量に使われるようになり、医薬品開発は飛躍的な発展を遂げ、サルファ剤、抗生物質、ステロイドなどの〝奇跡の薬〟が登場した。また、都市化が進み、食品が長距離運ばれる機会もどんどん増えていった。しかしそれでも大変革が起きるには、なおも激しい政治的な大騒動や保健衛生上の危機が必要だった。この大変革のきっかけは、頑迷固陋なポピュリスト、エスティス・キーフォーバー上院議員と、サリドマイドという名前の薬だった。

一九五〇年代後半、テネシー州選出の民主党上院議員のキーフォーバーは、アライグマの毛皮の帽子をかぶり、自分がテネシー州の人間であることを誇示するような人物だったが、新たな改革運動のネタを探していた。キーフォーバーは当時、すでに組織犯罪、自動車業界、鉄鋼業界などについて、聴聞会を開いて有名になっていた。また、マッカーシズム批判の先頭に立ち、市民権を主張する、南部人としては稀な人物でもあった。一九五六年には副大統領にもノミネートされたが、当選しなかった。こうした中、彼が委員長を務める反トラスト反独占小委員会のスタッフのアイリーン・ティル博士は、あることを思いついたのだった。数年前、彼女の夫が抗生剤を買ったとき、値段があまりに高いので驚いたことがあった。それればかりか、主治医が代わりになる薬として教えてくれた抗生物質もみな、似た値段がついていたのだった。そこで処方薬の値段について調査してみる必要があるのではないか、と彼女は思ったのである。

キーフォーバーは、一九五九年一二月から一九六〇年一〇月にかけて断続的に開催された小委員会の聴聞会に大手製薬会社の幹部を喚問し、国民や記者が見守る中、激しく尋問した。なぜ、一錠あたりの製造コストが一・六セントしかかからない薬を一七・九セントで売るのか、と。新聞に「製薬会社の儲けは一一一八パーセントもあり、七〇七九パーセントに達することもある」といった見出しが躍り、製薬会社はＰＲ合戦に負けてしまった。

聴聞会では薬の宣伝などの問題も徹底的に追究され、キーフォーバーはFDA改革のさまざまなアイデアを得た。そうしたFDA改革案の中に、〝医薬品が市販許可を受けるには、FDAはその薬の安全性だけでなく、実際にその薬が効くのかどうかを評価すべきである〟というものがあった。当然ながら製薬業界はこれに反対した。米国民の間での製薬業界のイメージはさんざんなものだったが、業界はまだ政界に対して強い影響力をもっていた。当時のFDA長官はジョージ・P・ラリックであり、さほど政治力をもっておらず、また、ジョン・F・ケネディ大統領もキーフォーバーを支持しようとはしなかった（一九五六年の民主党副大統領候補指名争いではキーフォーバーとケネディはライバル関係だったし、一九六〇年の大統領選ではキーフォーバーは有力候補だと目されていたので、両者の間には信頼関係がほとんどなかったのである）。

このころ、ドイツのグリュネンタール化学社という製薬会社が新しい鎮静剤をヨーロッパ中で販売していた。この薬は妊婦の悪阻《つわり》を抑えるのにも使えると思われていた。米国のリチャードソン・メレル社がこの薬――サリドマイド――の販売権を取得し、同社は、一九六〇年九月にFDAに対して承認申請した。しかしこのときすでにFDAは、新薬の承認についてはドイツよりもずっと厳しかった。米国FDAの審査官フランシス・オールダム・ケルシー博士は、サリドマイドの安全性を証明するデータがあまりにも少ないことに困惑していた。彼女は特に先天異常が起きる可能性について、同社の説明を求めていた。その翌年中、リチャードソン・メレル社はケルシー博士の質問をはぐらかしながら、承認するよう彼女に対して繰り返し圧力を加えたのだった。そうこうするうちに、腕や脚がなかったり、手や足、つまさきが胴体から直接出ていたりする新生児がヨーロッパで多数生まれているという報告が少しずつ出てきた。報告は増加し続け、一九五〇年代から一九六〇年代にかけ、合計およそ一万人ほどの新生児がサリドマイドによる先天異常をもって生まれてきた。さらに何千件もの出生前の死亡があったとみられ、その大部分はヨーロッパで起きていた（米国ではサリドマイドは臨床試験のときにおよそ二万人の患者に投与され、障害をもった子どもが一七名生まれている）。アメリカ社会は、ＦＤＡの頑固な警告がなかったらこのような大惨事がアメリカでも起きたかもしれないと震え上がり、フランシス・ケルシー博士は一躍英雄となった。グリュネンタール化学社は一九六一年一一月、この薬のヨーロッパ市場での販売を中止した。そしてキーフォーバー上院議員はこの勢いにのって、革命的とさえいえる、強力な食品医薬品法改正案を通す機会を得たのである。

皮肉なことに、薬価問題から始まった聴聞会は、危険な薬のスキャンダルに対する政治的隠蔽工作の問題へと展開したが、法律としては薬価問題とも安全性問題ともあまり関係ない修正法が成立したのだった。一九三八年食品医薬品法に対するキーフォーバー・ハリス修正法は、一九六二年に両院の全会一致で可決された。このキーフォーバー・ハリス修正法により、米国内で医薬品を販売しようとする場合には、「適切かつよくコントロールされた科学的な研究」によって、その安全性のみならず有効性を証明しなければならないこととなった。つまり、ある物質を薬として販売するには、単に害のなさそうな成分をボトルに詰めるだけでは十分ではなく、その薬を消費する者に対して、同様の医学的問題を抱える人々に使用して効果があったということを科学的なエビデンスに基づいて、保証しなければならないのだ。米連邦政府がこうした方針をもったのは、ワクチンや生物製剤を規制するために一九〇二年にできた生物製剤管理法以来のことであった。

さらに、このキーフォーバー・ハリス修正法には、特定の医薬品の潜在的な危険性について、消費者に対し確実に伝えるために必要な二つの重要な規定があった。すなわち、製薬会社はあらゆる有害事象（または重大な副作用）をＦＤＡに報告しなければならず、薬の宣伝をする場合は、その宣伝の中にその薬のリスクについてすべての情報を盛り込まねばならないと決められたのだった。また、サリドマイド事件と直接関係あることとしては、ヒトを対象とする臨床試験に関する厳格な規定が設けられ、被験者がインフォームド・コンセントを与えた場合にしか研究を実施してはならないとされた。そして、薬の販売を開始するためにＦＤＡの承認が必要なだけでなく、製薬会社は規制当局の許可なしには臨床試験を行うこともできなくなった。

現在、キーフォーバー・ハリス修正法が成立してから四〇年以上経ち、医薬品の製造業者が有効性を証明しなければならないという同法の規則は、第Ⅱ種の過誤を招き、患者が優れた薬にアクセスできる機会を不必要に遅らせるものだと批判する人々もいる。フランシス・ケルシー博士がどうにかこうにかサリドマイドを米国内で販売させずに済んだのは、キーフォーバー上院議員の力を借りたわけでも何でもなく、キーフォーバー・ハリス修正法がなくてもきちんととやれたではないか、とあげつらう人々もいる。しかしこうした見方は少数派にすぎない。一九六二年修正法の本当の意義は、ケルシー博士の勇気と注意深さを法文化したことと、その他にも消費者保護の規定を設けたことにある。一九三八年食品医薬品法がＦＤＡという家の土台を築いたとすれば、キーフォーバー・ハリス修正法により台所や居間や寝室ができ、ようやく住居の体裁が整ったようなものである。

その後の三〇年の間に、いくつもの新たな立法や法律の改正が行われ、数多の保健衛生上の危機もあった。科学が進歩し、消費者運動は再び勢いを取り戻した。米国食品医薬品局（ＦＤＡ）長官の力は弱かったり、在任期間が短かったりして、政治的圧力も増加した。こうしたさまざまな要因のせいで、この間、ＦＤＡでは組織の再編が繰り返された。

消費者運動が盛んになり、リンドン・ジョンソン大統領政権やリチャード・ニクソン大統領政権での政府機関の再編により、FDAの業務範囲はコロコロと変化した。一九四〇年代からの二〇年間は、FDAは違法薬物を摘発したり、おとり捜査をしたりした。しかし一九六八年に、麻薬や違法ドラッグについては司法省の設置した麻薬局に業務が移管された。一九七〇年には環境保護局（EPA）が設置され、殺虫剤に対するFDAの業務の多くが移管された。さらに一九七三年には、消費者製品安全委員会（CPSC）が設置され、玩具や家庭用化学製品など、医薬品以外の製品に対する業務が移管された。

一方、FDAの管轄範囲には増えたものもある。一九六九年には、ミルク、甲殻類、飲食物販売サービス、列車内の食堂車などの国内旅行用設備といった種々の対象向けの衛生プログラムを含む、さまざまな業務が新たにFDAの担当となった。アンティジェニクス社のがんワクチンのような生物製剤は一九〇二年の生物製剤管理法の規制対象とされてきたが、一九七二年には米国国立衛生研究所（NIH）からFDAに管轄が移された（このとき、本書の第一章で登場したフィル・ノグチもFDAに異動となった）。一九七一年には、放射線医療局（BRH）が公衆衛生局（PHS）から移管され、放射線はFDAの管轄下となった。ところが、FDAの科学的な研究や検査を行う米国国立毒性研究センター（NCTR）はFDA内の部局だが、ワシントン市やロックビル市ではなく、アーカンソー州のパインブラフ兵器庫（PBA）に設立された。そこに設置が決まったのは、ペンタゴンの生物兵器施設にたまたま空きがあったことと、同センターのセンター長のダニエル・A・カシアーノによれば「アーカンソー州に有力議員がいた」からであるようだ。ニクソン政権のほとんど全期間にわたってFDA長官を務めたのはチャールズ・C・エドワード博士であり、彼は外科医からマネジメント・コンサルタントに転身した人物である。彼はプロフェッショナルなマネジメント基準を確立したことで有名であり、FDAにトップレベルの官僚を据え、ある程度、業界からの圧力に対抗することができたのだった。

そのときすでに、医薬品の承認には明確な科学的エビデンスが必要とされていたので、FDAは「適切かつよくコントロールされた臨床試験」を実施するための基準を作成しなければならなかった。このようにして、今日の製薬業界が従っている臨床試験の現代的な方法論が確立したのである。

一九六二年当時の製薬会社の多くは、文字どおりの〝経験科学〟、とどのつまりは、〝試行錯誤〟を繰り返していた。FDAの医薬政策担当の副部長で臨床試験の専門家であるロバート・テンプルの説明を要約すれば、「当時の臨床試験で使われていた方法は、個々の被験者に対して、低用量から投与を開始して、徐々に用量を上げていき、症状が出るまで増量するというものだった」ということである。この方法は、論理的なようにみえて、実は非科学的な方法である（危険性の問題もあるが）。というのも、この方法では、被験者がある薬の特定の用量で反応を起こした場合、その反応が特定の用量によるものなのか、長期間にわたりその薬の投与を受け続けたことによる累積的な効果による反応なのか、それとも病気が進んだためなのかを区別できないのだ。

ＦＤＡは一九七〇年に初めて臨床試験に関する一連の規則を制定し、一九八五年にこれを改訂した。この中でＦＤＡは、あらかじめ種々の用量の薬を投与する患者群を複数作り、これらの患者群とプラセボを投与する対照群とを比較するという、系統的な臨床試験の方法を推奨した。それは、二重ブラインド化、ランダム化、プラセボ対照、用量反応などの術語で知られているものである。[3] そしてもちろんＦＤＡは、この方法による臨床試験が医薬品の効果を証明するのに必要だと宣言することによって、製薬業界にその実施を強く迫ったのだった。

この新たな審査体制を実現するには、ＦＤＡ自らが統計学者などの専門家を雇って体制を強

3―「二重ブラインド化」する方法は「二重盲検法」とも呼ばれ、患者を複数の治療法を受けるグループにランダムに分けて、患者、医師ともに、どの患者がどのグループかわからないようにして、有効性や安全性を比較するものである。このような方法による「ランダム化比較試験」（ＲＣＴ）の結果は強いエビデンスとみなされる。薬とみかけは同じで有効成分を含まない「プラセボ」と比較する方法（第五章190～192頁参照）、用量と作用の関係をみる用量反応試験などもある。なお「適切かつよくコントロールされた」については63頁訳注10参照。

化しなければならなかった。一九七七年から一九七九年までFDAの主任法律顧問だったリチャード・クーパーによれば、「一九六二年修正法により、FDAは新薬の有効性を示すものとして承認申請に用いられる研究に対して、新たな水準の科学的厳格さを要求するようになった。FDAは限界を超えたのだ」とのことである。

（この承認申請に厳格な臨床試験を必要とする要件の主な例外は、ジェネリック薬、すなわちブランド薬をコピーして作る安価な薬である。ジェネリック薬はオリジナルのブランド薬と同等と想定されるものなので、オリジナルの薬の臨床試験データに基づいて承認を得られるべきだと考えられているのだ。ジェネリック薬に臨床試験を求めることは、オリジナルの薬を使って最初から試験をやりなおせと命じるようなものなのだ。それに、ジェネリック薬の製造業者が臨床試験に巨額の金銭を使う必要がないなら、薬の価格を安く抑えることもできる。この考え方は、一九八四年に「医薬品の価格競争および特許期間の回復に関する法律」、つまり一般にはその提案者であるユタ州選出の共和党オーリン・ハッチ上院議員と、カリフォルニア州選出の民主党ヘンリー・ワックスマン議員の名前にちなんで「ハッチ・ワックスマン法」として知られている法律が成立し、制度化された。[4]）

そしてまたしても、悲劇がFDAの権力を強化することになった。一九七〇年代前半に、A・H・ロビンズ社が販売していたダルコン・シールドという子宮内避妊用具のため、およそ二〇万人の女性が流産、骨盤内炎症性疾患、避妊の失敗などの被害にあい、一七人が死亡したのだった。実はFDAはダルコン・シールドを承認しても禁止しても回収してもいなかった。というのも、医薬品と生物製剤以外の医療製品については、FDAは規制権限をもっていなかったからである。この事件がきっかけとなり、一九七六年に医療機器修正法が成立し、FDAは、舌圧子からペースメーカーに至るまで、医薬品と多かれ少なかれ同水準で、医療機器の安全性と有効性の検証を行う権限をもつようになったのである。

こうした時代の流れが頂点に達したのは、次の危機、すなわち一九八二年に起こった「超強力タイレノール」カプセルの悲劇のときである。当時のFDA副長官マーク・ノヴィッチは、「あれは木曜の朝のことだった。誰かが部屋に入ってきて、『シカゴで七人死んだ。どうやらタイレノール〔アセトアミノフェン〕が原因らしい』といった。まず最初に考えたのは、『これは悲劇の始まりかもしれない。今後も死者が出るのだろうか?』ということだった」と語る。

4―ハッチ・ワックスマン法については、『ビッグ・ファーマ　製薬会社の真実』(マーシャ・エンジェル著、篠原出版新社、二〇〇五年)でも詳しく述べられ、ジェネリック薬の生産を促進しようという意図で成立した法律であるが、この法律の規定にもとづき、ジェネリック薬を作ろうとした会社に対しブランド薬の会社が訴訟を起こすことで特許期間を延長できるなど逆の効果を生んでしまったことが鋭く批判されている。

ノヴィッチは薬事部門のスタッフをロックビル市にあるＦＤＡ本部の一三階の会議室に召集し、ただちに「超強力タイレノール」の製造元のジョンソン・エンド・ジョンソン社を呼んだ。すでに同社は副作用の発生したカプセルから四つのロットを突き止めていた。ＦＤＡは国民に対して本剤に関する警告を発し、ジョンソン・エンド・ジョンソン社にこれらのロットを回収するよう命じた。同社の対応はもっと徹底していた。すなわち、三一〇〇万個の製品、つまりすべてのロットを回収したのである。このエピソードはその後数年の間、ビジネス教育の場で優れた企業行動の例として褒め称えられた。

「超強力タイレノール」カプセルを買い物客の手の届かないところに遠ざけた後にＦＤＡが次に行うべきことは、消費者を安心させることだった。事件から二〇年が経過して、ノヴィッチはいう。「ＦＤＡは、この問題は一部にとどまると考えていた。しかしわれわれには国民を安心させる義務があった。いったんこうしたニュースが流れてしまうと、国民の間に〝安全なものは何もない〟というパニックが起きてしまう」。そこでＦＤＡは全国に調査官を送り、タイレノールだけでなく、アスピリン、風邪薬など、さまざまな大衆薬のサンプルを大量に検査した。さらにＦＤＡは急いで医薬品の中身に手を加えることができないよう医薬品の包装を強化する規則を作り、米連邦議会も中身に手を加えることができないように作った医薬品に手を加えた場合には犯罪であるとする法律を急きょ成立させた。最終的には、警察が何者かが店でタイレノールカプセルを購入し、これに青酸化合物を混入して店の棚に戻した疑いが強いと断定したが、容疑者が逮捕されることはついになかった。

消費者運動が活発化し、FDAの活躍が目立つようになると、政治的圧力もさらに強くなった。FDAの限界は、一九七七年にアメリカ人の聖域――ダイエット・ソーダを飲む権利――を侵害したことにより、突然明らかになった。動物実験によって、低カロリー人工甘味料のサッカリンに発がん性があることがわかった[5]。一九五八年の食品添加物修正法のデラニー条項によって、いかなる食品添加物も人間または動物に対する発がん性がある場合には、どんなに微量であっても使用を禁止されていたので、当時のFDA長官のドナルド・ケネディはサッカリンの一部使用制限を発表した。しかし、産業界、政治家、医療従事者のグループが、当局の過剰反応であるとしてこれに反対した。ソーダ好きの国民はこのデラニー条項によってすでに別の甘味料シクラメートが使えなくなっていたので、ダイエット・コークやダイエット・ペプシまで飲めなくなるのは困るので、ケネディFDA長官を攻撃した。ケネディはワシントンでは新人であり、製薬会社や食品会社とのつきあいが長くなかった。議会は彼の発言を封じ込め、FDAが特定の食品添加物を禁止できなくする法律を初めて作ったのである。

5―その後、サッカリンの発がん性はほぼ否定された。

ＦＤＡに対する圧力は高まる一方だった。一九八〇年、規制緩和と小さな政府の実現という急進的な政策を掲げる共和党のロナルド・レーガンが大統領に選ばれた。その当時のＦＤＡ長官はジェレ・ゴーヤンで、カリフォルニア出身の薬学者であり、レーガンが打ち破った民主党のジミー・カーター政権からＦＤＡ長官に任命された人物だった。ゴーヤンが新年の休暇にサンフランシスコに滞在しているとき、夜中の二時に電話がかかってきた。電話をかけてきたのは、ゴーヤンによれば「レーガン政権移行チームのメンバーの中でも特に地位の低いやつ」だったが、その電話で彼はクビを告げられた。「私は政権の移行によってクビにされた初めてのＦＤＡ長官だ」とゴーヤンはいう。しかし彼は政権の移行によってクビにされた最初で最後のＦＤＡ長官ということにはならなかった。

その後の一九八〇年代は、スキャンダルや政治によって、一九三八年食品医薬品法が成立して以来、ＦＤＡにとって最悪の一〇年となった。

政治的圧力。ライ症候群は、通常、子どもが水痘などのウイルス性感染症にかかったときになる病気である。最初は吐き気や嘔吐などの症状が現れ、けいれん発作を起こすこともあり、五人に一人が死亡する。また、後遺症として精神遅滞になる割合も高い。一九八一年までに、米国疾病管理予防センター（ＣＤＣ）は、ライ症候群とアスピリンの関連性が強く疑われるとして、ＦＤＡに調査データを送った。これに反対するアスピリン業者はレーガン政権下のホワイトハウスに強い圧力をかけた。この問題に対応したＦＤＡ長官は、最初は臨床薬理学者のアーサー・ハル・ヘイズ・ジュニア博士、次が敬虔なクリスチャンでロチェスター大学医学部長のフランク・ヤング博士だったが、事態は一進一退だった。当時の米国保健福祉省長官（ＦＤＡ長官の上役にあたる）は、ＦＤＡに対し、アスピリンのボトルに警告文を表示させる準備をするよう命じたのだが、その後、製薬業界やホワイトハウスの圧力により、この命令は撤回された。新たに着任した保健福祉省長官が表現を弱めた警告文を表示させるようＦＤＡに命じたが、その指示も撤回された。その後ＦＤＡには少なくとも目にみえる形では、強力な対策を取ろうとする動きはなく、公益活動グループがＦＤＡを訴え、議会が法律を成立させた後、一九八六年になってようやく、ＦＤＡの指示によりアスピリンのボトルに警告文が表示されるようになった。

危険な製品の承認。米国食品医薬品局（ＦＤＡ）は医療機器についても権限をもつことになったが、一九七九年にビョーク・シリー人工心臓弁に承認を与えていた。この製品は世界中で八万五〇〇〇ユニットも販売されたが、時間が経つにつれて、血流をコントロールする重要な機能をもつ支柱が壊れてくることがわかった。この人工弁の製造業者であるカリフォルニア州アーヴィン市のシリー社に対しＦＤＡは、すでにＦＤＡの承認を取得する前に製品にこの問題があることを知っていながら、一切ＦＤＡに報告せず、さらにこの人工弁の破損が繰り返し起きているのに、再三にわたって報告を遅らせたことを非難した。しかし、シリー社が一九八〇年から一九八三年までの間に、この人工弁を修理のために三回にわたりリコールしていたことを、ＦＤＡも知っていたはずなのだ。数年後、ＦＤＡの長官代理は「ＦＤＡはもっと迅速に判断すべきだった」と議会に対して証言した。この事件による死者は五〇〇人に上り、この人工弁を製造した会社を所有するファイザー社は、一九八六年にこの製品の販売を永久に中止したのだった。

有用な製品を承認しない。 組織プラスミノーゲン活性化因子（ｔ－ＰＡ）は、ジェネンテック社という新進のバイオテクノロジー企業によって一九八七年に開発された薬である。これは、心筋梗塞を引き起こす血栓を溶解させる究極の薬だと考えられていた。当時存在する唯一の血栓溶解剤でジェネリック薬のストレプトキナーゼよりもずっと速効性があり、しかも強力だった。しかしｔ－ＰＡには欠点もあった。ストレプトキナーゼよりもずっと値段が高く、用量設定試験によると致死的な脳出血を起こす可能性もあった。さらに、ストレプトキナーゼにはすでに実際に命を救うというデータがあり、多くの科学者はそれは血栓を溶解する効果によるものだと考えていたが、まだジェネンテック社はｔ－ＰＡによって命が救われるという証明をしていなかった。ＦＤＡの歴史の中でも最長の時間をかけ、議論が百出した外部専門家パネルによる会議の結論は、きわめて慎重な意見だった。専門家パネルの結論は、ＦＤＡはｔ－ＰＡの承認を却下すべきであるというものだったのである。その年の遅くに、ｔ－ＰＡは副作用の少ない低用量で承認され、二〇〇三年に出た『不死を売る人びと』[6]と題する本（不老長寿についての科学的試みに関する本である）の著者でジャーナリストのスティーヴン・Ｓ・ホールは、ｔ－ＰＡを「先進国の救急処置室に常備すべき必須の医薬品」といった。ＦＤＡがジェネンテック社に対して用量設定を変更するように指示したことにより、人命が救われたと考えることもできる。しかし多くの人々は、ＦＤＡが合理的な理由もないままに効果的な薬の承認を遅らせたと考えている。

不作為。食品が医薬品ほど厳密に規制されないのは当然のことである。マカロニのチーズ和えの販売を開始するのに先立って、食品製造業者がその安全性と有効性を証明する必要はないで

6―邦訳は二〇〇四年に阪急コミュニケーションズから松浦俊輔訳で出版された。

あろう。しかし、食品に医学的効果があると謳って販売する場合は、ある程度、医薬品と同じように考える必要があり、その宣伝文句の内容は科学的に証明されなければならない。一九八〇年代には食品製造業者の宣伝はどんどん大げさになっていき、ついに一九八四年には、ケロッグ社がオールブラン・シリアルががんの予防になるといって公然と宣伝し、FDAに挑戦した。ケロッグ社が科学的根拠としたのは、米国国立衛生研究所（NIH）が公表した「繊維分の多い、脂肪分の少ない食事で、ある種のがんのリスクを減らすことができる可能性がある」という文言以外には、これといったものはなかった。同社はFDAが何をいってくるか様子をうかがっていたが、FDAは何もしなかった。それ以来、一世紀前に〝売薬〟の津波が押し寄せたときと同様に、さまざまな食品が健康に素晴らしい効果をもつという宣伝文句を掲げて食品店の棚でひしめくようになった。

過剰反応。一九八九年三月、チリのサンチアゴ市にある米国大使館に寄せられた匿名の情報により、FDAの査察官が、フィラデルフィア市の埠頭に降ろされた、同国からのたくさんのフルーツ入りの積荷の中から、見た目の疑わしいぶどうを三つ見つけた。ぶどうはすぐに最短距離にあるFDAの検査室に運ばれ、うち二個のぶどうには青酸化合物が注入されていたと発表した。アメリカの消費者を守るという任務から、FDAはチリからのフルーツをすべて通商停止とする措置をとった。ところが、ＦＤＡで再度検査をしたところ、青酸化合物は見つからず、最初の検査の結果が、青酸化合物をフルーツの中に入れた場合に見られる反応とは異なるものだったことがわかった。その直後、社会はＦＤＡが自らぶどうに毒を入れたのではないかと疑い、チリはアメリカを訴え、そしてＦＤＡは物笑いの種となった。

賄賂。ハッチ・ワックスマン法はジェネリック薬への扉を開いたが、同時に奇妙なことが起こり始めた。ある特定のいくつかのジェネリック薬業者が、いつも他社よりずっと早く承認を得ていたのである。一九八九年の連邦議会の聴聞会で、優遇されなかった三つの会社が、競争相手の会社はＦＤＡの審査官に賄賂を渡しており、自分たちも賄賂を渡さなければならないのではないかと悩んだと証言した。それだけではない。優遇された薬剤のうちのいくつかは、正しい評価がまったく行われていなかったのである。そしてついに、五人のＦＤＡ職員と四〇人以上のジェネリック会社の社員が重罪を宣告されたのである（当時のフランク・ヤングＦＤＡ長官はこれに連座しなかった）。

予算削減。米国食品医薬品局（ＦＤＡ）が、臨床試験が科学的に実施されるよう規制するという新たな任務を帯び、医療機器や生物製剤に対する権限も大きくなり、ますます強烈になる消費者運動にも対応しなければならなくなったというのに、レーガン政権はＦＤＡが仕事をこなすのに必要な予算と人員を削減した。たとえば、一九八一年のレーガン政権最初の予算案では、七五〇〇人のＦＤＡ職員のほぼ一〇分の一が削減された。レーガンは、大統領選挙中に税金が高く政府が巨大すぎるので、民間企業の活動が阻害されていると主張していた。規制当局は特に批判の対象であった。それ以降は、行政管理予算局（ＯＭＢ）が新しい規制を承認するときには、コスト・ベネフィット分析が必要とされるようになった。消費者に対して薬の副作用やパック食品の材料についてより多くの情報を提供しようとするＦＤＡの計画は凍結され、法の執行に必要な調査も途中で中止せざるを得なかった、とヒルツは述べている。

一九八〇年代におけるＦＤＡの最も恥ずべき汚点は、エイズ（ＡＩＤＳ）、つまり後天性免疫不全症候群の問題であった。この複雑な病気との闘いが大変なのは、これがヒトの免疫機能という自己防御機能を損う疾患だからだ。エイズの原因であるヒト免疫不全ウイルス（ＨＩＶ）は、致死性の遺伝子情報を免疫システムを司るヘルパーT細胞のＤＮＡに転写し、人体の抵抗力を著しく弱めてしまう。さらに、ウイルスは長い期間、不活性であり、突然激しく活性化する。このため免疫システムはそれを止めることができず、ウイルスはあらゆる臓器、多数の臓器を攻撃するのだ。

エイズの流行は、一九八一年にみたことのない肺炎が数例発生したことからゆっくりと始まった。続いて稀なタイプのがんがいくつか報告された。加速度的に悲劇が広がり、一九八一年に一八〇人が死亡、その後、五〇〇〇人、一六〇〇〇人と増えて、一九八八年までに四万一〇〇〇人が死亡した。とりわけゲイ社会や、ドラッグを打つのに注射針を使い回す人々の間で感染が広がった。この間ずっと、連邦政府はなんら対策を取らなかった。レーガン大統領は五年間、「エイズ」という言葉を口に出そうともしなかった。多くのアメリカ人も、この病気は社会の底辺の階層の人々を襲うものだとみなして、彼らを見下してはいなかったとしても、注意を払うことがなかった。エイズ患者らはあらゆる治療法を必死になって探し、メキシコやブラジルまで最新の奇跡の治療を求めて足を運び、米連邦法に違反して未承認の医薬品を輸入した。しかし、有効な治療法はなく、どうやってもこの複雑な病気が進行して命を落とすことを押し止めることはできなかった。劇作家でエイズ運動家のラリー・クレイマーは激怒し、あるＦＤＡの担当官を人殺しと呼んだ。

製薬会社は、当初、治療が難しく、扱いにくく、患者数も少ない病気に対する治療薬の研究開発に巨額の費用をかけるのに乗り気でなかった。そしてついにバローズ・ウェルカム社がその膨大な化合物ライブラリを開放し、実際の研究は、政府の助成金により米国国立衛生研究所（ＮＩＨ）とデューク大学の研究者が行った。その結果、治療薬として有望な化合物が同定され、一九八五年にバローズ・ウェルカム社はアジドチミジン（ＡＺＴ）を使って臨床試験を開始した。ＦＤＡは、通常どおりの承認審査プロセスを開始し、まず第Ⅰ相臨床試験で数十人の健康な人を対象として安全性を確認した。次にプラセボ対照群を置いた第Ⅱ相臨床試験で何百人ものエイズ患者に対してアジドチミジンを投与した。第Ⅱ相臨床試験の結果は驚くべきもので、ＦＤＡは第Ⅲ相臨床試験を省略し、通常の承認審査プロセスを何年分か短縮してアジドチミジンの市販を認めた。こうしてエイズの初めての治療薬が誕生した。

では、なぜエイズ運動家たちはＦＤＡに怒りを向けたのだろうか？　その理由の一つは、この治療薬が承認されたのは一九八七年なので、エイズという病気が発見されてからの六年間に、多くの人々がエイズで亡くなっていたということである。この間、患者たちは政府からは見棄てられ、社会からは差別されていると感じていた。また、エイズコミュニティーは、本来は開発に着手しない製薬会社を非難すべきところを、ＦＤＡに矛先を向けていたのである。

現在もなお、ＦＤＡに対する多くの批判がある。まず、その気さえあれば、ＦＤＡが規制当局としての権威にものをいわせて、製薬会社に研究させることができたはずだ、という批判がある。輸血用血液の検査を始めるのが遅れたので、エイズが広範囲な層に広がってしまい、テニス界のスター、アーサー・アッシュ選手などのセレブリティまでもが感染してしまった、という批判もある。マーク・ノヴィッチはエイズが社会問題になり始めたころにＦＤＡの副長官か長官代理のどちらかの職を務めていたが、彼がこの奇妙な病気のことを初めて聞いたときのことを話す様子は、ＦＤＡのいかにも傍観者的な姿勢が如実に表われている。当時、米国疾病管理予防センター（ＣＤＣ）から、ノヴィッチを訪ねてロサンゼルス市に異常な数の肺炎が発生しているとＦＤＡのアクションを促しにきた者がいたが、彼は動かなかった。ＦＤＡは何をできるのか？「ＮＩＨやＣＤＣの研究者が、ＦＤＡがアクションを起こさなければならなくなるだけの証拠を出してくれないと、ＦＤＡは動けません。これはＦＤＡの責任ではなく、研究者側の問題です」というのが彼の立場である。

さらに、ＡＺＴが承認された前後の時期は、ＦＤＡは他のエイズ治療薬をなかなか承認しなかった。ハーバート・バークホルツが一九九四年に出した『愚かなるＦＤＡ』という本の中に、サイトメガロウイルス網膜炎（サイトメガロウイルスはヘルペス属のウイルスであり、これにより網膜炎を起こすと失明することもある）の治療薬ガンシクロビルのことが書かれている。ガンシクロビルは治療薬として非常に期待できるものだったので、ＦＤＡはカリフォルニア州にあるシンテックス社とバローズ・ウェルカム社の二社に対して、「コンパッショネート・ユース（人道的使用）[7]」という法令上の制度を使って、ガンシクロビル臨床試験が完了する前であるにもかかわらず、致命的な状態の患者がガンシクロビルを特別に入手・使用できる道を用意した。ところがＦＤＡは、後にシンテックス社がこの薬を正式に承認申請したときに、承認申請のために行われた臨床試験は法に規定したとおりの適切なプラセボを対照群を置いて行ったものでないので、そのデータは申請には使えないといって、申請を却下したのである。エイズコミュニティーは、「コンパッショネート・ユース」のおかげでこんなにたくさんの患者が失明せずに済んだというのに、FDAがガンシクロビルを承認しないとは、なんという暴挙だといって非難した。しかし、FDAにしてみれば、ガンシクロビルの申請を却下したのは、科学的に慎重かつ厳密に対処したまでのことなのである。しかし、実際にはそれほど慎重かつ厳密に審査した結果そうなったとは、とても思えないのだ。バークホルツが指摘したように、一年半後にFDAが最終的にその薬を承認したときには「追加のプラセボ対照臨床試験が行われてそのデータが提出されたわけでもなく、単に前回の承認申請のときに使ったデータに多少手を加えただけのものが再提出されたし、データとはいっても、その多くは症例報告でしかなかった」のだ。この薬が承認されるまでの一年半の間に、何万ものエイズ患者がこの薬が正真正銘の薬になるまで待たされて、失明の危機に曝されていたのである。

当時、生物製剤評価研究センター（CBER）に所属していたジャネット・ウッドコック博士（その後、医薬品評価研究センター（CDER）のセンター長となり、現在はFDAの副長官代理を務めている）はそのころの様子を思い出し、ため息をつく。「世間の誰もが、『少しでも効く可能性がある薬なら、どんなものでもいいから、市販するべきだ。FDAは人を殺している』とＦＤＡを非難していた」

いずれにせよ、人々のやる方なき怒りが何年にもわたって、ＦＤＡに対してぶつけられた。一九八八年一〇月一一日のこと、エイズ運動家、患者、親戚、友人ら一〇〇〇人が全米各地からロックビル市に集まり、抗議活動を展開した。その中に、オクラホマ市から来た三二歳のバレエ・ダンサー、マット・シャープがいた。シャープはエイズと診断を受けたばかりだった。彼は地元で代表団を組織して現地に乗り込み、背中に「オクラホマ」と書いた服を着ていたので、オクラホマ市のメディアがそれを見つけて、短いインタビューをした（その模様は当日夜すぐに、テレビで放映された）。

シャープは現在、シカゴ市でエイズの治療について教育する患者支援団体の長を務めているが、「当時のＦＤＡは、エイズで次々と死んでいく人たちの声に対してあまりにも冷淡で、私

7―「コンパッショネート・ユース」については日本でも制度化に向けた強い要望が示され、さかんに議論されている。欧米では未承認の医薬品を人に使う行為は「臨床試験」として法律にもとづき管理されデータが集積する。その周辺にあるのがコンパッショネート・ユースである。日本では、治験という承認申請目的で行う臨床試験のみ法律で規制されているが、その他の研究者主導の臨床試験はガイドラインのみによる規制であるためデータが当局に集積されない。日本でコンパッショネート・ユースの必要性を訴える人々は、この治験以外の臨床試験という空白地帯の問題への認識が欠落したまま論じている場合が多い。

たちの話を聞こうともしなかった」という。「大変な差別があった。当時の世間はみなそうだった。国中で差別されていた」

　シャープは、初めて抗議活動を行った朝、七時少し前、地下鉄の駅から三区画ほど歩き、FDAの無骨な庁舎の前に着いて少しドギマギしたという。「みんな信じられないほどに怒りに満ちあふれていた。みんな興奮していて、警察官たちは互いに腕を組んで、庁舎の中に活動家たちが入れないようにブロックしていたんだ。あちこちで小競り合いがあった」。活動家たちは暴力を使わないと宣言していたのに、庁舎に黒旗を掲げ、レーガン大統領やフランク・ヤングFDA長官の人形を見せしめに縛り首にした。また、警察のバスの天井によじ登ってバスを動けなくしたり、庁舎に入り込んで玄関に垂れ幕を出したりした。「FDAのお役所仕事が私を殺す」と書いたプラカードを掲げる者もあった。血のような液体を道にばら撒く者もいた。シャープは「あの日の政府はわれわれの抗議活動にただ呆然とするばかりだった」という。

　FDA職員の多くは、その日、抗議活動には対応せずにいつものように仕事をするのはさして難しくなかったという。当時、医薬品評価研究センター（CDER）のセンター長だったカール・C・ペック博士は、いつものように朝五時ごろ仕事に行き、抗議活動が始まる前にFDAの庁舎内に入った。そして、活動家が帰ってしまうまで庁舎内で仕事をして、午後五時に帰路についたという。ゲリー・メイヤーは、ペックのもとで副センター長を務めたこともある誠実な人物であり、FDA勤続二〇年のベテランだが、当日は昼食に出て群集と遭遇するのを避けるため食べ物を持参し、窓からちらちらと外の様子を眺めていた。当時、広報部門の副部長だったジャック・W・マーティンは「職員は屋内にいたので、群集が庁舎の外で騒いでいても何も聞こえなかった」という。

しかし抗議や窮状を訴える声は、はっきりとFDAに届いていた。スルファニルアミドやサリドマイドの悲劇がきっかけで法制化された「有効性と安全性を証明できなければ、新薬として承認しない」という厳格な要件が突き崩され、ついにFDAは「治療的IND」や「パラレル・トラック」として知られる二つの新しいプログラムを導入した。これによってエイズ患者（その他の患者も）は、まだ実験段階だがよい効果が期待できる薬を、その有効性と安全性が証明されていない開発初期の時点でも使えるようになった。このプログラムを利用するには、患者が致死的な疾患であること、他に有効な治療法がないこと、薬の提供元の製薬会社が適切な比較試験を続けること、の三点が条件である。FDA側は当初、効果や安全性が証明されていない段階で薬を使えるようにするというのは、以前から行われていたことで、それには「オープン・プロトコル」や「コンパッショネート・ユース」といった方法があって、そうした方法でいくつものβブロッカーやカルシウム拮抗薬、抗がん剤が薬として承認される前から使えていたわけだし、第一、ガンシクロビル自身もそうした方法があればこそ、承認前に使えたのだ、といっていた。しかし、この新しい「治療的ＩＮＤ」や「パラレル・トラック」という二つの方法は、「オープン・プロトコル」や「コンパッショネート・ユース」といった以前の方法よりも、新薬として承認される前に患者がその薬を使える手段として、もっと正式な手段として認められた方法なのである。ＦＤＡのウェブサイトでさえ、そっけない表現ではあるものの、「パラレル・トラック」という方法は「エイズ問題に対応するために」作られた方法だと書いているほどである。その後一〇年ほど経ってもまだ、ＦＤＡは重い病気の患者や致死的な病気にかかっている患者に実験的な段階の薬を使えるようにするよい方法を探している。[8] しかし、一方、こうした方法を取り入れると、副作用や効果に関する重要な情報が見逃される可能性があるといって心配する専門家もいる。

もうフランク・ヤングＦＤＡ長官も職員たちもすっかり疲れ果ててしまい、輝かしい甲冑を身にまとった騎士の登場を待ち望んでいた。

次のＦＤＡ長官となったデビッド・ケスラーに対する評価は、分かれるところだ。ここで時間的な違いは三カ月ほどしかなく、距離的には三〇〇マイル〔約四八〇キロメートル〕ほどしか離れていない場所で別々に行われた二つのインタビューを見てみよう。

「ケスラー氏はＦＤＡ史上最悪の長官だ。彼がやったことはすべて、自分の出世のためで、何もかも計算づくだったんだ」。そういいきったのは、背が高く白髪で、非の打ち所のない名門出身の法律家兼歴史家ピーター・バートン・ハットである。ハットは一九七〇年代前半に、FDAの主席法律顧問をしていた。現在はワシントンDCにあるコビントン・アンド・バーリング法律事務所で、大手製薬会社や製薬業界団体の代理人をしている。

「デビッド・ケスラーは、とても頭がよく、働き者かつ礼儀正しく、誰もが一緒に働きたくなるような素晴らしい人物だ。彼は公務の何たるかをよくわきまえている」。そういったのは、イエール大学の職員のジェロール・R・マンデで、小柄で早口でしゃべり、少年の面影が残る人物だ。マンデは、ケスラーがFDA長官を務めた六年四カ月のほとんどを、長官秘書として務めた。

8—最近では、臨床試験段階の未承認薬の使用の制限は基本的人権の侵害だとして患者団体がFDAを訴えた「アビゲイル訴訟」が有名である。当時未承認の「イレッサ」などが使用できず死亡した娘アビゲイルの父親が起こしたものだが、この訴えは最高裁で棄却された。その後FDAは臨床試験中の未承認薬へのアクセスを拡大する方策をとった。イレッサは日本では世界に先んじて承認され、未承認の段階でも使用が拡大した。しかしその副作用被害についての訴訟が患者団体によって起こされている。また日本では、未承認の薬を使うと、あわせて使う承認薬の費用や診察料などに公的保険が使えないとする、いわゆる「混合診療の禁止」は違憲だとする訴訟も起こされ、東京地裁では違憲、東京高裁では合憲とされ、最高裁に上告されている。

みな異口同音に、デビッド・ケスラーは聡明で勤勉だという。医師であり法律家でもあるケスラーは、三二歳にしてニューヨーク市のアルバート・アインシュタイン医学校の医学部長を務め、一九九〇年一一月に三九歳でフランク・ヤング長官の後継としてＦＤＡ長官となった。そのときまでの彼の政治的なキャリアは、ユタ州選出の保守的な共和党員、オーリン・ハッチ上院議員（ジェネリック薬で有名なハッチ・ワックスマン法の提案者の一人）のもとで短期間働いただけだった。

ケスラーをＦＤＡに放り込むことは、一〇〇本の新しい箒と一〇〇個のハリケーンを投げ込むようなものだった。着任して半年も経たないうちに、彼は問題の所在をはっきりさせた。それは、ＦＤＡは食品の表示についての法律を執行すべきだということだった。まず標的にしたのは、プロクター・アンド・ギャンブル社のシトラス・ヒル・フレッシュ・チョイスという名前のオレンジ・ジュースだった。この製品のラベルには、ほんの但し書きとして、この製品が厳密にはフレッシュ・ジュースではない旨が書かれていた。これはフレッシュ・ジュースではなく、オレンジを絞って取った果汁を濃縮・保存し、後で水や果肉、その他の材料を加えて、ジュースに戻したものだった。ＦＤＡはプロクター・アンド・ギャンブル社にラベル表示を改めるよう申し入れたが聞き入れられなかったので、ＦＤＡは二万四〇〇〇カートンのシトラス・ヒル・フレッシュ・チョイスが保管されている倉庫に連邦法執行官を派遣し、倉庫を封鎖した。その後すぐに、プロクター・アンド・ギャンブル社はラベル表示を変更したのだった。

連邦法執行官を派遣したとき、ケスラーは食品業界の弁護士たちに対して、「執行官を派遣したのは、ＦＤＡは法令違反に寛容ではないというはっきりとしたメッセージを送るためだ」と述べた。これを売名行為だと批判する人もいる。プロクター・アンド・ギャンブル社の弁護士、ゲリー・メイヤーは「はなはだばかばかしく、迷惑な行為だ」という（ケスラーがＦＤＡ長官在任中を振り返って書いた著作『意図ある質問』では、「業界のすべてを知り、情け容赦のない考え方をするプロ」だと、いんぎんな言葉でメイヤーを非難している）。

一九九〇年に米連邦議会が、新たに食品の内容や栄養価を消費者にわかりやすいラベルにするよう義務づける法律を作ったので、遅かれ早かれ、シトラス・ヒルズ・フレッシュ・チョイスのラベル表示は変えざるをえなかったのだ。特にこの法律により、平均的な人間が一日間に摂取する栄養成分量のうち、どのくらいの割合が当該食品中に含まれるのかをラベルに表示しなければならなくなったのは大変なことで、適正な一日のカロリー摂取量がどのくらいかを決める必要があった。米国農務省はこれを二三五〇カロリーと設定したが、その理由は主に、同省が牛肉を規制しており、牛肉のカロリーは高いからといって、国民が牛肉を敬遠するようでは困るからだった。ケスラーは、この基準値では、かえって国民が過食になるといって、適正な一日のカロリー摂取量として二〇〇〇カロリーを推奨した。米国保健福祉省と米国農務省はそれぞれ主張する適正な一日のカロリー摂取量の数字をお互いに譲らなかったので、一九九二年にとうとうジョージ・H・W・ブッシュ大統領の執務室で決着がつけられるに至った。これは前代未聞の出来事である。いったいいつから、合衆国大統領がチョコチップクッキーを国民が何枚食べてもいいのかを決めるのに駆り出されなければならなくなったのか？　マクドナルドのトレイにのせる紙製のシートに、一日の平均的な栄養量は二〇〇〇カロリーだと書いてあるのを利用して、ケスラーはこの論争に勝った（同氏によると、この論争に負けたらFDA長官を辞めなければならないところだったそうだ）。

その後、このラベル表示問題は意外な展開を見せた。ダイエット・サプリメントやハーブのメーカーが、FDAの次のターゲットは自分たちになり、規制がかけられるようになると考えたのだ。ダイエット・サプリメントやハーブの業界は猛烈なキャンペーンを展開し、有権者たちはいつも飲んでいるビタミンが買えなくなるのではないかと心配するようになった。消費者たちやロビイストたちが連邦議会に働きかけた結果、一九九四年に成立した法律により、サプリメントやハーブに対しては、FDAのラベル表示や安全性試験の規制から適用が除外されることになった。

これはFDAにとっては重大な挫折だった。この新しい法律によって、サプリメントやハーブの取扱いは、一九三八年以前の医薬品の取扱いと同じことになってしまったのだ。つまり、メーカーは製品の販売の開始に先立って、その製品の効能どころか安全性も証明する必要がなくなってしまったのだ。それどころか、サプリメントやハーブの副作用を報告しなくてもよくなってしまった。世間ではサプリメントやハーブは、〝自然なもの〟なので、安全に決まっていると考えられていた。つまり、ハーブは何百年もの間治療に使われてきたのだから、大丈夫だろうというわけである。その上、この法律では、サプリメントやハーブは、単に消費者の食事を補足し栄養の効果を引き出すものとされていた。

実際には、ハーブやサプリメントにまったく害がないというわけではない。サプリメントは、脳卒中、がん、腎障害、肝障害、発疹などと関連性があるとされているし、何らかの健康上のメリットがあるとうたってはいるものの、何にも効かないことも少なくない。しかし、ＦＤＡが危険なハーブやサプリメントが販売されるのを防げるようになるには、ハーブやサプリメントが原因で重い傷害や死亡事故が起きるまで待たねばならなかった。ボルチモア・オリオールズのスティーブ・ベックラー投手という有名な野球選手が二〇〇三年に「エフェドラ」というサプリメントを飲んで死亡しなかったら、エフェドラの販売はずっと続けられていたに違いないのだ。

ＦＤＡがサプリメントを規制できなくなっている間、ケスラーはシリコン豊胸材をめぐって、メーカーのダウ・コーニング社など数社や形成外科医、患者との間で問題に取り組んでいた。

この豊胸材は、一九七六年医療機器修正法によりＦＤＡが医療機器を規制できるようになる以前に、販売が開始されたものだった。しかしＦＤＡは過去に遡ってシリコン豊胸材の安全性を科学的に証明しようとしていた。確かに三〇年間にわたって何百万人もの女性がこれを使い、何の問題もなかったわけである。しかし、シリコンが硬くなったり、破れたり、漏れたりして、醜い傷が残った女性も少なくなかったのである。いく度もの侃々諤々の聴聞会を経て、ケスラーは、理屈によってではなく政治的駆け引きによって、議論を決着させたのだった。シリコン豊胸材は、乳がん手術の後の乳房再建に使う場合にのみ、純粋に医療的な必要があって、使用できることとなった。しかし、美容上の目的のみでは使用できないものとした（これで事態が解決したわけではなかった。ダウ・コーニング社は一九九五年に破産申告をしたが、その九年後に他の会社が新たな豊胸材の販売承認を申請したとき、ＦＤＡスタッフと外部専門委員とで、その製品を承認すべきかどうかの意見が分かれたのだった）。

連邦政府予算の赤字が底なしだった時代では、ＦＤＡに財務省からもっと資金を引き出せないかと考えるのは夢物語にすぎなかった。そこでケスラーは、ＦＤＡの財布を肥やすため、別の方法を使った。それは製薬会社がＦＤＡに審査料を支払って、審査に必要な財源を賄うというもので、レーガン政権以来、議論されてきた方法である。理論的には、審査料のおかげでＦＤＡはより多くの職員を雇えるようになり、申請を承認（または却下）する時間を短縮できるはずだった。この方法に対して、消費者団体から、さまざまな異論が出された。まず、製薬会社がFDAの審査に対して影響力をもちすぎる可能性があった。また、ホワイトハウスや連邦議会が、FDAの予算から審査料の分をカットしてしまい、差し引きするとFDAの財源は増えないのではないかという心配もあった。製薬会社側も、政府に支払う費用が増えるのは困ると考えた。しかしケスラーは、この方法をFDAに新たな財源を導入するための方法として支持し、ほとんどの消費者団体からの支持を獲得した。こうして、一九九二年、処方薬審査料法(PDUFA)が初めて成立した。これにより、各製薬会社は毎年五万ドルに加え、市販されている製品一つにつき毎年六〇〇〇ドルを支払い、新たな申請については一〇万ドルを支払うこととされた。さらに重要なことは、同法によって審査官が結論を出すまでの期限が設けられたことである。この法律は五年間の時限立法とされたが、その後、二回にわたって延長され、そのたびに審査官が結論を出すまでの時間は短くされた。また、医療機器や動物薬にも同様の法律ができた。こうして、FDAの審査官の人数や資金は増加し、審査にかかる時間は短縮された。

ケスラーの疾風怒涛の活躍の中でも、タバコを薬として規制しようとする動きは、世間に最もよく知られ、最も論争を呼んだ。公衆衛生の観点からは、タバコは歓迎できない異物である。健康によくないのは明らかで、タバコによる死亡はアメリカでの避けうる死の筆頭に挙げられる。それにもかかわらず、タバコはどんな薬よりも簡単に手に入る。タバコを買うには処方箋もいらないし、タバコを吸うことによるリスクを詳しく説明した冊子もついていない。タバコのパッケージには簡単な警告文が書かれているが、誰もがそれを無視してきたし、喫煙には年齢制限があるのにティーンエイジャーたちはタバコを吸い続けてきた。それまでFDAがタバコを規制したことがなかったのは、それが食品、医薬品、化粧品、医療機器のいずれともみなされなかったからである。

ケスラーのような精力的な人には、こんな異物を放置しておくのは耐えがたかったのだろう。ケスラーはその著『意図ある質問』の中で、タバコ問題に取り組もうといいだしたのは自分ではなく、当時の広報部門の長だったジェフ・ネスビットだったと記している。ネスビットは父親をがんで亡くしていた。さらに、「タバコか健康か連盟」をはじめとする多くの消費者グループが、FDAにタバコに関してなんらかのアクションを起こすよう、陳情してもいた。それでもなお、タバコ対策はしばらくの間、先述のオレンジ・ジュース問題のような急を要する問題のために、後まわしにされていた。

しかし、いったんこの問題に着手するや、ケスラーはタバコ業界に攻め入った。一九九二年春にFDA長官に就任してから一九九七年二月にFDAを去ってイエール大学医学部の学部長になるまでの間、ケスラーとスタッフたちは、特許申請書や法的供述書を研究し、米国南部全体やブラジルで内部告発者の後を追い、税関書類を調査した。そして、豪奢なタバコ会社の本部や小さなタバコ畑を訪れ、議会で証言し、ビル・クリントン大統領に働きかけ、七一万通もの国民からの手紙を読み、裁判に備えた。ケスラーはこのプロジェクトのために多数の職員を新たに雇い入れたり、人事異動したりした。彼の著作中では、このプロジェクトに関わったFDAの八九名のスタッフからなる「タバコチーム」に謝辞を寄せている。彼はタバコ問題に熱心に取り組み、自らが関係者を面接したし、スタッフには面接調査の際に質問すべき事柄を指示した。また、自ら米国議会図書館に出かけて研究し、図書館員を驚かせたりもした。

ＦＤＡのベテランの中には、ケスラーがタバコ問題一本やりだったので、ＦＤＡ内の他の仕事がおろそかになっていたという人もいる。空気中の酸素を吸い上げて調査することに多くを費やし、他の課題は無視された、ということである。ケスラー長官時代の一時期、医薬品評価研究センター（ＣＤＥＲ）のセンター長を務め、ケスラーのことを、反タバコ・キャンペーンをやってくれた「自分にとってのヒーロー」とまでいうカール・ペックさえも、「ケスラーは私の仕事のことは何にもわからない人だった。タバコ以外は眼中になかったんだ」という。ペックは「ケスラーはタバコ問題に気をとられてしまい、ダイエット・サプリメント問題には十分に取り組まなかった」と断言する。また、「職務に忠実な長官なら、サプリメントの規制にもっと力を入れたはずだ。フランク・ヤングだったらこんなふうにはならなかっただろう」という。

ケスラーのチームは奇抜な理論をひねり出した。なんと、タバコはニコチンという薬を運ぶ医療機器だというのである。また、タバコ会社の役員たちが「ある意味、タバコ業界は、タバコという製品に特化し、高度に儀式化・様式化された製薬業界の中の一部門だと考えられる」などといっているのを記録した文書を明るみに出したりもした。タバコの販売禁止は法律的には不可能ではなかったが、当時の政治状況からは不可能だったので、ケスラーはタバコの販売を禁止しようとは絶対にしなかった。その代わり、ティーンエイジャーがタバコに興味をもたないようにするため、タバコのマーケティング対策を集中的に行った。クリントン大統領を説得して、一九九六年、自動販売機でタバコを販売したり、小児用の出版物に出てくる漫画キャラクターをタバコの宣伝に使ったり、タバコの宣伝用に景品を渡したり、タバコを通信販売したり、タバコの無料のサンプルを渡したりするのをＦＤＡが禁止できるようにする規則を同大統領に公布してもらった。ところが二〇〇〇年三月の連邦最高裁判所の判決で、ＦＤＡにはタバコを規制する法的権限がないとされたことにより、こうした努力は台無しになってしまった。

しかし消息通の多くは、七年半にもわたるケスラーらの努力は決して無駄ではなかったという。タバコ会社が危険な製品を売っているのを自覚していると示す証拠をＦＤＡが探り当てたことで、タバコ会社に対する国民の怒りは高まった。まぎれもなくケスラーのおかげで、一九九八年には四六の州でタバコ会社が二五年間にわたって計二四六〇億ドルを支払うことと、マーケティングに何らかの制限を設けることで合意した。そして、ケスラーの努力は、ＦＤＡにタバコを一部規制する権限を与える法案に道を開いた。この法案は二〇〇四年に上院を通過したが、下院の共和党議員の反対によってつぶされた。[9]「タバコ論争は、デビッド・ケスラーが行動を起こしてから一〇年間にわたって続いている。今では彼の意見を支持する人たちはずっと多くなっている」と、マシュー・Ｌ・メイヤーは語る。メイヤーはもともとは「タバコか健康か連盟」で活動していたが、後にワシントンＤＣにあるもう一つの反タバコ運動団体「子どもをタバコの害から守る全米センター」の会長になった。

こうした動きのさなか、政治情勢の大変動が連邦政府を激しく揺さぶった。共和党は一九九四年に、四〇年ぶりに連邦議会の両院を支配した。新たに議員となった人たちの多くは、ロナルド・レーガン元大統領よりもずっと反規制主義的であり、中にはケスラーの規制強化主義に怒りを抱く者もいた。彼らはＦＤＡが薬の承認に時間をかけすぎることを批判する人々と共闘して、〝国民によりよい薬をより早く届ける〟という名目のもと、ＦＤＡの権限を縮小するドラスティックな〝改革〟法案を提出した。その法案には、ＦＤＡが審査をしなくても、認証を

9―75頁訳注3に記したように、ＦＤＡがタバコを規制する権限をもつ法案は二〇〇九年に成立した。

受けた民間の機関（そのようなものは当時存在していなかったが）がその薬の審査をしていれば薬を販売してもよいというものや、重篤で致死的な病気の治療薬は、標準化された臨床試験をまったく行わないで販売を開始してもよいといった案が含まれていた。ケスラーは市民運動家や国会議員たちとともにこれに対抗した。そしてついに、法案中の極論は改められ、FDA近代化法（FDAMA）が一九九七年に成立した。これによって処方薬審査料法はあらたに法的根拠を与えられ、新薬の審査時間はさらに短縮された。

米国食品医薬品局（FDA）はケスラー旋風が去った後はしばらく休憩したいと思っていたが、なかなかそうはいかなかった。ケスラーは一九九七年二月にFDAを去ったが、そのころの米国は民主党のビル・クリントン政権であり、下院は共和党が優勢で大統領の提案に激しく異議を唱えていたし、クリントン大統領自身がホワイトハウスのインターンとの性的に不適切な関係を問題にされていたので、上院が後任のFDA長官の人事を承認するのに、およそ二年間かかった。この間、腫瘍学者であり、教授を務めたこともある運営担当副長官だったマイケル・フリードマンがFDA長官代理を務めた。フリードマンがFDA長官代理の任に就くやいなや、ダイエット薬のリダックスやポンディミンによる死亡・重大な副作用が明らかになってきたので、フリードマンには息つく暇もなかった。続いて、降圧薬のポジコール、鎮痛薬のデユラクト、抗生剤のラクサール、糖尿病薬のレズリンなども問題になった。結局、ほんの四年間（フリードマンとその後任の在任期間）ほどで、ＦＤＡは承認した薬のうち一〇種類あまりもの製品を市場から回収した。ＦＤＡの歴史の中で、これほどまでに安全性についての問題が起きた時期はなかった。

また、いつもは静かなＦＤＡの動物部門にも問題が起きていた。ヨーロッパでは、いわゆる狂牛病（正式にはウシ海綿状脳症（ＢＳＥ））との格闘が一〇年以上にわたって続いていた。この病気は、動物が感染した他の動物の死骸を含む餌を食べることによって広がり、脳組織にスポンジのように穴があき、脳が穴だらけになって破壊される病気である。牛の感染という問題だけでも重大だったが、一九九六年に英国で、感染した牛肉を食べてヒトに感染したと思われる症例が報告され、事態はいっそう深刻となった。その時点では米国内では動物にも人間にもこの病気が発生したという報告はなかったが、マクドナルド社は英国から牛肉を買うのを中止すると発表した。こうしてＦＤＡには、米国の食物供給を保護するために何らかの措置をとるべきという強烈な圧力がかかった。消費者グループは、米国でも英国と同様の厳格な法律を作り、哺乳類の死骸を〝食用動物〟に餌として与えるのを禁止すべきだと唱えた。しかし畜産業界は、動物死骸を餌にせずに捨てるとしたら、何億ドルもの費用がかかるといって、規制をできる限り少なくしようとした。その後一年以上経って、ようやく一九九七年八月になって、

ＦＤＡは、牛の餌には、牛、ヤギ、羊、鹿、その他特定の哺乳類の死骸を含んではならないという折衷的な規制を出した。しかし、馬、豚、家禽の死骸や牛の血液製品を牛の餌にするのは禁止されず、家禽やペットの餌には制限はなかった。こうして当面は持ちこたえたのだった。

フリードマンはケスラーの後任が決まるまでの間、ＦＤＡ長官の椅子をあたためる役割を担わされただけなのだから、怒りに満ちた議会でＦＤＡの〝改革〟が議論される中で仕事をするのは、さぞ大変だったろう。かつてフリードマンに在任期間はどうでしたかと聞いたら、彼は如才なく、「幸運で楽しいときでした」と答えた。そして、「聡明で才能ある有能な仲間に囲まれ、公衆衛生にとって重要な問題に対して自分たちに影響力があると思えることぐらい、幸せなことはないですよ」といった。

一九九八年の一二月、上院はようやくジェーン・Ｅ・ヘニー博士をＦＤＡ長官として承認した。彼女はインディアナ大学出身の腫瘍学者であり、カンザス大学、ニューメキシコ大学、米国国立がん研究所（ＮＣＩ）などで、長く要職に就いていたマスコミ嫌いの人物である。そんな彼女に、難問が持ち込まれた。経口中絶薬のＲＵ－４８６問題である。この薬は、妊娠初期に黄体ホルモンの働きを阻害することによって、流産を誘発する合成ステロイドである。中絶賛成派の人たちや医師たちの多くは、このＲＵ－４８６という薬は安全で、中絶手術と比べて苦痛が少なく、すでにヨーロッパで一〇年間にもわたって安全に使われているといった。しかし、中絶反対派の人たちにとっては、この薬を使うことは、薬を使った殺人以外の何ものでもなかった。ＲＵ－４８６を承認すべきか否かの議論はなかなかまとまらず、一九九六年の公聴会は、傍聴者は金属探知機で検査されてから入室し、武装したガードマンが警備するといった物々しい警戒態勢の中、窓のない特別室で行われた。この問題は、まぎれもなく一九六〇年に初めて避妊薬を承認するかどうかを判断して以来、規制当局が女性の健康や生殖に関わる問題に対して行った判断の中で最も難しいものだった。ヘニー長官は二〇〇〇年九月、この薬にＦＤＡの承認を与えた[10]。

それからというもの、ヘニーＦＤＡ長官は、キリスト教右派の標的になった。そして、大接戦だった二〇〇〇年の大統領選挙を制したジョージ・Ｗ・ブッシュが大統領の座に就くと、ヘニー長官は数日で解任された。

その後、ＦＤＡ長官の後任が決まるまでに、また二年かかった。ある候補者は消費者寄りすぎるといって製薬業界から反対され、別の候補者は製薬業界寄りすぎるといって上院の民主党議員たちから反対された。ＦＤＡ長官の候補者探しがあまりに長引いているので、「ＦＤＡの

10——本剤は日本では承認されていない。

職員たちは先行きを案じたり、意欲を失くしたりしていた」と、ＦＤＡの顧問を務めるハーバード大学産婦人科・生殖生物学教授のマイケル・グリーン博士はいう。ＦＤＡと仕事で関わる人たちはみな、長官のポジションが長らく空席であることにうんざりしていた。アンティジェニクス社のような革新的な科学技術をもつ会社は、医薬品承認プロセスの大胆な変更ができる強い指導力をもつ長官を待望していた。二〇〇一年九月一一日のテロ攻撃のあと作られた法律により、ＦＤＡにはバイオテロリズムに備えて製薬会社がワクチンを開発するのを援助する義務が課された。しかしこの新たな義務は誰の命令で行われるのだろうか？　製薬会社の幹部たち、消費者運動家たち、議員たちがみな一様に、ブッシュ政権に対して早急にＦＤＡ長官を決めるよう、圧力をかけた。

マーク・Ｂ・マクレラン博士が三九歳でＦＤＡ長官に任命されたのは二〇〇二年一一月のことで、これでようやくＦＤＡが正常化するだろうと期待された。マクレランは、ケスラー元長官と同じく長官就任時、若くて精力的だったが、ケスラー元長官よりも政治的なコネクションは良質で、とても優秀で医師と経済学博士という二つの学位をもっていた。民主党も共和党も、消費者グループも製薬業界も、みなマクレランを歓迎した。マクレラン博士は小柄で少年のような容貌で、髪の生え際は後退しており、丸顔で、弱々しいテキサスなまりの小鼻声で話す人物で、控えめだが、内に闘志を秘めていた。マクレランの対立候補でバンダービルト大学医学部の副部長補佐のアラスター・J・J・ウッド博士は、製薬業界から反対されたFDA長官候補だった。ウッドは立候補者として、当時ホワイトハウスの経済スタッフだったマクレランから面接されたことがあるのだが、そのときに、ウッドはマクレランに「強い印象を受けた」という。ウッド博士は「彼は非常に思慮深い人物で、大学のスタッフとして雇いたくなるほどだったよ」と、スコットランド訛りの強い言葉で話す（偶然にも、ウッドは二〇〇四年、アンティジェニクス社の重役になった）。マクレランのもつ数々の資質の中でも、以下の二つは特にFDA長官として有利な資質だった。マーク・マクレランの弟スコット・マクレランは、ホワイトハウス報道官であり、マクレランの母親キャラル・キートン・ストレイホーンは、ブッシュ一家と結びつきの強いテキサス州の政治家だった。

FDA長官に就任するやいなや、マクレランはこなしきれないほどの仕事に見舞われた。それはもう何でもありで、新薬は速く承認しなければならず、安いジェネリック薬も速く承認しなければならず、食品表示の方法も改善しなければならず、狂牛病を防ぐために動物の餌について制限を設けなければならず、アンティジェニクス社のような新しい科学技術をどう取扱うかについてのガイドラインも作らねばならなかった。また、肥満を研究するために特別委員会を作ったり、スポーツ選手が成績向上のためにステロイドを使うのを取り締まったり、カナダから安い薬が輸入されるのを取り締まったり、薬剤師が薬を調合するのを一部制限したりもした。さらに、一九九四年法ではサプリメントに対する規制は除外されてはいたものの、危険なダイエット・サプリメントに対しては新たに再び制限を強化したし、病院で使う医薬品にバーコードを導入させたり、女性に対する臨床試験を推進したりもした。

そして一六カ月後、マクレランもまた、ＦＤＡを去ることになった。彼は、連邦医療保険プログラムのメディケアとメディケイドを監督する米国保健福祉省（ＤＨＨＳ）の部局の長に指名され、物議をかもした処方薬についての新法を執行した。大統領選が八カ月後に控えていたので、短期間で終わるかもしれないＦＤＡ長官の座に誰かを据えようという動きはなかった。このため、ＦＤＡが新たな長官を迎えるには一年以上待たなければならなかった。

ここでもまた、ＦＤＡは、ひたすら国民の圧力が高まり、科学技術、倫理、政治が改革され、消費者が規制再編を求めてくるのを待つことになった。

第四章 「管轄官庁がどこなのかわからない」

米連邦保健当局がサルモネラ菌による食中毒の急増に気づいたのは、一九八〇年代半ばのことであった。これは主にサルモネラ菌に侵された生卵を食べて起きるもので、症状は軽いものでは下痢、腹痛、発熱、重くなると腎障害、髄膜炎、関節炎、心疾患で、ときには死に至ることもある。実際、この病気に毎年、たくさんの人が罹っており、何百人もの人が亡くなっている。

サルモネラ菌は加熱調理で殺せるにもかかわらず、みんな片面半熟の目玉焼き、シーザーサラダドレッシング、エッグノッグ、オランディズソースなど、熱を十分に加えずに卵を食べているのである。したがって、卵がレストランのテーブルやスーパーマーケットの棚に並ぶ前に、加熱以外の方法で安全を確保する必要があるのだ。卵の安全を確保するには、鶏舎の検査を厳しくする、卵の保存温度を低くする、卵の容器に警告ラベルを貼るなど、さまざまな方法が考えられる。一九九二年、ペンシルバニア州では、雛鳥に対するサルモネラ菌のモニタリング、鶏糞の検査、感染卵の低温殺菌、などのパイロットプログラムを開始した。

一九九七年には、ラルフ・ネーダーと一緒に活動した三人の弁護士が米国で設立した消費者アドボカシーグループ（権利擁護団体）の公益科学センター（CPSI）が、ペンシルバニア州のプログラムを全国に導入するよう連邦政府に要請した。しかし、これには一つだけ問題があった。CPSIの食品安全に関するプログラムディレクターのキャロライン・スミス・デボールは「卵の汚染を扱う官庁がどこなのかがわからなかったんですよ」といった。

米国農務省（USDA）の農業販売促進局（AMS）は、鶏卵工場・養鶏場の清潔さを定期的に検査したり、卵を卵黄の大きさで等級づけしたりしている。同じく農務省内の部署である食品安全検査局（FSIS）は、病気にかかった動物を追跡したり、粉末卵などの卵製品を製造する施設を監視したりしている。米国食品医薬品局（FDA）は汚染された食品が小売店で売られないように監視したり、卵が食中毒発生の原因となったときにはその回収命令を出したりしている。米国疾病管理予防センター（CDC）は、州の健康局、老人介護施設、病院などに勧告を行っている。「鶏が病気だった場合には米国農務省が担当するのです。鶏は病気になっていないけれども、その鳥が汚染された卵を産んだ場合はFDAが担当します」とデボールはいう。

公益科学センター（CPSI）によると、一九八八年に米国農務省とFDAは、業者が自ら作成したサルモネラ菌感染症の大流行を引き起こす危険性のある製産工程を管理する自主プログラムを共同で認めたことがある。しかし、開始して一年後、米国農務省とＦＤＡの協力関係は崩壊し、各官庁独自のプログラムが実施された。ＦＤＡが作成したプログラムのほうが内容は厳しかったのだが、管理の緩い農務省のプログラムが先に公表されたので、ＦＤＡのほうは結局使われなかった。そして、一九九一年には、卵を包装後、搬送中を含めて華氏四五度〔摂氏七・二度〕以下で冷蔵保存することを義務づける権限を農務省にもたせる法律が議会を通過した。また、同法には、レストランでの卵の保存にもこの温度を義務づけ、これをＦＤＡに監視させる旨の内容が折り込まれていた。しかし、レストランの監視はＦＤＡの職務ではなく、州や地域の健康局が実施している。二〇〇〇年にＦＤＡは消費者や小売業者に対して、卵を正しく冷蔵し、よく熱を加えるよう呼びかけているが、所詮は強制力のないものであった。最終的に、二〇〇四年九月、ＦＤＡは鶏卵農家に対して、厳密な検査、害虫やげっ歯動物の駆除、清掃・消毒の方法その他のプロセスを義務づけた。

この卵にまつわる混乱は、偶然のできごとではない。なぜなら、ＦＤＡの監督する製品の範囲は、携帯電話・サラダ・サッカリンなど多岐にわたり、必然的に他の官庁の監督する製品の範囲と重なるものも多いからである。米国農務省（ＵＳＤＡ）はもとより、米国連邦取引委員会（ＦＴＣ）、米国環境保護局（ＥＰＡ）、州の規制当局、その他もろもろの官庁と管轄が重複している。こうした官僚組織の中では、ＦＤＡは不利である。ＦＤＡは、農務省のような〝省〟

ではない。環境保護局のような独立機関でもない。自治体のように、有権者に直接選ばれた人に率いられているわけでもない。したがって、ＦＤＡが他の官庁と衝突して負けた場合、公衆衛生上の重要問題が他の官庁の規則によって左右されてしまい、規制がＦＤＡの企図するものよりも厳しかったり弱かったりし、ときには単に混乱を招くにすぎないこともあるのだ。

一見すると、米国食品医薬品局（ＦＤＡ）の組織はとても単純である。ＦＤＡの生物製剤評価研究センター（ＣＢＥＲ）は、血液バンク、生物組織、ワクチンなどの生物製剤や生物学的治療を規制している。医薬品評価研究センター（ＣＤＥＲ）は、ＣＢＥＲが管轄する医薬品以外の医薬品全般を規制している。動物用医薬品センター（ＣＶＭ）は、動物のえさ、動物用医薬品、動物用機器を扱っている。食品安全・応用栄養センターは食品や食品添加物を監視し、医療機器・放射線医療センター（ＣＤＲＨ）はペースメーカーや胸部インプラントなどの医療機器から電子レンジなどの電磁波発生製品まで、いろいろなものを担当している。また、アーカンソー州の米国国立毒性研究センター（ＮＣＴＲ）は表には出てこないが、ＦＤＡの検査官や企業の科学者が分子レベルの研究を行ったり、医薬品の重篤な副作用を究明したりするのに役立つ技術を開発するべく、調査研究を行っている。

そして、ＦＤＡの食品安全・応用栄養センター（ＣＦＳＡＮ）では、農務省が規制する家禽や食肉以外の食品全般の安全性に関する規制をしている。

農務省が規制しない鹿肉やダチョウ肉などのいわゆる狩猟肉もＦＤＡが規制している。ペットボトルの飲料水の基準を決めているのは環境保護局だが、ラベリングや安全性についてはＦＤＡが担当している。卵については、公益科学センター（ＣＰＳＩ）が述べたように、管轄はさまざまである（ただし、鶏は――鶏と卵のどちらが先であろうとも――農務省の管轄である）。一方、アルコール飲料は米国司法省（ＤＯＪ）のアルコールタバコ銃火器管理局（ＡＴＦ）や米国財務省（ＴＤ）の酒類タバコ税貿易管理局（ＴＴＢ）の監督下にある。

魚類は、これもまた込み入ったことになっている。魚釣りは趣味でやる分には環境保護局の担当だが、釣った魚を販売するとなるとＦＤＡが関わってくる。ここに問題が生じてくる。あるとき、科学者がある種の魚（特にアメリカで最も食用に供されている魚であるマグロ）にメチル水銀の含有量が多いことに気づいた。このメチル水銀というのは、胎児や小児の脳の発達にダメージを与える可能性のあることが知られている。そこで環境保護局は妊婦や小児のマグロの一週間当たりの摂取量を厳しく制限する勧告を出した。しかしＦＤＡは、魚が良質で低脂肪のタンパクやオメガ３脂肪酸を豊富に含んでいるので、魚を食べないように勧めるのは好ましくないと考えており、摂取量をより高く設定したかった。消費者グループは、二〇〇一年のＦＤＡの最初の案、特にマグロに関してはあまりに寛大すぎて、とても容認できるものではないと抗議した。ＦＤＡはそれを環境保護局の定めた基準に近いものに改訂した。二〇〇三年一二月、ＦＤＡは特別公聴会を開催し、そこで環境保護局と協力して新しい基準を作成した。最終的には、翌年の三月、両局は共同でさまざまな魚を摂取するよう推奨する政策を公表したのだが、その中にマグロに関する特別な警告や完全に摂取を避けるべき魚の種類のリストが記載された。

肉については、米国農務省（ＵＳＤＡ）が人間の食用に使う肉の規制を行い、ＦＤＡが動物の餌にする肉の規制を行っている。そこで、二〇〇三年一二月に一頭の牛で米国の国内で初めての狂牛病（ＢＳＥ）が発生したことが確認されたときに、農務省は病気になったその牛の肉で作られたステーキやハンバーグの追跡に奔走し、ＦＤＡはその牛の餌になった肉骨粉の分析を行ったのだ。

また、ＦＤＡは農務省が規制している動物に使う医薬品を規制している（ただし、生物製剤は農務省が規制している）。二〇〇四年の初め、農務調査官はウィスコンシン州の二カ所の食肉処理場で、子牛の皮下にＦＤＡが使用を禁止している成長促進作用のある合成テストステロン製剤が埋め込まれているのを見つけた。そして、テストステロンが牛の飼育に使われなくなるのを確認し、ＦＤＡが食肉として販売して差し支えないと判断するまで、農務省は一時的に子牛を食肉の流通から外した。

田畑で農作物が育てられている間は、環境保護局は農務省と協力して、そこで使われている農薬を規制している。環境保護局は農作物中の農薬の残存量の基準を定め、他の二つの機関は農作物が収穫され市場に送られるときに、その基準を超えていないかどうかを監視している。農務省は、植物に害虫が拡がるのを防ぐ役目も担っている。

遺伝子が生命体から生命体へと遺伝子の改変のために移し替えられる遺伝子組換え食品の場合は、事情はもっと複雑になる。農務省は、遺伝子組換え作物の野外試験を規制している。環境保護局は、害虫抵抗性をもつように遺伝子改変された植物を規制している。ＦＤＡは、遺伝子組換え食品が食べても安全かどうかを決めているが、たいした規制はない。一九九〇年代初めに遺伝子組換え食品の安全性についての問題が持ち上がったとき、ＦＤＡはあまり熱心に取り組まず、遺伝子組換え食品は自然に作られた食品と本質的に同等であり、安全性試験を必要としないものとした。

その後、ヨーロッパで遺伝子組換え食品の人の健康や環境への長期的なリスクが懸念され、事実上すべての遺伝子組換え食品の輸入が停止された。これが貿易問題へと発展し、米国通商代表部（ＵＳＴＲ）の管轄になった。

貿易関係でＦＤＡが取り組まなければならなかったのはこれだけではない。９・１１のテロ事件後、ＦＤＡは輸入食品の中にテロリストが何か混入していないかどうかを確認することになった。このため、ＦＤＡは税関国境保護局（ＣＢＰ）と一緒に仕事することになった。

レストランについてはどうだろうか。州や地域の当局にはレストランを監視する義務がある。だが、すでに説明したように、卵の保管温度の監視などでは混乱を招いている。しかし、ＦＤＡは地域当局が使えるようにモデル食品基準（ＭＦＣ）を作った。この最新版は八つの章と七つの付録で構成されており、内容は指の爪の衛生から下水処理や調理器具の始末に関する事柄まで網羅している。ＦＤＡの食品安全・応用栄養センター（ＣＦＳＡＮ）のセンター長ロバート・Ｅ・ブラケット博士は「これは非常に強く推奨できるものである。すべての州がこれを採用してくれるといいのだが」と述べている。

ブラケット博士はオールバックの銀髪で、濃く太い眉毛をした人物で、二〇〇四年の冬にインタビューしたときには、まだ現在の職に就いて日が浅く、コメントには細心の注意を払っているようだった。ブラケットはジョージア大学の微生物学教授を経て、ＦＤＡで三年間、食品安全・応用栄養センターの食品安全部長を務めた。現在は、人気があるが控えめな人物だったジョセフ・Ａ・レビットが退職したため、その後を受けて食品安全・応用栄養センターのセンター長という重職に就いている。

実際、ほとんどの州はＦＤＡのモデル食品基準を採用している。その理由は、もちろんＦＤＡに大きな信頼があることにもよるのだが、食品業界がきちんとした基準を望んでいたということもあるし、何よりも一から新しい基準を作成するよりも既存の基準を使ったほうがずっと楽だからである。またＦＤＡ、食品業界の代表、地域の保健当局は少なくとも隔年で公式に食品保護協議会（ＣＦＰ）という会議を開いている。

レストランチェーンのジャックインザボックス社の品質・ロジスティック部門担当副社長デビッド・Ｍ・ゼノ博士は、このモデル食品基準がどう機能しているか、例を挙げて説明してくれた。一九九〇年代半ばのこと、腸管出血性大腸菌Ｏ－１５７：Ｈ７を殺菌するため、ハンバーガーなどの肉を華氏一五五度〔摂氏六八・三度〕で一五秒間加熱しなければならないという基準を変更したいとレストラン業界は考えていた。レストラン業界では、単一の固定された基準ではなく、調理時間と加熱温度の組み合わせによる幅のある基準のほうがよいと考えていた。「われわれはＦＤＡを訪問し、なぜ柔軟な基準が必要なのかを論理的に説明した。その後、ＦＤＡはわれわれを何回か呼んで詳しい説明を求めたのだ」とゼノ博士はいった。ＦＤＡの職員が基準の変更を支持する意見を書いた後、ゼノ博士たちは実際に基準を変更させるべく、政府にロビー活動を行わなければならなかった。結局、うまくことが運び、現在、モデル食品基準には一七種類もの加熱温度と調理時間の組み合わせが記載されている。

現状では州や地域ではモデル食品基準の一部をそのまま適用したり、それぞれの作った基準を付け加えて運用したりしている。二〇〇〇年代初めのこと、ＦＤＡは、パッケージ食品と同じように、レストランのメニューにカロリー、炭水化物、その他の栄養素の成分量を表示すべきかどうかを検討していた。そして、連邦政府に先がけて、六つの州とコロンビア特別区がメニューに食事の成分を表示する法案を提出した。

確かにスーパーマーケットで販売されるパッケージ食品のラベルは、もう一つの大きな問題だ。一九九〇年の法律では、パッケージ食品中の各栄養素が平均一日摂取量のどの程度に相当するのかが記載された栄養成分表示を承認することがFDAの任務であった。ところが、FDAは平均一日摂取量を規定しておらず、これはジョージ・ブッシュ大統領が取り組まなければならない課題だった。FDAは、米国国立科学財団（NSF）、米国農務省（USDA）、米国保健福祉省（DHHS）から出されるガイドラインを拠りどころにしているのである。また、連邦取引委員会（FTC）が食品に関する広告を監視しており、健康についての宣伝文句がクッキーの箱の裏に書かれたものではなく、テレビコマーシャルで流されるとなると、その管轄はFDAから連邦取引委員会に移るのである。二〇〇三年一〇月に、KFC（ケンタッキーフライドチキンチェーンのオーナー会社）がフライドチキンは健康によい旨の広告キャンペーンを張った際に調査したのは、連邦取引委員会だった。

『ファストフードが世界を食いつくす』[1]の著者エリック・シュローサーは、一二の連邦機関と二八の議会の委員会が何らかの形で食品監視に関わっていると推定している。多くの人が典型的な愚かしい例として、ピザの監視を挙げている。すなわち、ＦＤＡが冷凍のチーズピザを監視しているが、これにペパローニのスライスを乗せると農務省に管轄が変わるのである。

食品だけでもこれほどまでに管轄が込み入っている。さて、薬といえば、まぎれもなくＦＤＡの管轄である。むろん、ここでいう〝薬〟は医薬品のことだ。一方、ヘロインや大麻などの非合法の薬物の管轄は麻薬取締局（ＤＥＡ）である。処方薬の鎮痛剤のように両方にまたがる薬の場合は、両機関が担当する。ＦＤＡと麻薬取締局の両方とも、問題となった薬物が薬物乱用危険度のスケジュールⅡ（メタドンやモルヒネなど、防弾ガラスで厳重に管理できる医療機関に限って投薬ができる薬物で、医薬品としては最高の管理区分）に分類されるものか、スケジュールⅢまたはⅣ（ジアゼパムなどの、処方箋により薬局で入手可能で、自宅に持ち帰れるもの）に分類されるものかを決める。また、ホワイトハウス国家麻薬管理政策局（ＯＮＤＣＰ）もあり、ここは主に麻薬撲滅キャンペーンを張っている部署だが、ときに他の二つの機関の麻薬政策をせっついたりもする。

薬の管轄はこのように込み入っているが、通常、麻薬取締局は、ＦＤＡよりも厳しく薬を管理しようとしている。事実、二〇〇三年に麻薬取締局がＦＤＡに対し、ある種の鎮痛剤の用法

1——邦訳は二〇〇一年に草思社から楡井浩一訳で出版されている。

を制限するよう要求したのだが、ＦＤＡ側はこれを拒否している。ペンシルバニア大学医学部精神科副部長で、大学内の薬物治療クリニックの設立者であるチャールズ・Ｐ・オーブライエンは、ヘロインの依存者のドラッグへの渇望を緩和させるメタドンの代替薬のブプレノルフィンをどう分類するかを巡って、ＦＤＡと麻薬取締局が二年越しの争いを続けているとＦＤＡの顧問がいっていた、と語った。

薬剤師は製薬会社から薬剤を購入するだけでなく、自ら薬剤を調剤することもある。これを調合といい、今では二〇〇〇年前の製薬の名残になってしまったが、複数の化合物を単剤で購入し、独自の方式で混合するのである。たとえば、アレルギーがある患者に着色料を除いた薬を調合するなど、個々の患者のニーズに合わせるために調合が行われている。ＦＤＡ当局は、薬剤師が絶対に認可されるはずのない最終製品を作りだす可能性を危惧している。しかし、その行為は合法であり、ＦＤＡには関係ないことなのである。二〇〇二年、最高裁は、調合に関してＦＤＡに権限を与える一九九七年ＦＤＡ近代化法の規定を無効とする判決を下した。したがって、調合は主に州薬事委員会（ＳＢＰ）が監視し、麻薬性鎮痛剤の調合については麻薬取締局が監視している。

また、重要な特徴としては、連邦政府ではなく、各州が医師免許を発行していることが挙げられる。したがって、医師がある薬剤をＦＤＡが承認していない疾患に対して処方したとしても、ＦＤＡがその薬を〝何か〟のために承認している限り、ＦＤＡは実質的に何もできないのである（適応外使用といわれるもので、第六章で詳しく説明する）。

もちろん、食中毒が爆発的に発生したり、医薬品の包装に細工されるなどの危機が起きたときは、米国疾病管理予防センター（ＣＤＣ）とＦＤＡが協力体制をとることになる。ＣＤＣは、食中毒の被害者が食品を購入した店や食品製造業者の原材料の仕入れ先まで、食品の汚染ルートや食中毒の発生原因を追跡していく。一方、ＦＤＡの役割は、食品や薬品の中のどの成分が問題を起こしたのかを正確に特定することである。

それでも食品と医薬品はまだ単純だ。これから医療機器・放射線医療センター（ＣＤＲＨ）に話題を移そう。一九九九年から二〇〇四年まで同センターのセンター長を務めたデビッド・Ｗ・フィーガル・ジュニア博士は「医療機器の規制は特に複雑だ。それこそいろいろなプログラムが絡んでくる」と述べている。

フィーガル博士はカリフォルニア州出身の穏やかな内科医で、薄いブロンド・グレーの髪をもち、あせる必要もないのに早口でひっきりなしにものをしゃべる人物である。彼は、カリフォルニア大学サンフランシスコ校医学部で、疫学と生物統計学を教えていたが、その後、その南に位置するカリフォルニア大学サンディエゴ校に移って、医学を教えた。一九九二年から一二年間にわたってＦＤＡに所属し、ＦＤＡの主なメディカルセンター三カ所（医薬品評価研究センター、生物製剤評価研究センター、医療機器・放射線医療センター）すべてで仕事をした。

フィーガル博士は、医療機器の規制がいかに複雑かを、例を挙げて説明してくれた。米国原子力規制委員会（ＮＲＣ）は放射線治療の許可を与えている。がんを発見するためにカテーテルから体内に放射性シードを注入することなどがその例である。しかし、それを規制するのはＦＤＡである。

超音波装置は米国エネルギー省（ＤＯＥ）とＦＤＡの両方の管轄である。

ＦＤＡは市販されている臨床検査器機を監視しているが、その器機を使って検査をするとなると、米国メディケア・メディケイドサービスセンター（ＣＭＳ）の管轄となる。

そして、フィーガル博士は米国消費者製品安全委員会（ＣＰＳＣ）の管轄とかち合う可能性があることについてはまったく触れなかった。管轄がはっきりしているものもある。コンタクトレンズはＦＤＡ、ベビーベッドや家庭用品は消費者製品安全委員会の担当である。ただし、家庭用品の中でも、携帯電話や電子レンジのように電磁波を出すものはＦＤＡが担当している。運動機器はどこの担当なのだろうか？　人間の身体に影響を与えるように作られているのだから、医療機器に分類されるように思える。しかし、もちろん、運動機器は医師の指示なく購入できるのである。「ＦＤＡは治療を目的とした製品ではない場合は、あくまでもそれを〝装置〟としてではなく、〝消費者製品〟として捉え、消費者製品安全委員会と協力して仕事をしている」。一九七〇年代後半にＦＤＡの法律顧問を務め、現在はウィリアムズ・アンド・コノリー法律事務所の共同経営者かつ企業弁護士のリチャード・クーパーはそう述べた。クーパー弁護士は、銀髪ですらりと背が高く、小声で話すにもかかわらず存在感のある人物で、ＦＤＡでの経験に忠実で頭脳明晰である。元ＦＤＡ長官デビッド・ケスラーはその著書の中で、クーパーのことを「桁外れの知性の持ち主」と評している。クーパーがＦＤＡを辞めて二〇年ほどして、タバコの規制についての裁判で、同氏は巨大なタバコ会社Ｒ・Ｊ・レイノルズ・タバコ社の代理人としてケスラーと対決している。

結局、こうした縄張りの境界は、議会が新しい官庁を設立したり、古い官庁を廃止したり、職務の管轄を変更したりすれば、すぐに混乱するし、これまでもそういった場合に混乱してきたのである。

これまで説明してきたように、官庁の職務分掌はあまりにも複雑に入り組んでいて、誰も手に負えず投げ出している状態なのである。組織図を書こうにも書きようがない。これまでも公益科学センター（ＣＰＳＩ）やコンシューマーズユニオン（ＣＵ）などの多くの消費者団体が、食品の規制を米国農務省（ＵＳＤＡ）やＦＤＡがばらばらに管轄するのではなく、新しい官庁を作って、権限を一カ所にまとめるよう提案してきた。

必要に迫られて、長年にわたって多くの官僚がこの問題に取り組んできた。臨床検査の問題を考えてみよう。フィーガル博士によると、「米国メディケア・メディケイドサービスセンター（CMS）は検査室の能力、検査室や臨床検査技師の質、検査に再現性があるかなどを見ている。また、CMSは病院の品質管理を研究している」。一方、「FDAはマーケティングに注目しており、世間が考えるような対立した構造は何もない。FDAはメディケア・メディケイドサービスセンターのことは関心ないのだ」とのことである。食品の広告についても、クーパー弁護士は「連邦取引委員会（FTC）はFDAの医学的判断を受け入れている」という。魚の中のメチル水銀についての研究では、FDAと米国環境保護局（EPA）が最終的に合意に至っていると、FDAの食品安全・応用栄養センター（CFSAN）のセンター長ブラケット博士は指摘している。それにしても、他の官庁の意見を取り入れるのは悪いことなのだろうか？

そうはいっても、FDAに忠実な官僚たちも、こうした管轄区分がわずらわしいことは認めている。関係機関との間で合意が得られないときは協議が必要となるので、意思決定に時間がかかってしまう。環境保護局とFDAがメチル水銀の件で合意したときも、また、麻薬取締局とFDAがブプレノルフィンの分類の件で合意したときも、どれほど長い時間が必要だったことか。特に、モデル食品基準の採用が任意なのには、食品安全・応用栄養センターはとても困っている。州がモデル食品基準に従わなくても、「いらだつだけで何も打つ手がない」と、一九九七年に同センターを微生物学戦略部長で退職したジョセフ・マーデン博士はいう。

この重複をうまく解決できないのかと、カーター政権下のFDA長官だったジェレ・ゴーヤンに尋ねたことがある。「想像もつかないことがたくさんあるんだ」。氏は穏やかにいった。「それが現実なんだ」。一九七〇年代、彼はほぼ一カ月に一回のペースで環境保護局や消費者製品安全委員会（CPSC）で先方の代表と会っていたが、規制に関する問題はうまく調整できなかった。むしろ話題は政治的な内容が多く、共和党の勢力が伸びるのを心配するものだった。

公益科学センター（CSPI）のデボールのように汚染された卵の調査にあたる官庁をはっきりさせたい第三者には、官庁の管轄区分はあまりにも面倒でいらだたしい。複雑に絡み合った管轄の網目をたどるのは難しく、担当官が誰なのかを知ることもできない。管轄がはっきりと分かれている場合でも、官庁同士の連絡は悪い。「官庁同士はあまり話し合わないわ。一緒には仕事していないのよ」。ジャックインザボックス社のハンバーガーの食中毒事件の後、一九九三年に創設された食品の安全性監視グループ「食卓の安全が第一（英語名を略してSTOPという）」の事務局長カレン・テーラー・ミッチェルはいう。ミッチェルは一つの例を挙げて説明してくれた。二〇〇二年にディズニーワールドで行われた臓器移植者競技会（臓器移植や骨髄移植を受けた人のためのオリンピック）で、パックのトマトを食べた人が二名、サルモネラ中毒になったので、ＳＴＯＰがトマトを回収するようＦＤＡに要求したことがある。ところがＦＤＡの返事は、昔ながらの官僚的な責任逃れそのものであり、「ＦＤＡは米国疾病管理予防センター（ＣＤＣ）からまだすべての情報を受け取っていない」とのことだった。そこで、ＣＤＣに電話で問い合わせしたところ、「ＦＤＡにはすべての情報を提供したはずだ」と答えたのである。

一九九〇年代後半にデビッド・ケスラーの代わりにＦＤＡの長官代理となったマイケル・フリードマンは、米国農務省（ＵＳＤＡ）やホワイトハウスを含めた他の官庁とＦＤＡとの間で、どう職務を分掌すればよいか議論したという。「どう整理すれば食品プログラムや食品の安全性プログラムがもっと効率よくなるだろうかと話し合ったんだ」

米国食品医薬品局（ＦＤＡ）が他の官庁と衝突するとしたら、どこが勝つだろう？　ＦＤＡが疑いもなく尊敬を集めてきた理由の一つは、権限の範囲が広いからである。ほぼ同程度の権限をもっているのは、アメリカ人の社会交流に影響をもっているという点からは、連邦取引委員会（ＦＴＣ）と連邦通信委員会（ＦＣＣ）の二つくらいしかないだろう、と連邦取引委員会の顧問でコロンビア大学の経済学部教授フランク・リヒテンベルクは指摘している。ＦＤＡは米国最古の消費者に関わる官庁の一つであり、名声を築く時間があった。また、ＦＤＡの権限は生き死にに関わることなので、とても威信がある。

しかし、米国農務省（ＵＳＤＡ）という名の絶対的な支配力をもつ組織の政治的影響の前では、他のすべての影響力はかすんでしまう。

ＦＤＡの前身は一九世紀初めにできた農務省化学局だが、今日まで農務省ほどの権力を振るうことはめったになかった。まず第一に、農務省はＦＤＡよりもはるかに大きい。農務省の二〇〇四年度の予算が二一五億ドルなのに対し、ＦＤＡの予算は一七億ドルしかない。ＦＤＡの仕事が米国経済の二五％に関わっている一方、農務省は〝自営農場〟というアメリカの象徴に関わっている。また、米国では、製薬会社の数より農家の数のほうが多い。全米五〇州のうちアラスカとハワイを除く四八州の面積の三分の二が農業用に使われている。「農務省の議会への影響力はとてつもない大きさだ」。マイケル・フリードマンはいう。「農業関連の事業が主要な位置を占めている州が実に多い。だから、農務省は歴史的にも、議会内のきわめて有力なポストの人々にとって重要なのだ。これが歴史的な現実なんだ」

また、官庁の序列では、農務省のような行政省と、ＦＤＡのような行政省内にある〝局〟との立場の違いは決定的に重要である。動物用医薬品センター（ＣＶＭ）が農務省と意見が一致しないときは、「農務長官にまで話がいかないとどうしようもないだろうね」。細身で、のっぺりとした顔のＦＤＡ動物用医薬品センターのセンター長スティーブン・Ｆ・スンドルフ博士はいう。こうした場合、農務省がもともとの立場からして有利なのだともいう。農務長官はたった一五人しかない閣僚の一人であり、ＦＤＡ長官よりも位が高い。たしかに、ＦＤＡ長官も上役の米国保健福祉長官を通じて政治的な力をもつことができるが、わざわざ保健福祉長官という食品や薬品の他にも仕事がある人の気を引いて力を借りなければならないわけである。

さらにひどいことに、ＦＤＡは一九四〇年に正式に農務省の管轄外になったにもかかわらず、その予算は、まだ議会の農務委員会が管理しているのだ。これは族議員が自分の選挙区にお金をもってくる権限や、その権限の影響を受ける人から選挙運動の資金を集めるのをそう簡単にはあきらめないからである。したがって、ＦＤＡは、最愛なる自営農家や農業・食肉業などの多額の選挙運動の資金提供者のことしか頭にない政治屋から予算をもぎとらないといけないのである。

議会の委員会メンバーやスタッフについて、フリードマンは言葉を一つひとつ選びながら、「とても優秀でいい人ばかりで、私は好きだったなあ」と、評した。そして、「だが、議会の農務委員会のなかには、米国疾病管理予防センター（ＣＤＣ）や米国国立衛生研究所（ＮＩＨ）など評価する相手の人たちと匹敵する科学的な素養のない人も少なくなかった。つまり、議会で審査に携わる優秀な人たちに、審査に必要な知識を授ける時間がいつも必要だった」。そして、そうした人たちに要点の説明をしても、結局は「彼らの一番の支持母体は農家であることには、変わりはないんだ」といった。

マイケル・フリードマンの同僚で元ＦＤＡ長官のジェレ・ゴーヤンもこの説明には留保をつけながら同意している。「農務委員会は、予算上、ＦＤＡよりも農務省が有利になるよう配慮している。しかし、誰が予算に采配を振るっているにせよ、問題が山積みな上に、十分な資金もないという状況に変わりはない」

おそらく、最も重要なことは、この二つの官庁が世界をまったく正反対の方向から見ていることだろう。農務官には食肉業界や貿易業界の出身者が多い。一方、ジェーン・ヘニー、ケスラー、ゴーヤン、フランク・ヤングなどのＦＤＡ長官は、概ね大学、病院、米国国立衛生研究所（ＮＩＨ）などの出身である（ただし、彼らや彼らの部下には、ＦＤＡ退職後に製薬会社へ再就職する人も多い）。農務省の任務は、牛肉業界の産業振興と規制である。一方、ＦＤＡには単に規制という任務しかない。この二つの官庁が対立した場合、一般的に農務省はＦＤＡよりも緩い条件を主張することが多い。一九九二年に食品ラベルについて論争が起きたとき、農務省が牛肉の生産者の意に沿うよう、摂取カロリーの基準を高く設定させようとしたのは有名な話である。一言でいえば、農務省はＦＤＡに比べ、自らが監視する業界と馴れ合っているのではないかという噂があるのである。

その点でＦＤＡは農務省を見下している。「ＦＤＡの人間のほとんどが、そもそも一つの官庁が業界の規制と権益の保護という相反する任務を同時に行えるはずがないと思っている。農務省の中には、アメリカ人の健康よりも、業界の繁栄のほうを気にしている人もいる」と、ゴーヤンはいった。また、食品の安全性監視グループ「食卓の安全が第一（ＳＴＯＰ）」のミッチェルはインタビューのときに、「二つの官庁の間には失うべき愛情さえないので、それが食品の安全のじゃまになっているの」という。

一九六〇年代までは、米国食品医薬品局（ＦＤＡ）の長官は、事実上、ＦＤＡの生え抜きが就くポストだった。しかし、リンドン・ジョンソン大統領がＦＤＡ外から評判の高い米国疾病管理予防管理センター（ＣＤＣ）のジェームズ・ゴダード博士をＦＤＡ長官のポストに就けて以来、ＦＤＡの長官はほぼ全員、ＦＤＡ外の医師である（ただし、カーター政権下の二人の長官、ドナルド・ケネディとゴーヤンはＦＤＡ外の人材ではあるが、医師ではない）。ＦＤＡ長官は、いまだに、行政省庁のレベルから二階級も低い管理的業務を司るに留まり、大統領から他の行政官と同様の方法で雇われているにすぎないのである。

一九八〇年代の災害に対する対応への反省から、テネシー州出身の上院議員アルバート・ゴアをはじめとする議員たちは、ＦＤＡには制度上、強い力をもつ長官が必要だと判断した。ＦＤＡ長官は独立した権力基盤をもつべきであり、容易には解任されず、政治の影響を受けにくいようでなければばらない、と。そして、連邦捜査局（ＦＢＩ）長官や連邦準備制度理事会議長のように、ＦＤＡ長官は六年間を一任期とすべきだとした。これにホワイトハウスが抵抗を示したので、ゴアはＦＤＡ長官への就任には上院の承認を要するものとするという代替案を提示した。これは、ＦＤＡ長官の職が、やはり上院の承認を要する行政省庁の副長官と同格であることを意味するものであった。その結果、現在、ＦＤＡ長官は、米国保健福祉省（ＨＨＳ）長官の直属の部下という扱いになっている。これらの変革により、ＦＤＡ長官の地位は、官僚組織上一つ上がることになり、これは他の官庁と直接対決しなければならなくなったときには非常に意味が大きい。結局、ＦＤＡ長官の就任に上院の承認を得なければならなくなって、議会での議論と採決を公式記録に残せることになったので、大統領がＦＤＡの長官に不適当な人物を任命しにくくなり、政治や業界からの介入を防げるようになったのである。「十分に審理を尽くさねばならない。そうすることで、国民からの審査と説明責任が実施されることになるのだから」。当時、ゴアの医療問題の顧問だったジェリー・マンデはいう。ゴアは後に、一九九一年三月の上院労働委員会が開いた追加聴聞会で、「ＦＤＡの独立性と統合性を強化することが立法主旨である」と述べている。この法案は、一九八八年ＦＤＡ法として立法化され、デビッド・ケスラーが、上院の正式な承認を経た初めてのＦＤＡ長官となった。

（その後、ゴアは一九九二年に副大統領となり、彼自身が提案したこの法律があだとなって苦しむこととなった。一九九七年、一九九八年は、上院は共和党優勢のオール野党体制であったため、ケスラーの後任としてクリントン大統領と上院の両方に承認される人物を見つけるのに、およそ二年間の歳月を必要とした。それにもかかわらず、マンデとゴアは自分たちの議案を後悔していないと、マンデは述べている。マンデは「今も政府はどうあるべきかという見地から物事を考えている。それこそが正しいことなのだから」という。マンデは、一九九〇年代、まずゴアに仕え、その後、FDAでケスラーに、そしてまたホワイトハウスでゴアに仕えてきた。二〇〇一年、マンデはイエール大学医学部がんセンターで政策副部長となり、再びともに働くことになったが、ケスラーは二〇〇三年にカリフォルニア大学サンフランシスコ校に移った。）

FDAの長官の座に就くために上院の承認が必要になったことにより、FDA長官という地位に世間の注目が集まるのと同時に、威信が伴うようになった。FDAの医薬品評価研究センター（CDER）の元センター長で、現在はジョージタウン大学の医薬品開発科学センターのセンター長を務めているカール・ペックは、上院のお墨付きという政治的な影響力により、ケスラーがタバコ問題に存分に取り組めたと考えている。「何かに着手することは権限がなくてもできる。しかし、政治的に任命された指導者となってこそ、何かを成し遂げることができるんだ」

それでもまだFDAには、メディケア・メディケイドサービスセンター（CMS）ほど高い地位が与えられてはいないようだ。二〇〇四年四月にマーク・マクレランＦＤＡ長官がメディケア・メディケイドサービスセンターの長官になったとき、それが処方薬に関する異論も多い新法を執行した功績に伴う昇格であることを疑う者は誰もいなかった。

第五章　トラック何台分もの紙の山

トム・ガーベイは、米国食品医薬品局（ＦＤＡ）で初めて新薬を審査したときのことを今でも覚えている。

それは一九七〇年代半ばのことで、Ａ・Ｈ・ロビンズ社のレグランという胃腸薬だった。「消費者安全監督責任官が申請書類を私の部屋に運び入れて、『新薬承認申請書類です』と耳元でささやいたんです」。見ると書類は三〇〇冊くらいありそうだった。彼は「私のいる場所がなくなってしまう」といった。

消費者安全監督責任官はガーベイを座らせ、にべもなく「書類の山を一つひとつ説明していった」と、ガーベイは思い出す。このうち、薬の医学的特性についての審査の責任者としてガーベイが読まなければならないものは、せいぜい一〇冊から一二冊分ほどで、その他は、毒性の専門家や統計学者といった、別の分野の専門家が審査すべきものだった。

トーマス・Ｑ・ガーベイ三世は、小太りで背が低く赤ら顔で、髪もあごひげも口ひげも全部真っ白なので、まるで白雪姫の物語に出てくる小人のようだ。ガーベイはジョークを挟みながら、母親ゆずりのイーディッシュ語なまりで休むことなくしゃべり続ける。彼はもともとは公衆衛生局で仕事をしていたが、ベトナム戦争の徴兵を免れるために米国国立衛生研究所（NIH）に移った。ベトナム戦争が終わると、マサチューセッツ総合病院でフェローとして働き、その後NIHに戻った。NIHではハーバード大学時代の同級生のロバート・テンプル（本書の「序章」に出てくるFDAの医療政策部の副部長で、ホリデイ・インで行われた抗うつ薬に関する聴聞会に参加した人物）と再会した。ガーベイはテンプルの誘いでFDAに移り、五年間で三段階昇格し、心腎分野の管理医官となり、心臓・腎臓関係の薬の審査を監督した。在任中には、当時ブロックバスターになると期待されていた胸やけ薬のタガメットを中心的に審査したり、もう一つの有力な胸やけ薬ザンタックの審査を監督したという。この間、彼は細々と診療をしながら、NIHでの非常勤の仕事も続けた。一九八一年に家庭の事情でFDAを辞めたが、その後はFDAでは仕事をしなかった。現在は他の元FDA審査官たちと同様、かつての監督先だった製薬会社のコンサルタントをしている。彼はメリーランド州のポトマック地域に会社を作り、その社長として、バイオテクノロジー会社や製薬会社の承認申請書類の作成を手伝っているが、顧客の中には、メルク社、グラクソ・スミスクライン社、リリー社、ジェネンテック社などの大手製薬会社もいる。

ガーベイは新薬の承認審査のことを思い出していう。「どれほどたくさん書類があっても、とにかくやるしかない。まずは読み出すんだ。書類の山にひるまず、ひたすら読む。夜更けまで担念に読むんだ」（ガーベイが初めて審査したレグランという薬は、新薬として承認された）。

アメリカで新薬の承認審査をするのがどのくらいたいへんかというと、大統領選挙のディベートの準備をするのと、司法試験に備えて受験勉強するのと、学位論文の口頭試問を突破するために勉強するのと、プルーストの『失われた時を求めて』の校正をするのと、四日間ぶっ通しで徹夜するのを合わせたくらいの労力が必要なのだ。新薬の承認申請というものは、申請を出す製薬会社にとっても、それを審査するＦＤＡにとっても実にたいへんなことで、慎重に、集中的に、効率的に、何度も繰り返して、科学的に、そのときそのときで対応を変えなければならないものだ。申請には臨床試験を行ったすべての患者のあらゆる状態の変化を記録した文書が必要であり、そこに書いてあるデータは新薬承認申請書類の各所で相互に参照できるように書かなければならない。小数点以下の数字もすべて正確でなければならない。多額の金銭が、ＦＤＡの審査官の判断にかかっている。また、多くの患者の命も審査官の判断にかかっている。

まさにこうした承認プロセスこそが、ＦＤＡという組織の性格を現している。ＦＤＡは第Ⅰ種の過誤（まだ薬として承認すべきではないのに、早まって承認してしまう）と第Ⅱ種の過誤（もう薬として承認すべきなのに、承認しようとしない）のせめぎ合いの中にあり、いつもマスコミの注目の的だ。「国民の健康はＦＤＡの双肩にかかっているのだから、新薬の承認は慎重の上にも慎重に行うべきだ」、「そんなことはない。ＦＤＡは慎重すぎる。ばかばかしい質問を繰り返して、必要な薬をいつまでも承認しようとしないんだから」、「製薬業界はＦＤＡに圧力をかけて、薬の承認を急かせている」、「いや、ＦＤＡは不当に製薬会社を敵視している」。ＦＤＡをめぐっていつもこうした論争が行われている。どれほどＦＤＡが仕事を効率化しても、こうした論争は止むことがない。製薬会社は、薬の販売開始のタイミングが一週間でも遅れたら不平たらたらだし、消費者グループは、一人でも人が死ねば大さわぎだ。

確かに、承認プロセスはもう少し短縮できるだろう。およそこの世に存在するありとあらゆるものは、報告書をワープロ打ちするにしても分子の反応を比較するにしても、たゆまぬテクノロジーの進歩によって、効率を上げることができるはずである。ＦＤＡの役割は、科学の進歩や生命倫理、消費者の圧力など新しく直面する問題すべてを考慮しながら変化せざるを得ない。そして、ＦＤＡの役割の変化によって、承認プロセスが速くなる可能性もあるし、逆にますます遅くなるかもしれない。しかしそもそも、承認プロセスはゆっくりと慎重でなければならないものなのだ。優れた薬を承認しないことよりも、危険な薬を販売するのを許してしまうことのほうが、ずっと問題なので、ＦＤＡは第Ｉ種の過誤を犯さないよう注意するべきである。ＦＤＡが薬にすべきではないものを薬として承認してしまうという第Ｉ種の過誤を犯してしまうと、危険な薬のせいで国民が次々と死んでしまうが、薬にすべき薬をなかなか承認せず、第

Ⅱ種の過誤を犯しても、単に国民は新しい薬が使えないだけなのだ。

製薬業界や連邦議会からの強い圧力を受けて、近年、ＦＤＡの審査は大幅にスピードアップした。これに対し、有力製薬会社の影響が強すぎるし、患者が第Ⅰ種の過誤のリスクに曝されていると批判する人々もいる。しかし、真の危険は審査のスピードにあるのではなく、その背後にあるものの考え方にある。ＦＤＡは今やはっきりと第Ⅱ種の過誤の方向に傾きつつある。


新薬の開発プロセスの中でも最も偶然性が高く、創造的で、刺激的な部分は、ＦＤＡとは何の関係もない。新薬の標的疾患を決め、その疾患に対して効きそうな物質を探す、創薬プロセスの最初期こそが一番面白いのである。

製薬会社は社会のニーズ、会社の名誉、利益、利便性、そして偶然によって、標的疾患を決める。製薬会社は将来性のある大きな市場を探す。つまり、医療保険に入っているベビーブーマー世代の中流階級がかかりやすい高コレステロール血症、関節炎、糖尿病などの慢性的かつ深刻な病気を新薬開発の標的疾患に選ぶのである。製薬会社は、がんやアルツハイマー病など、先進的な研究が進められている分野にも注意している。また、自社が市販している薬が他の病気にも効くかどうかにも目配りを怠らない。

従来、製薬会社、大学、民間研究所、米国国立衛生研究所（ＮＩＨ）などの研究者は、研究所の化合物ライブラリの中から、標的疾患に効く物質を探し出していた。コンピュータの発達やヒトゲノム地図の完成によって、研究開発のプロセスは効率化し、標的の構造をより速くより正確に探し当てることができるようになったが、基本原則は従来と同じだ。疾患過程に相応する物質を見つければよいのである。たとえば、ある疾患がある細胞に送られるシグナルによって引き起こされる場合、その細胞のレセプターに結合してシグナルを受け取れないようにする物質がないかどうかを探すのである。

新薬候補として最も有望とされた物質は、動物を使って、血液にどのくらい吸収されるか、生体にどんな作用を及ぼすか、その他、その物質の機能に関するさまざまな事柄を観察することにより、その安全性を確認する。この際、少なくとも二種類の動物が用いられ、そのうちの一つはたいていげっ歯類である。このプロセスの最後の段階までに、五〇〇〇個の候補物質のうち、四九九五個はふり落とされる。

FDAに臨床試験開始の申請をするのはこの後のことである。

製薬会社は標的疾患に効き目がありそうで、しかも動物実験で安全が確認された物質を見つけると、研究用新薬申請（IND）の準備をする。これは新薬の候補物質をヒトで臨床試験するために、FDAの正式な許可を申請するものである。アンティジェニクス社のスタッフはこの申請のために一九九六年の感謝祭の前には寝る間も惜しんで準備作業をした。INDには、動物実験の主な結果と、その物質の組成や製造方法についての資料を添付する。しかし、INDの中で最も重要なのは、臨床試験のプロトコルである。これには、製薬会社がどんな方法でヒトでの試験を実施しようと考えているのかがとても詳細に書かれている。たとえば、臨床試験をどこで、どんな用量で、どの期間、何人の被験者を対象に行うのか、被験者をどうやって選択するのか、その新薬候補物質の評価に用いるエンドポイントや評価指標は何か、といったことが記載されているのだ。

研究用新薬申請（IND）を提出する前の段階で、ほとんどの製薬会社は、アンティジェニクス社がFDAでプレゼンテーションを行ったように、指導的立場の研究者や医薬品製造部門の代表をロックビルの巨獣のところに派遣し、FDAの重要な職員たちと〝プレINDミーティング〟をする。プレINDミーティングは、製薬会社がFDAと初めて接触する機会であり、この段階でINDがFDAの許可を得られるように書かれているかどうか、FDAがどんな情報を欲しているかについて、FDAに対して探りを入れるのである。動物実験で得られた安全性についての情報は、ヒトでの試験を行うのを正当化できるだけしっかりとしたものかどうか？　FDAが臨床試験を実施する医師に求めている資質はどんなものか？　新薬候補物質の品質を一定に保つためには、どんな管理体制が必要なのか？　臨床試験で最初に投与する新薬候補物質の用量は適切か？　アンティジェニクス社のようにこれまでにない斬新な方法で新薬の開発を行っている場合には、プレINDミーティングはFDAの審査官に対して、その目新しい方法について説明できる大切なチャンスだ。

二〇〇四年にFDAは製薬会社のために、薬の種類ごとに、臨床試験をどのくらいの期間行えばよいのか、何を臨床試験のエンドポイントにするかといった検討事項について標準的なガイドラインを作ることにした。[1] FDAの医薬品評価研究センター（CDER）のセンター長代理スティーブ・ギャルソンは「このガイドラインによって、FDAが製薬会社に何を期待しているのかを明らかにしようというわけです。臨床試験というのは複雑でとても厄介なものですから、製薬会社がFDAが何を求めているのかを推測するのは、なかなか難しいでしょう。だから、このガイドラインを作ったのです」という。ギャルソンによると、ガイドラインは、肥満や糖尿病などの複雑な病気に対する薬から作る予定だとのことだ。というのも、こうした領域の薬を開発しようとする製薬会社が非常に多く、FDAが新薬の開発のために何を証明してほしいと考えているのかについての情報が混乱しているからだそうである。「将来的には、すべての病気について、新薬開発のための臨床試験のガイドラインを作りたい」という。

プレINDミーティングや研究用新薬申請（IND）が扱っているのは、これから実施する

1——この種のガイドライン、ガイダンスは一九七〇年代から発行され、ときに応じて改訂されている。

ことなので、ほとんどストレスがないといってよい。実際に、たいていの場合、実施の許可は難なく下りる。ＦＤＡが製薬会社の申請後三〇日以内に許可しないといってこない限り、製薬会社は臨床試験を開始してもいいことになっているのだ。

しかし、問題が起きることもある。特に厄介なのは、その新薬候補物質が、米国食品医薬品局（ＦＤＡ）の官僚機構のどこに当てはまるかということだ。皮膚がんの薬は、医薬品評価研究センター（ＣＤＥＲ）の皮膚部門とがん部門のどちらで審査すればいいのか？　画期的な製品の中には、医薬品に分類すべきなのか、医療機器に分類すべきなのかを決めにくいものもある。医療機器に分類されれば、承認プロセスがずっと早く、費用も安く済む（臨床試験用医療機器に対する規則適用の免除規定（ＩＤＥ[2]）があるからである）ので、そうした製品を製薬会社側は、医療機器として審査してほしいと考えている。薬が承認を受けるには、何千人もの患者を使った臨床試験を少なくとも六年間実施しなければならないが、医療機器なら、数百人の患者を使った臨床試験を三年間ほど行えばいいのである。医療機器というものは、たいていの場合、薬とは違って身体の中に入り込むものではないから、規制が弱いのである。

リンダ・アレキサンダーは、ミネソタ州に本部のあるアルクエスト社という開発業務受託機関（ＣＲＯ）を経営している。同社は、顧客の医薬品開発戦略を規制的な側面から支援するコンサルティング会社である。二〇〇一年ごろ、アレキサンダーは、脳卒中の血栓を溶かす医療機器を開発している、ワシントン州にある小さな個人経営の会社にアドバイスする仕事をしていた。脳卒中では、血栓を素早く溶かせば重い脳障害を防ぐことができる。組織プラスミノーゲン活性化因子（ｔ－ＰＡ）やストレプトキナーゼといった薬剤がこうした作用をもつのだが、脳卒中の部位にカテーテルを誘導して病巣に血栓溶解剤を直接打ち込んだり、カテーテルを使って血栓を除去したりといった治療を研究している人もいた。アレキサンダーの顧客はカテーテルに血栓溶解作用を強める動力源を付けることを考えていた。アレキサンダーは「光や音だと考えてください」という以外、その〝動力源〟について詳しく教えてはくれない。この機器に使う薬剤は脳以外の場所にある血栓に対する溶解に使うことに対してはＦＤＡの承認を得ていたが、脳の血栓の治療については承認されていなかった。

そこでその顧客である会社はさらに二年ほど動物実験を行い、医療機器として審査されるべく、ＦＤＡへの申請準備を行った。アレキサンダーのＣＲＯのスタッフは断続的に三カ月ほどかけて、動物実験、検体検査、機器の仕組みについて、何百ページかのレポートを書いた。そ

2―ＩＤＥはInvestigational Device Exemptionの略。この枠組での使用成績に基いて、対象患者数が比較的少ない場合に、ＨＤＥ（Humanitarian Device Exemption、人道機器適用免除）として一定条件下で有効性の証明を免除して承認される制度が米国にあり、日本でも新規の機器開発のためこれら制度の導入が要望されている。

の後、アレキサンダーはロックビル市に出向き、ＦＤＡの審査官と会って、これが医薬品なのか医療機器なのかについて意見を交換した。審査官はこの機器の仕組みには懐疑的な様子だった。「カテーテルを脳血管に入れる装置なんて、これまでＦＤＡは審査したことがない。脳の血管はとても脆弱な上に、曲がりくねっている。そんなところにカテーテルを挿入できるわけがない」。議論は膠着状態に陥ったが、一時間半ほど議論したところで、アレキサンダーは結論に辿り着いた。「わかりました。では薬として申請します」。アレキサンダーはまずＦＤＡの当該部門の部門長に、その後、ＦＤＡのオンブズマンにも彼女の辿り着いた結論を説得したが、結局はうまくいかなかった。ヒトを使った臨床試験はとても複雑で費用がかさむので、アレキサンダーの顧客である会社はどこかの巨大製薬会社に支援してもらおうとしたが、パートナーとなってもらえるところはなかった。こうして二〇〇二年、その会社はこの製品の開発から手を引いたのだった。

アレキサンダーは、ＦＤＡの考え方はよくわかっているという——ある程度までは。「ＦＤＡは医薬品・医療機器の分類をするときに、まずその製品の主な作用機序は何かということを考える。しかしこういう考え方をしたのでは、新しい技術の出現が妨げられてしまう。薬の効果を一から証明しなければならないのだから」

こうしたＦＤＡの考え方は慎重すぎ、第Ⅱ種の過誤というべきなのだろうか、それともそのくらい警戒するのが当然なのだろうか？　私はこの程度慎重にことを運ぶのは仕方ないことだと思う。この製品の中で、患者に効くのはあくまでも〝薬〟なのであって、カテーテルや動力源ではない。また、この製品に使われている薬は脳血栓に対する承認を取っていない。つまり、この製品は新しい医療機器というよりは、画期的新薬にユニークな動力源をもつカテーテルが付いていると考えるべきなのだ。会社がこの製品の開発から手を引いたのは残念だが、いくらアレキサンダーが開発するよう勧めても、脳を軽々しく扱うのは危険だ。

研究用新薬申請（ＩＮＤ）が無事済んでも、臨床試験にさらに六年かかる。臨床試験というのは、新薬の承認プロセスの中でも最も肝心なプロセスで、この段階で新薬の候補物質はＩＮＤに記載したプロトコルに沿ってより多くのヒトを使って試験される。臨床試験の結果の良し悪しは、運、技術、忍耐、注意深さ、扱う病気の基本的な性質、新薬候補物質、研究者が人体についてどのくらい理解しているかなどにより、さまざまである。臨床試験の結果、新薬候補物質が効かないようだということになれば（だいたい一〇個の新薬候補物質のうち、九個は効かないものなのだが）、その物質は薬とは認められない。

キーフォーバー・ハリス修正法では、ヒトに対して行う試験は「適切かつよくコントロールされた試験」でなければならないことのみを要件としている。どういった臨床試験をもって

「適切かつよくコントロールされた試験」とみなすかは、米国食品医薬品局（ＦＤＡ）の考え方による。

臨床試験は、世界各地の二〇〜五〇カ所の病院、医科大学、その他の施設が名声をかけて取り組むものだ。第Ⅰ相臨床試験では、一年くらいの間に、何十人かの健康なボランティアを使って新薬候補物質の安全性を試験する。第Ⅰ相臨床試験で新薬候補物質の安全性を確認した後、第Ⅱ相臨床試験に進む。第Ⅱ相臨床試験では、数百人の患者に対して試験が行われ、およそ二年の間に、安全性のモニタリングを行いつつ、新薬候補物質が実際に効くのかどうかを見る。最後の第Ⅲ相臨床試験は、大型の第Ⅱ相臨床試験ともいえるもので、数千人の患者を使って、三年以上の時間をかけて薬の安全性と有効性を確認するものである。

いつも議論になるのは、新薬の試験をするときに、何を対照薬にすればキーフォーバー・ハリス修正法の「適切かつよくコントロールされた試験」という要件を満たすのかということだ。臨床試験では普通、被験者の半数に対してだけ試験薬を、残りの半数に対照薬を与える。そうして両者の有効性の差を比較するのだ。この際、患者の側も、薬を投与する研究者の側も、いずれの側もどの患者に試験薬が与えられ、どの患者に対照薬が与えられているのか、絶対にわからないようにするのが鉄則だ。問題は、対照薬として何を使うべきかである。対照薬として、形は薬だが、薬の成分が含まれていない〝プラセボ〟を使えばいいのだろうか？　それとも、同じ病気に使う別の薬を使えばいいのだろうか？

プラセボを使ってはいけない場合として誰もが納得するのは、次の二つの場合だ。まず、患者が命にかかわる病気にかかっている場合で、このとき、治療薬を使わないのは倫理的ではない。もう一つは、抗生剤の臨床試験の場合で、既に市販されている抗生剤と新薬候補物質とを互いに比較しないと、新薬候補物質が既に市販されている抗生剤よりも効果が劣る場合に耐性菌をつくってしまう危険性がある。

こうした場合以外では、臨床試験でプラセボを使うのが普通である。ＦＤＡのロバート・テンプルは、プラセボはベースラインをはっきりさせるのに必要だという。つまり、プラセボを使えば、患者を何も治療しなかったらどうなるのかを研究者は観察できるので、薬を使わなくても病気が自然に治るかどうかがわかるのだ。抗うつ薬は、臨床試験でプラセボを使う意義のある薬の典型的な例である。抗うつ薬の臨床試験は、信頼性が低いことで有名で、そもそもうつ病という病気自身が患者の主観的な症状がメインであり、有効性の〝証明〟もまた、主観的なものとならざるを得ないからである。標準的な抗うつ薬の臨床試験では、薬がプラセボよりも効くのは、二回の臨床試験のうち、およそ一回程度でしかない。したがって、既に市販されている抗うつ薬を対照薬にして新薬の臨床試験を行っても、かなりの不確実性が残るということになる。

しかし二〇〇〇年代前半には、臨床試験にプラセボを使用することに対して、倫理の観点や経済的な観点から世界中で批判が沸き起こったのだった。[3] プラセボを使うことは、試験に参加する患者の半数には治療しないことを意味するが、治療法があることを知っているのにそれを患者に提供しないことを、どうすれば倫理的に正当化できるのだろうか？ それに、既存の安い薬と新しくて高い薬のどちらがより効き目が高いかは、既存の薬と新しい薬を直接比較しなければはっきりしない。これが特に重要なのは、製薬会社には〝ものまね薬〟、つまり、既に市販されている薬ととてもよく似た薬をひねり出して、その宣伝に何千万ドルもつぎこむ傾向があるからだ（この点については第一三章、一四章〔下巻〕でもっと詳しく述べる）。『ニューイングランド医学雑誌』の前編集長で、製薬業界を厳しく批判した『ビッグ・ファーマ 製薬会社の真実』[4] という本の著者マーシャ・エンジェル博士は「医師が知りたいのは、新薬がプラセボよりも効くのかどうかではなく、今自分が処方している薬よりも効くかどうかだ」と、述べている。しかし、一方、FDAとテンプルはプラセボにこだわり続けている。

もう一つの熱い論争の種となっているのは、いくつの用量を設定して試験すれば、キーフォーバー・ハリス修正法でいう「適切かつよくコントロールされた試験」といえるのかということである。テンプルによれば、FDAは製薬会社に対して、薬の効果と副作用のバランスが一番よい用量を見つけるため、できるだけいろんな用量で試験するよう勧めてはいるが、そのために被験者が「何千人も」必要だということになれば、製薬会社が「やる気をなくす」だろうから、ＦＤＡはその点をしつこくはいわないという。そこで被験者の数を少なくするために、低用量ではなく、高用量で結果がはっきり出るように試験するのが普通である。[5] 二〇〇一年に『薬の使いすぎ』という本を出したジェイ・Ｓ・コーエン医師は、おそらく薬の用量について最も厳しい人物である。コーエン医師は、高用量で試験をした後で、少ない用量でも効くかどうかを製薬会社が確認することなどめったにないという。したがって、どうしても用量が高く設定されがちになるわけで、組織プラスミノーゲン活性化因子（ｔ‐ＰＡ）のような血栓溶解剤などでは、重い副作用が起きる可能性がある。カール・ペックによれば、ＦＤＡの医薬品評価研究センター（ＣＤＥＲ）が一九八〇年から一九九九年の間に承認されたおよそ五〇〇個の

3―この論争は、前出のＩＣＨ（39頁訳注2参照）の二〇〇一年ガイドライン、世界医師会によるヘルシンキ宣言二〇〇〇年、二〇〇八年改訂により、概して、回復不能または重篤な害をもたらさないならば、他の倫理原則が守られ科学的必要性があれば、プラセボ対照臨床試験は許容されるという合意に至った。「適切かつよくコントロールされた」については63頁訳注10参照。
4―邦訳は二〇〇五年に栗原千絵子、斉尾武郎の共監訳で篠原出版新社から出版された。
5―この点は日本では逆で、副作用が出ることを恐れて用量を低めに設定する傾向がある。少ない用量で薬価がついたほうが高用量で使用する際に稼げるからだ、とする見解もあるが、精神科領域などでは、市販後も低用量で効かない薬を多剤併用し副作用と疾患の重症度の判定もせずに漫然と使われている状況が問題視されている。

薬を調べた結果、その約二〇％では市販後に用量が変更されており、「その八〇％は、安全性の問題が理由で用量を下げている」とのことである。

プラセボの問題や用量設定の問題は論争が尽きないが、他にも臨床試験には「どうして結論が出るのにそんなに時間がかかるのか？」というような問題がある。たとえば、女性、子ども、少数民族も病気にかかるのだから、そうした人たちも入れて臨床試験をしなければならないということをＦＤＡが公式に認めるまでに三〇年もかかっている。従来、製薬会社は第Ｉ相臨床試験の被験者に健康で若い男性だけを選んできたが、その理由は健康で若い男性が理論上、試験の結果に影響を与えるような医学的な問題が比較的少ないからである。実に一九九三年まで、一四歳から五〇歳の女性、すなわち子どもを産む年齢の女性を臨床試験から除外するというのが、ＦＤＡの方針だった。「そうやってＦＤＡは女性を保護してきたのだ」と、一九七四年から一九七九年までＦＤＡの准主席法律顧問だったウィリアム・Ｗ・ボドラはいう。ＦＤＡの審査官は、女性の月経周期が臨床試験の結果に影響を与えたり、臨床試験が女性の子どもを産む能力に影響を与えたりするのを恐れたのである。

問題は、薬が必要なのは若くて健康な男性だけではないということである。病気が臨床試験の結果に「影響を与える」可能性のある人々をＦＤＡや製薬会社が被験者にしないようにしていたので、現実の世界で薬がどう振舞うのかということや、病気や他の薬にどう影響するのかについて知るチャンスを逃してきたのである。女性と男性では、同じ病気をもっていても同じ薬に対して違う反応をする。たとえば、ファイザー社は二〇〇四年前半に、男性のインポテンツの治療薬バイアグラを女性にも使えるようにしようとしてあきらめたが、これなどはまさに男女で薬に対する反応が違う好例であろう。人種による薬に対する反応の違いというものもある。よく知られているのは、黒人は心不全や高血圧の標準的な薬物療法に対する反応が白人に比べてよくないことである。さらに、かつては子どもに対する臨床試験はほとんど行われてこなかった。抗うつ薬の公聴会で親たちが十代の青少年の自殺に怒っていたように、未成年者の身体は四〇代の人間の身体とは、違った反応をする。それなのに、従来、医師は子どもに薬を出すときに、大人に処方する薬を量を減らして処方するだけだった。

こうした状況を受けてFDAはようやく、臨床試験の対象とすることを長い間避けられてきた集団に対する臨床試験を促進するための活動を始めた。一九八九年には、FDAは高齢者に対する薬物の臨床試験のガイドラインを発表し、一九九三年には男性だけでなく女性も臨床試験の被験者にするガイドラインを出した。一九九八年には、被験者を性別、人種、年齢ごとに要約することが義務化された。さらに、二〇〇〇年には、FDAはニトロメド社という新しい製薬会社が開発したビディールという心不全治療用の配合剤で、アフリカ系アメリカ人〝だけ〟を被験者とする臨床試験の計画を承認した。この薬が承認されれば、ある特定の民族集団についてのみ承認された初めての薬剤となるところだった。この臨床試験をめぐって、〝人種〟は、臨床試験を実施するための科学的な分類なのかどうかについて、新たに議論が巻き起こった[6]。

子どもで臨床試験を実施できるようになるのは、もっと大変だった。新薬の審査料を値上げした一九九七年のFDA近代化法では、子どもで臨床試験を行えば、そのブランド新薬のライバルとなるジェネリック薬に対する特許の保護期間を半年間延長するという条文が追加された。この条文では、子どもで臨床試験をしてさえあれば、その新薬が子どもの病気に実際に効いたかどうかには関係なく、子どもの病気に対する薬かどうかすら関係なしに特許の保護期間が半年間延長されるのである。FDAの統計によれば、この法律が施行されてから六年間で、製薬会社はこの条文に基づいて三三六件の臨床試験を実施し、うち六三件で小児に対する新たな適応を取得した（そして、グラクソ・スミスクライン社がパキシルの特許保護期間を半年延長するために行った臨床試験が、図らずも同剤と十代の青少年の自殺との関連性を示唆する研究につながったのだ）。製薬会社に対して批判的な人々は、製薬会社はこの法律を利用してベストセラー薬の特許の保護期間を半年延長させて大儲けしたが、そういった薬は関節炎や潰瘍の薬であり、子どもの治療にめったに使われない薬だと非難している。この法律が作られた目的は、製薬会社の儲けは少ないが実際に子どものために使う薬、特に生物製剤などの臨床試験を促進することだったが、そうした薬では子どもでの臨床試験はあまり行われなかった。

半年間の特許の保護期間延長という〝アメ〟をちらつかせても、子ども用の薬の開発につながらなかったので、ＦＤＡは〝ムチ〟を使うことにした。一九九八年には、製薬会社がある種のよく処方される薬や生物製剤を子どもを対象として臨床試験を行わない場合、ＦＤＡが子どもを対象として臨床試験を行うよう命令すると発表した。しかし、コロンビア特別区連邦地方裁判所は二〇〇二年一〇月、ＦＤＡはその権限を逸脱しているとして、この規則を否定したのだった。そしてその一四カ月後、連邦議会はＦＤＡにそうした権限をもたせる特別法を制定しなくてはならなくなった。

ところで、臨床試験というものは、何を試験の目的とし、何を評価しようとして行うのか、すなわち試験のエンドポイントを明確にしていない限り、やっても意味がない。伝統的に臨床試験が行われてきた疾患については、臨床評価に使う指標を決めるのは、比較的簡単だった。たとえば、抗コレステロール薬のスタチンでは、〝悪玉〟コレステロール（ＬＤＬ、すなわち

6―この点は日本では逆で、もともと日本人だけを対象とした試験の結果で薬が承認されてきたので、外国で承認されている薬について、日本人でどのような規模、デザインの試験を追加的に行えば日本で承認できるか、が常に議論になっている。国際合意としては、「日米ＥＵ規制調和国際会議（ＩＣＨ）」で一九九八年に出されたガイドラインで、外国の臨床試験データを受け入れる際の考え方が示された。また、二〇〇七年には日本の厚生労働省通知として、国際共同治験を行う際に、日本人がどのくらい入っていれば日本で承認できるか、といった考え方についての文書が出された。

低比重リポタンパク）の値が下がるかどうかを評価すればよかった。降圧薬なら、血圧がどのくらい下がるかを見ればよかった。がんでは、従来、治療を開始してから五年間症状がない患者が何人いるかが臨床試験のエンドポイントだった。しかし、製薬会社が画期的な方法を使ってより難しい標的に挑戦するようになるにしたがって、新たな評価方法を必要とするようになってきた。また、ＦＤＡも臨床試験の結果の評価基準を柔軟に考えるようになってきた。こうして、〝代替エンドポイント〟が、次第に臨床試験の評価に使われるようになってきたのである（これについては、第一二章〔下巻〕で詳しく述べる）。こうした考え方によって、がんの臨床試験では、患者の症状が残っていても、何かの測定できる兆候が改善していれば、薬が承認されるようになった。最も典型的な〝代替エンドポイント〟は〝腫瘍の縮小〟である。すなわち腫瘍の縮小によって、がんの進展を抑えることができると推定する。あるいは、腫瘍の縮小によって、がんの再発までの期間を延長できると推定するのである。

臨床試験を実施している期間は長く、通常、製薬会社が米国食品医薬品局（ＦＤＡ）と密に連絡を取り合うことはない。この間両者は、基本的には規則に従って一定期間ごとに情報交換を行うだけである。製薬会社は年に一回、臨床試験を行った被験者の人数、副作用の発生状況、残りの期間の試験の実施計画などについて、ＦＤＡに報告書を提出する。臨床試験のプロトコルに何らかの変更があれば、それも報告しなければならない。心不全や脳卒中など、試験薬に対する反応で重篤なもの、予測していなかったもの、生命を脅かすものが起きた場合は、年一回の報告書の提出時を待たずに、七日以内にそうした反応についてFDAに報告しなければならない。有害事象報告は、一人の患者につき八〜一〇ページの文書であり、患者の病歴に、たとえば「本症例は、この臨床試験で三例目の心臓発作の症例である」、「この有害事象の発生率は、この薬を使わない母集団での発生率よりも低い」などといった追加コメントを付けて当局に提出する。

一九九五年にFDAは製薬会社にそれまでよりも詳しい有害事象報告を求めることにしたので、他のあらゆる規制強化の場合と同様に、当然のことながら製薬会社はそれに反対した。FDAは、従来の有害事象報告では、製薬会社が起こった出来事を十分に調査せずに、報告するべき重篤な有害事象ではないとしたり、有害事象と薬剤との関係はないとしてしまったりするので、あまりにも抜け穴が多いと主張した。これまで使われてきた有害事象報告の規則を改正すれば、一九九三年のB型肝炎治療薬フィアルリジン（ＦＩＡＵ）の臨床試験で、副作用がもともとの肝炎の症状だと誤解されてしまって、一五人の患者中五人が死亡し、二人の患者が肝臓移植によってようやく助かったというような事件が防げるはずだというのである。

この規制強化は意味のない事務作業を増やすばかりで実がないという批判の声があがった。

元ＦＤＡ職員で、現在はＦＤＡに対して規制緩和を求める急先鋒の一人、ヘンリー・Ｉ・ミラーは『アメリカの健康のために』と題する著作の中で、有害事象報告の強化によって患者一人あたりの費用や事務作業量が六〇倍にもはね上がるとしている。ミラーはまた、有害事象が発生したからといって、患者がいくつもの病気を抱えている場合、それが薬によるものかどうかを判断するのは非常に難しいともいう（ミラーにインタビューを申し入れたところ、彼は短時間インタビューに応じてくれただけで、あとは自分の本を買って読んでくれといったので、そうした）。ニュージャージー州にある心血管系疾患、老化、糖尿病に取り組んでいるバイオテクノロジー会社アルテオン社の医薬品安全性スペシャリスト、ピーター・Ｊ・ティッチーは、もう少し控えめに、規制強化により、有害事象の報告に要する事務作業の量は五倍になるだろうという。しかしＦＤＡの動きが急だといって非難することはできない。というのも、この規制強化のガイドラインが最終的にまとまったのは、ＦＤＡが規制強化をいい出してから一〇年近く経った二〇〇四年末のことだからである。

　有害事象報告の強化は、些細な副作用の因果関係を認めすぎる意味で、第Ⅰ種の過誤を招くか？　それとも、副作用を過大評価して薬の有効性を見逃すという意味で、第Ⅱ種の過誤を招くか？[7]　不満を述べる製薬会社の多くは、この規制に過剰に反応してしまっている。ミラーは副作用らしき症状が本当に薬によって起きたものかどうかを証明するのは難しいというが、そのこと自身、有害事象報告をより充実させなければならない理由でもあるのだ。すなわち、FDAがデータを分析して結論を出すまで、誰も結論をいうべきではない。しかし、FDAの側も重篤な副作用の報告に過剰反応しないよう、慎重に因果関係を検討すべきだろう。

重篤な副作用といった種類の問題ではないが、米国食品医薬品局（FDA）に報告すべきかどうかの判断が必要な問題が起きることがある。二〇〇四年二月中旬のある日、アンティジェニクス社のテイラー・バーティスは、それより数週間前にイタリアにあるオンコファージの試験実施施設でミスがあったことを知った[8]。手術室で患者の腫瘍の標本を採取するごとに、標本に番号を振り、記録台帳と標本を入れる容器に番号を書くことになっていたのだが、異なる二人のイタリア人患者から取った標本に対して同じ番号が振られていたことがわかったのである。オンコファージは患者本人の腫瘍細胞から製造するものなので、番号を重複して付けてしまう

7—ここの部分は、80頁で副作用を恐れて薬をなかなか承認しないのは「第Ⅱ種の過誤」として説明されているため少々わかりにくいかもしれないが、もともと統計学的に有意な差があるとする過誤、ないと見逃す過誤、という意味である。この文脈では両方とも副作用を恐れる第Ⅱ種の過誤のような印象を与えるが、副作用の差をあるとする第Ⅰ種の過誤、有効性の差をないと見逃す第Ⅱ種の過誤、と解釈してやや意味を補った翻訳をしている。

8—オンコファージについては第一章参照。

と、二人から取った腫瘍の標本が両方とも使えなくなってしまう。アンティジェニクス社は、どちらかの患者に別の患者の組織から作ったワクチンを投与してしまうというリスクを冒すことはできなかった。

幸いなことに、同社にはバックアップシステムがあった。各標本には、四つの識別標識が付けられていた。手術室では標本に番号を振り、さらに患者のイニシャル、生年月日、保険証番号を付けていた。今回のケースでは、標本番号以外の三つの識別標識は正しく付けられており、問題の起きた二人の患者で同じものはなかった。さらに、二つのサンプルが手術で採取された時期には三週間の開きがあった。その後、同社では緊急の試料審査委員会（品質保証、品質管理、製造、薬事規制、臨床などの部門からの代表者、計一一人で構成されている）が開かれ、バーティスは、二人の患者のオンコファージ・ワクチンの製造を進めることにした。バーティスは「取り違いが起こる可能性はない」と判断したのである。これでもう、標本を破棄する必要もなく、FDAのチェックを受ける必要もなかった。

よい知らせがある場合にも、あわててロックビル市のFDAに電話をかける必要はない。その知らせがどのくらい重要なのか、情報は信頼できるものかをざっと見極めるのは、綱渡りに等しい。学術雑誌に発表されるような信頼性の高いデータなら、おそらく大丈夫だろう。製薬会社の外部専門家による諮問委員会から出された中間報告なら、あまり当てにはなりそうもない。

アンティジェニクス社が、オンコファージの第Ⅲ相臨床試験を終了し、新薬の承認申請を行うまでの間、レーヌ・グプタ博士は、〝公式には〟一年に四回以上、非公式には一カ月に一回のペースで、ＦＤＡとの相談を重ねてきた。イーライリリー社のような大手製薬会社では、常に何十個もの薬の臨床試験や市販後調査を行っているので、「誰かしらが一週間に二度はＦＤＡの職員に会うためにワシントンへ向かう航空便に乗っていることになる」とＷ・レイ・トンプソン博士はいう。トンプソン博士は、一九八二年から一九九四年までの一二年間、インディアナ州にあるイーライリリー社で、科学部門主任、副社長、その他の職を歴任した人物である（二〇〇三年、ＦＤＡはトンプソン博士の「公衆衛生および公共の福祉に対する多大な貢献」を称え、特別感謝状を授与した）。

この他にもＦＤＡが影響力をもつものがある。それは製品の名前である。製薬会社は好きな製品名を提案することができるが、ＦＤＡは、これから名づける薬が他の薬と混同されないように注文をつける場合がある。年月が経つにつれて新しい製品がどんどん市販されるので、これは結構大変な作業である（しかも、製薬会社はＸ、Ｚ、Ｖといった頭文字のつく製品名にしたがるので、紛らわしくない製品名をつけるのは難しい）。

たとえば、高コレステロール血症治療薬のバイトリン（Vytorin）と勃起不全治療薬のバイアグラ（Viagra）、肥満治療薬のゼニカル（Xenical）と抗不安薬のザナックス（Xanax）、抗うつ薬のプロザック（Prozac）と貧血治療薬のプロクリット（Procrit）。他にもまだまだ紛らわしい薬品名がある。ノバルティス社が開発した革新的な抗がん剤は、ヨーロッパでの製品名はグリベック（Glivec）だが、ＦＤＡは糖尿病薬のグリナーゼ（Glynase）やグリセット（Glyset）と間違えるのを心配して、折衷案としてアメリカでの製品名をグリーベック（Gleevec）とすることにした。

命の危険性のある病気や他に治療法がない病気の薬を開発する会社は、アンティジェニクス社がそうしたように、臨床試験の途中で審査プロセスを迅速化してもらう申請をすることがある。優先審査（ファスト・トラック）という制度を使えば、代替エンドポイントを用いた臨床試験の結果で新薬の承認を受けることができるので、製薬会社はすべての臨床試験が完了していなくても、一部のデータで新薬の承認を申請できる。迅速承認という制度でも、代替エンドポイントを使うことが可能である。優先審査という制度では、米国食品医薬品局（ＦＤＡ）は六カ月以内に審査を終えることになっている。臨床試験に関する連邦行政規則のサブパートＥにあてはまれば、通常の場合に要求される安全性データのすべてを提出しなくてもよい。

これらの制度は、きわめて深刻な病気に限定して適用されるものである。エイズやがんについて適用されることはよく知られているが、他の病気でも適用されることがある。ボストン市のタフツ大学医薬品開発研究センターによれば、二〇〇三年には、糖尿病や肥満などのさまざまな病気に対する五〇品目以上の医薬品が、優先審査で承認された。糖尿病や肥満の薬がこの制度の適用を受けたのは、糖尿病や肥満の人が米国内に多く、これらが深刻な健康上の問題を引き起こすからである。高脂血症治療薬リピトールの場合も同様である。

リピトールは一九九〇年代前半に臨床試験が行われ、素晴らしい結果を収めたので、これが薬として承認されれば〝悪玉コレステロール〟を減らす強力な武器になると期待された。ベストセラー薬がすぐにでも欲しかったので、ワーナー・ランバート社のパーク・デービス研究部門は一〇人の社員をロックビル市に派遣し、ＦＤＡに優先審査してもらうよう交渉した。しかし、スタチン系の高脂血症治療薬がすでに四つも市販されており、リピトールを優先審査するべき緊急性はなかった。当時パーク・デービス研究部門の薬事統括責任者で、現在は製薬業界でコンサルタントをしているアーウィン・マーティンは、一時間か二時間かけてＦＤＡのスタッフ一〇人ほどと面談したことを覚えている。ＦＤＡはパーク・デービス研究部門の社員たちに対して、「多少いい薬だからといって、早く承認するわけにはいかない。よほど優れていれば別だが」といった。ところがその後、リピトールは優先審査を受けられることとなったのである。

マーティンをはじめとする薬事担当の同僚たちは、ＦＤＡの反応に驚きも慌てもしなかったが、研究開発や営業部門から交渉に派遣された同僚たちは、ＦＤＡの態度に慣れておらず、「少し癪に障ったようだった」。同社ではアプローチの仕方を変えることにした。研究開発部の部長の思いつきで、稀な遺伝子欠損のためコレステロールの代謝が阻害されている子どものための薬として、研究を進めていくことにしたのだ。こうした子どもは、ＬＤＬコレステロールが多すぎるため、二〇歳未満で心臓発作を起こすリスクが高く、これに効く薬はまだ存在しなかった。この病気をもつ人は、米国には一〇〇人ほどしかいないが、この病気には治療薬が必要なのだ。南アフリカでこの病気の患者一〇〇人で臨床試験を行ったところ、リピトールはＬＤＬのレベルを三〇〜四〇％下げた。そこでパーク・デービス研究部門は、プロトコルをこの病気の小児にリピトールで第Ⅲ相臨床試験を行うというものに作り直して、ＦＤＡに提出したのだ。これにより、優先審査が受けられることになった。

マーティンは「あれはこじつけだったが、ＦＤＡの側もこちらの戦略を重々承知の上だった」という。パーク・デービス研究部門がたかだか一〇〇人しかいない病気の子どもを治療するためだけに、わざわざ薬を作るはずがない。彼がいうには、リピトールがいったん優先審査を経て医薬品として承認を受けたら、パーク・デービス研究部門がすでに四個のスタチン系薬剤がひしめく、米国の二四〇〇万人を超える高コレステロール血症薬市場に参入するはずだというのを、ＦＤＡはよくわかっていたということだ。事実、一九九六年一二月に医薬品として承認された後、リピトールは米国の高コレステロール血症薬市場に参入し、ライバル薬よりも値段の安さと強力な効き目で、急激に売上げを伸ばしたのだった（ワーナー・ランバート社は後に巨大製薬会社ファイザー社に合併され、現在ではファイザー社がリピトールを販売している）。

はたしてＦＤＡはリピトールの再挑戦に対して、薬として承認すべきではないものを承認してしまうという第Ｉ種の過誤を犯さないために、優先審査を避けるべきだっただろうか？　いや、そうではない。新しい治療方法を切望する病気の子どもたちがいて、パーク・デービス研究部門の作った薬がその子どもたちの病気の治療に安全かつ有効に使えると証明されたなら、たとえそれが製薬会社に新薬の早めの誕生祝いを与えることになるとしても、病気の子どもたちがより早くリピトールを使えるようになるチャンスをＦＤＡが奪うことは、倫理的に許されることではない。もちろん、すでに同じような薬がたくさんあるというだけでは、ＦＤＡが新たな薬の承認を拒否する理由にはならない。先に述べたように、新薬の臨床試験では薬剤どうしを比較するのではなく、どの薬が優れているのかはっきりしないのだから、パーク・デービス社は何の気兼ねもすることなく、リピトールを売りたいだけ売ればいいのである。

第Ⅱ相臨床試験が終わりに近づくと、臨床試験の最終段階の第Ⅲ相臨床試験の準備のため、製薬会社と米国食品医薬品局（ＦＤＡ）は、プレ第Ⅲ相ミーティング、あるいは第Ⅱ相終了ミーティングと呼ばれる大きな会議を行う。ここでプレＩＮＤミーティングのときと同様に、製薬会社は第Ⅲ相臨床試験のデザイン、統計方法、被験者の適格基準、治療方法、エンドポイントなどを、試験の目的に適うように決める。会議では、製薬会社はＦＤＡの職員に非常に具体的な質問をする。たとえば、「被験者は五〇〇人で十分かどうか？」、「臨床試験の期間設定をどのくらいにすればいいのか？」、「統計解析の手法としてどんなものを使えばよいか？」、「臨床試験で結論を出そうとする問題は製薬会社の考えている通りで間違いないか？」、「ＦＤＡは、製薬会社の計画した臨床試験で問題に対する結論が出せると思うかどうか？」などといった質問である。被験者一人につき、一万ドルから三万ドルの費用がかかるので、当然のことながら、製薬会社側は臨床試験の規模や被験者の数を当局から申請が拒否されない範囲で少なくしたいと考えている。

こうした会議は、製薬会社にとってもＦＤＡにとってもメリットがある。製薬会社はどう新薬承認申請書類を書けばいいのかがわかるし、ＦＤＡは新薬承認申請が出た時点でまごつかないよう、あらかじめその薬のことを知っておくことができるからだ。ＦＤＡの医薬品評価研究センター（ＣＤＥＲ）の抗がん剤部門の部門長リチャード・パズダー博士は、二〇〇二年の連邦議会小委員会で「この会議で合意を図ります。ＦＤＡと申請者の間でいったん合意された事柄については、ＦＤＡは、こちらには裁量があるだの、権限があるだのといってはならないのです」と証言した。多くの会議と同じく、ＦＤＡは会議の重要ポイントを詳しく要約した文書を作成し、あいまいなところがないよう、その写しを三〇日以内に関係者全員に送る。

この時点ともなると、製薬会社が使った資金はプレＩＮＤミーティングのときよりもずっと大きくなっている。製薬会社は化合物のスクリーニングから始まって九年以上その薬に取り組んでおり、かなりの金額をつぎこんでいる。こうなると新薬にかける期待は大きい。「ウォール街は製薬会社の一挙一動を見守っている。『データを得るのにどのくらいの時間がかかるのか?』、『新薬はいつ承認されるのか?』と鵜の目鷹の目だ。収益の入る当てもないままに、大金を賭けている。誰もが新薬が市場に出る瞬間を待ち望んでいる」。ヒト抗体を作る遺伝子組換えマウスを開発したニュージャージー州のバイオテクノロジー会社メダレックス社の最高経営責任者ドン・ドレークマンはそう語った。

製薬会社が社を挙げて、丸一日かけてプレ第Ⅲ相ミーティングに備えることもある。ニューヨーク市の聖ルカ・ルーズベルト医療センターの内分泌・糖尿病・栄養科の科長（他にも多くの肩書きがあるが）Ｆ・ザビエル・ピサーニャ医師は、数社からプレ第Ⅲ相ミーティングのリハーサルに呼ばれて、ＦＤＡの審査官役を頼まれたことがあるという。そうしたときに、彼は

ＦＤＡの審査官が問いただす可能性のある問題、特に副作用の問題を指摘したのだった。

イムクローン社が有名な抗がん剤エルビタックスの件で悲惨な目にあったのも、二〇〇一年一二月のプレ第Ⅲ相ミーティングのときであった。エルビタックスというのは、マーサ・スチュアートがイムクローン社の株のインサイダー取引で捕まることになった、あの薬である。ＦＤＡは、イムクローン社が二〇〇〇年の夏に第Ⅲ相臨床試験を開始したときに、化学療法を行う患者群、化学療法とエルビタックス投与を行う患者群、エルビタックスのみを投与する患者群に分けて、比較対照するという標準的な第Ⅲ相臨床試験が必要だと警告したという。ところがイムクローン社は指示に従わず、これらの比較対照群を設けずに第Ⅲ相臨床試験を実施し、その結果でエルビタックスの承認を申請したところ、ＦＤＡは審査を拒否したのだ（実際のストーリーはもっと複雑で、ＦＤＡは、欠損データがあることや被験者の数が少なすぎることを指摘していた。イムクローン社側は、十分な警告が与えられず、また、優先審査（ファスト・トラック）で審査してもらえるといわれていたといっている）。

第Ⅲ相臨床試験がうまくいくと、製薬会社は新薬承認申請、すなわち新薬の販売を開始するための承認を取るための正式な申請を行うために、大量の事務作業に取り掛かることになる。

ロックビル市の米国食品医薬品局（ＦＤＡ）に向かうトラックには電話帳サイズに綴じられ

た分厚い書類がたくさん積まれており、それには臨床試験結果が何万ページにも渡って綿密に記載されており、作成には何週間もかかり、ＦＤＡに提出した後も何カ月も回答を待つことになる——ＦＤＡにまつわるそんな恐ろしい話は、基本的には真実である。こうしたホラー話は、主に新薬承認申請に関するものである。

新薬承認申請時は、ＦＤＡにとって、新薬がＦＤＡを信頼する米国民の手に渡る前に、その有効性と安全性をチェックできる最後のチャンスである。このためＦＤＡは極端に審査に慎重になる。何か危険信号を見逃していないか、微にいり細にいり書類をチェックする。

新薬承認申請の書類には、申請される薬についての、すべての臨床試験ですべての患者で収集された、すべてのデータが集められている（病気によっては、データを集めるのが毎日だったり、一週間に一度だったり、一カ月に一度だったりする）。むろん、その多くは単なる数字の羅列にすぎない。臨床試験の途中で死亡した患者、あるいは副作用のために臨床試験から脱落した患者について、研究者が実際の症例について記載した、個別の症例報告の生データも収載される。

新薬承認申請書類はおよそ一〇万ページから二〇万ページほどにもなり、四〇〇冊ほどに編纂され、すべてについてバックアップのためにコピーがとられている。現在では電子申請が採用されたため、書類は電子的に作成されて何枚かのＣＤ-ＲＯＭに収載されて当局に提出されるようになり、コンテンツには必要に応じて患者のデータやデータテープへのハイパーリンクが張られている。しかし少し前までは、製薬会社はトラックを借りてロックビル市まで資料を運ぶのが常だった（そのほうが書留便より、よほど安価だからである）。

新薬承認申請の書類がいかに膨大なものなのかをわからせようと、ピサーニャ医師は私をマンハッタンのアッパーウエストサイドにある聖ルカ・ルーズベルト医療センターの別室に案内した。スペインのバルセロナ市で生まれたピサーニャ医師は、幼いころ家族とともにフランコ独裁政権を逃れてメキシコに移住し、さらに、米国のニュージャージー州に移った。ピサーニャの髪の毛は真っ白で、眉毛は濃く、パイロット風の縁なし眼鏡をかけており、いかつい顔で鼻は少し曲がっている。米国に何十年も暮らしている間に、ピサーニャの英語はまったくスペイン語なまりを感じさせないものになった。彼は食事療法と糖尿病の専門家であり、三〇年間にわたって、リリー社の糖尿病治療薬やファイザー社のインシュリン吸入剤など、多くの巨大製薬会社の薬の臨床試験を実施してきた。ピサーニャ医師は、静かにさりげなく私を別室に案内した。その部屋の壁は一二フィート〔約三・七メートル〕ほどの長さがあって、ガラスの扉のついた木製の本棚が三棹あり、そこには青や白や緑色のルーズリーフのバインダーが並んでいた。バインダーは患者ごとに編綴されていて各冊一～三インチ〔約二・五～七・六センチ〕の厚さで、カバーの色は臨床試験ごとに統一されていた。

この後、ホールの前を通って、小さなコンピュータ室に入ると、部屋中の本棚に四インチ〔約一〇センチ〕ほどの厚さのバインダーが並び、そこにいろんな臨床試験のプロトコルや手順書が綴じ込まれていた。さらに古い記録はまだまだたくさん倉庫に保管されているということだ。というのも、FDAは研究者に臨床試験の記録を試験終了後五年間保存することを義務づけており、この間、臨床試験実施施設が査察されるかもしれないからだ。

FDAが山ほど書類を書かせるのを、面白がるのは簡単なことだ。FDAの指示は、表の番号の振り方から、余白をどのくらい取れだの、どのフォントを使えだの、といった些細なことにまで及ぶ。「**すべてのページに**番号を振り、目次や索引を付け、付表や相互参照をつけ、さらにセクションごとにタックを付けることが望ましい」（強調は原文のママ）。FDAの「製薬業界向けガイダンス」という文書には、FDAにミーティングの申し入れをする際の、申請資料のバックアップの取り方まで書いてある。アンティジェニクス社のギャロ・アルメンは「どうでもいいような手続きばかりで驚きます」という。彼はその理由を次のように理解している。「きっとFDAの審査プロセスがある程度型にはまっていたほうがいいんだろう。フォントや番号の振り方がまちまちだと、気が散って、作業効率が落ちるから」

「明瞭で、簡潔で、よく構成されていて、文法的にも正しく、要点をついているものこそ、大変素晴らしい」と、トム・ガーベイはいう。

この部分は、間違いなく、ＦＤＡがやろうと思えば簡略化できるはずのところだ。少なくとも一八年間の教育を受けた製薬会社の職員たちに、わざわざ番号の振り方や付表のことまで教えてやる必要がどこにあろうか？[9]

新薬承認申請を提出できる段階にたどり着くまでに、研究の開発に着手されたもののうち、九〇％は開発が中止になる。このため、製薬会社は新薬承認申請の際に、自信と不安の入り混じった状態になる。製薬会社が申請書作りに手を焼きながらも新薬の承認を申請するのは、その新薬候補物質の臨床試験の結果が有望だからである。また、米国食品医薬品局（ＦＤＡ）は新薬承認申請の書類におよそどんなことが書かれるのか知っていながら、製薬会社に承認申請をやめるようにいわないのだから、勝算はかなり高い。メルク社のマーケティング部門の幹部を四半世紀以上務めたＣ・ボイド・クラークは「新薬承認申請（ＮＤＡ）であれ、生物製剤承認申請（ＢＬＡ）であれ、製薬会社は承認されないと思ったら申請はしない。監査団体や、そしてもちろんのこと裁判の原告側の弁護士は、まるで当局との馴れ合いだとみなしている」という。[10] クラークは現在、フィラデルフィア市郊外にある、プロテイン専門のバイオテクノロジー会社ネオオス・テクノロジー社の最高経営責任者である。

それでもまだ、ＦＤＡの承認を取るのは難しい。ＦＤＡの医薬品評価研究センター（ＣＤＥ

R）の前センター長ジャネット・ウッドコックによれば、新薬承認申請を受けたもののうち、FDAが承認するのは七五％ほどだということだ。確かに却下率はそれなりに高いが、製薬業界が大騒ぎするほど大量に却下されているわけでもない。アーウィン・マーティンは、リピトールの承認を簡単には取れなかった。「長い間販売開始できなかったんだから、承認が取れたからといってはしゃいでる場合じゃない」という。

新薬承認申請が当局に提出されると、それに対する回答は四通りである。まず、とても稀なのだが、〝申請不受理通知〟であり、先述のイムクローン社が経験したものだ。これの意味するところは、つまり、提出された新薬承認申請の資料に欠陥があまりに多く、審査する意味がないということである。FDAが申請を受理すると、審査の後、承認・不承認のどちらかの回

9―申請資料の書式は近年では日米EU規制調和国際会議（ICH）でもハーモナイゼーションと電子化が進み、コモン・テクニカル・ドキュメント（CTD）と呼ばれる様式が用いられている。

10―42～43頁その他でも議論されているように、製薬会社と当局は臨床試験の最初の段階から承認申請に至るまで相談を繰り返すので、どの段階で中止すべきか、申請すべきか否かはお互いの納得のもと、という場合がほとんどで、突然に予想外の中止を命じられたり、書面を揃えて申請したが却下されたりすることはない、というプロセス自体は、日本ではあまり問題視されることはない。むしろ、FDAのように相談をもっと綿密にして効率化すべきだという主張が日本の製薬業界側にはあり、薬害監視団体などはデータの解釈に馴れ合いがあるという観点から批判することがある。

答をするが、不承認の場合には二通りの回答がある。それは〝承認可能通知（小さな問題があるとき）〟と〝承認不可能通知（大きな問題があるとき）〟の二つである。しかし二〇〇四年半ばからは、この二つの回答方法を廃止し、〝完全回答通知〟と呼ばれるものを出すようになった。その後、製薬会社側の反応次第で、不承認は〝クラス1（小さな問題があるとき）〟と〝クラス2（大きな問題があるとき）〟と分類される。不承認だった場合でも、イムクローン社がエルビタックスのときにやったように、新たによりよいデータが出れば、再申請が可能である。

薬が承認されなかったときに、その最も多い理由は、臨床試験がＦＤＡと製薬会社が合意したプロトコルにきちんと従って行われなかった場合、臨床試験の結果が明確でない場合、臨床試験の結果で患者の改善がわずかだった場合などである。製薬業界にとっては都合の悪いことに、標的疾患は近年ますます複雑になってきているので、新薬が臨床試験で明らかな有効性が得られるのは、だんだん難しくなってきている。抗がん剤はその典型例である。患者を五年間無症状で生存させることのできる抗がん剤があれば、抗がん剤の効果を測定することは容易だが、そうした薬はめったに現れない。抗がん剤で臨床試験を行った患者の腫瘍を一〇％縮小させることはできるかもしれない。がんの伸展を一カ月間遅らせることができるかもしれない。しかし、それだけでいいのだろうか？

新薬の承認申請書類がロックビル市の米国食品医薬品局（ＦＤＡ）に届くと、書類は小分けされて化学者、薬理学者、統計学者、毒性学者、そして必要に応じて微生物学者に分配される。書類は主任審査官やその新薬の関係する分野を専門とする医官の手にもわたり、審査メンバー間の調整を行う。データを全部、紙の書類で提出していたときには「図書館で本を運ぶように、カートにのせて運んでいたんだ」と、二〇〇〇年に心腎部門の副部門長でＦＤＡを退職した人で、一二年間審査に携わったロバート・Ｒ・フェニチェルはいう。書類がある専門家から次の専門家に渡されるときには、書類に付箋が付けられていた（忘れてはならないのは、ＦＤＡの審査官は一つの審査案件のみに携わっているわけではなく、常時五件から九件の新薬承認申請（ＮＤＡ）、プラス研究用新薬申請（ＩＮＤ）が何本か、プラス進行中の臨床試験の年次報告が数通、プラス既承認の医薬品の追加的報告書に携わっている、ということである）。

審査官の仕事は、基本的には、大量のデータの中から、次の二つのパターンのデータを探し出すことである。一つは安全性を推定するためのもので、副作用、死亡、脱落などのデータ、もう一つは効果を推定するためのもので、ＦＤＡと製薬会社の間で合意したエンドポイントの改善経過に関するデータである。「どんなことでも、当たり前のことだと思ってはいけない」とトム・ガーベイはいう。審査官が何を知りたがるのか、審査官がどんなことを聞くのかについては、詳しくは第七章で述べるが、ここでも少しだけ述べる。たとえば、二人の患者が肝障害で薬の臨床試験から脱落したとしよう。そうなると、肝障害が臨床試験に用いられた薬で起きたものなのかどうかが問題となる。そこでまず、審査官は二人の脱落した患者の既往歴に肝障害に関連するものがないかどうかを見る。また、薬がどんなメカニズムで作用するのか、また、肝臓にどんな影響を与えるのかも見る。そして、肝障害とは関係のない理由でその臨床試験から脱落した患者たちについても、審査官は何らかの関係がないかどうかを調べる。

一方、化学の専門家は、製造工程、純度、力価を中心にどこでどう薬が製造されるのかを見る。そうした経験をもつ化学の専門家にスティーブン・R・ケプケ博士がいる。ケプケは、FDAに審査官として九年間勤務した後、FDAの医薬品評価研究センター（CDER）の新薬化学部門の副部門長となり、現在はワシントンDCの中心部にあるファーマネット社という開発業務受託機関（CRO）で働いている。ファーマネット社はアルクエスト社と同じく、製薬会社の申請プロセスを支援するコンサルタント会社である。ケプケは体格がよく白髪で、広々とした贅沢な会社のオフィスにいるよりは、農場で作業しているほうが似合うような人物だ。彼は化学の専門家としてFDAでどんな仕事をしたのかを以下のように説明してくれた。

化学合成に関する調査では、薬のロット三個についての試験に関する書類を調査する必要がある。原料の分量が正確で、製造工程のすべての段階で正しい温度なのかどうかを確認する（これらの数値にはそれぞれ許容範囲がある）。化学の専門家は製造工場も査察し、「その化合物が製造されるのはどの部屋で、その部屋の隣の部屋では何が製造されるのか、隣同士の部屋で合成された化合物がお互いに混じりあってしまうことはないか、についても調べます」とケプケは説明する。典型的な新薬承認申請では、三〜一二冊もの書類を読み通すだけでも三〜四日かかるが、申請書類の中から優れている点、疑問のある点、重要な問題を抽出する。

ＦＤＡの審査の最終的な目的は、薬の添付文書に記載する用法、用量、副作用を決定することである（添付文書を〝ラベル〟ということもあるが、この表現は少々誤解を招きやすい。添付文書はスープの缶詰の外側に貼るラベルのようなものではない。添付文書はパッケージ・インサートとも呼ばれるが、まさに薬のパッケージの内側に入れられる小冊子である）。添付文書に何をどう書くかで薬がどんなものかについての世間への伝わり方が決まるので、添付文書での言葉遣いは決定的に重要である。つまり、添付文書はその薬に対する医師たちの印象に影響を与えたり、保険会社がその薬を保険で償還するかどうかを決めるのに使われたりするし、薬のテレビ広告なども添付文書に沿って行われるからである。当然のことながら、製薬会社は薬の制限をできるだけ少なくしたいし、適応症をできるだけ広くしたいと考えている。その薬は妊婦に対して〝慎重投与〟にするべきなのか、それとも〝使用を避ける〟べきなのか？「それは基本的には製薬会社の意向次第だ。そして、その意向には、データの裏付けがなければならない」と、トム・ガーベイはいう。

ＦＤＡの心腎部門の元副部門長のフェニチェルによれば、審査官は最初の作業を終了するときまでに、およそ新薬承認申請の資料一冊につき一ページ、つまり合計数百ページもの審査報告書を書き上げることになる。しかしこれはまだまだ新薬の承認審査の最初の段階にすぎない。

審査の次の段階では、チームリーダーや第二審査官が、審査報告書を五〇ページほどの長さに要約する。この審査官は、薬を承認すべきかどうか、添付文書に何を記載すべきかについて、実際に勧告を行う人物である。その後、部門長に回り、その新薬が既に市販されている薬とかなり異なる性質をもつ場合は、さらにもう一段階上の役職者である局長（フィル・ノグチやジェイ・シーゲルの地位に相当する）が審査業務を行うことになる。審査の段階を追うごとに、報告書の記載は絞られて短縮されていく。各段階の担当者は前の段階の担当者の意見に賛成できない点があると、注記を記載するが、結局、ＦＤＡ内部の人の話では、ほとんどの場合は上司の意見が勝つことになる。

特に議論を呼ぶような画期的な薬、医療機器、生物製剤では、第二と第三の審査の間に、外部専門家による諮問委員会で審査することがある。そしてそのこと自身に異論もある。

外部専門家による諮問委員会による審査は、一九七〇年代に「米国食品医薬品局（ＦＤＡ）は現実世界から遊離している」という批判を受けて開始された。実際、ヨーロッパではこうした委員会はまったく設けられていない。そしてヨーロッパでもアメリカでも、製薬会社の幹部の多くは、医薬品についての技術的な議論が、このように公の場で行われることは驚くべきことだと考えている。[11]

諮問委員会は、医師、教授、その他の研究者、製薬会社の代表、消費者団体の代表など、それぞれの分野で権威ある人々、一〇名あまりで構成される。そしてそれが議論が紛糾する原因ともなっている。

製薬会社の代表は、消費者の代表が議論の内容をあまりにも理解していないといって見下している。一方、消費者の代表は、科学専門家は給料以外に製薬会社からもコンサルティング料をもらっているのでモノの見方が偏っているといって非難する。一九九七年に新聞報道されたケースでは、ロシュ社の降圧剤ポジコールについて検討しているときに、心血管・腎臓用医薬品の諮問委員会の委員長が、その時点でまだ、この薬の臨床試験を実施中であることが発覚した。最終的には、その人物は最終採決の段階では棄権した。その三年後の新聞報道では、グラクソウェルカム社（その後合併してグラクソ・スミスクライン社になった）からコンサルタン

11—FDAで医薬品承認に関する諮問委員会が公開で行われることは一九九〇年代に日本の業界でも驚くべきことと考えられていたが、日本でも近年では情報公開が進み、こうした委員会は公開で行われ議事録もインターネットで閲覧できる。

ト料をもらっている専門家が、同社の過敏性腸症候群という胃腸病の治療薬ロトロネックスの承認に際して、賛成側に回ったことが取り沙汰された。

確かに、諮問委員会の委員の経験や資格は実にさまざまである。抗うつ薬についての二つの諮問委員会には、ボストン市にあるブリガム・アンド・ウィメンズ病院、メイヨー・クリニック、ベイラー医科大学、コーネル大学、UCLA、CDCなどといった有名な施設から、専門家が参加している。しかし、さほど名門とはいえない、退役軍人病院、ピッツバーク大学、サン・アントニオ市のテキサス大学、バージニア州の開業医なども委員になっている。カリフォルニア州在住の看護師が消費者代表として、ジョンソン・エンド・ジョンソン社の医師が製薬業界代表として出ている。FDAの医薬品評価研究センター（CDER）には計一六個の諮問委員会があり（FDA全体では三〇個の諮問委員会と二四個の諮問小委員会がある）、それぞれが、抗感染症剤、肺アレルギー治療薬、心血管・腎疾患などの専門領域について議論している。

諮問委員会に権威があればあるほど、大きな論争になるが、そのことについては後で詳しく述べる。

諮問委員会の準備には、委員側も製薬会社側も大変な労力が必要である。ニュージャージー州のアルテオン社のような小さなバイオテクノロジー会社では、同社の社長のケネス・I・モクがいうように「会社を休みにして委員会に備えなければならない」ほどである。

モクはよくしゃべる人物で、背が低く、目は青く、短く刈り込まれた茶色の髪にはグレーが混じっている。モクは、いつも休みなく動いている。いきなり立ち上がって、コンピュータのところに行って何かチェックしていたかと思えば、座っているときは心血管ポンプのボールを握り締めていたりする。彼の話は、ニール・サイモンの書いた『ビロキシー・ブルース』という演劇の話もあれば、亡くなった祖父が遺した手紙の中にジェイムズ・ウィッカム・ライルの未刊行の詩があったという話だったり、アルテオン社の研究の科学的根拠の話まで、実に多岐にわたる。小説家のジョン・ゴールズワージーがモクの祖母に贈ったオリジナル原稿は、家宝として、ニュージャージー州郊外ラムゼイ区の小高い丘にある、コーポレートパークの中の彼の会社の役員室の壁に、大切な妻と子どもたちの写真と並べて飾ってある。

人が年をとると、組織内での糖とタンパクの結合が進んでいくため組織が硬くなり、その結果、心不全、高血圧、腎臓病などを引き起こすというのがアルテオン社の考えた理論である。また、糖尿病によってこの組織の硬化が加速するとも同社は考えた。アルテオン社はまだ第Ⅲ相臨床試験に入っていなかった。実のところ、私が同社を訪問する二、三カ月ほど前に、同社の実施した第Ⅱ相臨床試験のうちの一つで、新薬候補物質がプラセボと比べて血圧を下げることができず、挫折を経験していたのだ。しかし、以前に設立した会社で臍帯血幹細胞を移植に用いる臨床試験を行った経験も含めて、モクは二五年間の他社での経験を通じて臨床試験の第I相から第Ⅲ相まですべてのプロセスを知り尽くしていた。プリンストン大学で生化学の学士号をとり、スタンフォード大学では経営学修士号をとった彼は、経営コンサルタントでもあり、ベンチャー・キャピタリストでもあった。

モクとアルテオン社のメディカルライターのバーバラ・A・レーガンによると、諮問委員会の聴聞会への準備には、二〇人のスタッフが六週間にわたって労働時間の二〇%を割き、最後の一～二週間は連日フルタイムで働いたり残業したりしなければならないという。社内では諮問委員会の聴聞会の予行演習を行い、そこでは会社の最優秀研究者がプレゼンテーションを行い、スタッフは聴聞会ではどんな質問が出るのかを予測する（レーガンによると、予行演習で予測した質問のおよそ半分は的中するとのことだった）。さらに、会社側は過去数年間の臨床試験データを盛り込んだ説明用の冊子とパワーポイントのスライドを準備する。

この間、諮問委員会の委員たちは、ＦＤＡのスタッフから、審査する薬についてＦＤＡがもっと情報が欲しいと思っている、具体的な疑問点を記したリストを受け取る。抗うつ薬についての聴聞会では、七つの決定的に重要な問題点が挙げられた。たとえば、「医師がこの薬を使う際に、ＦＤＡが追加的に提供すべきアドバイスはあるか？」、「この患者集団にこの薬を使うとメリットがあることを証明する別の方法はないか？」などといったことである。二〇〇三年一二月、論争の的となった〝プランB〟という名で知られる緊急避妊薬についての諮問委員会が開催される日の前日、アラスター・ウッドは、この薬に関するデータを示した五インチ半〔約一四センチ〕ほどの厚さに積み上げた主要報告書とファイルの山を私に見せてくれた。これでも通常の説明用資料の分量からすれば、だいたい半分だという。彼は時間を見つけては、一週間近くかけてこれを読んだとのことだ。

諮問委員会は、ロックビル市のFDA本部の近くの何の変哲もないホテルを使って、丸一日から二日ほどかけて行われる。ある日の会合は、ホワイトハウスから二区画ほど離れた場所にあるホテルワシントンの低層階にある広間で行われたのだが、その部屋には、大きなシャンデリアが三つもあり、部屋の内装はピンクとグリーンだった。あるいは、本書の序章に様子を描いたように、抗うつ薬に関する諮問委員会では、ベセズダ市のホリデイ・インにあるベージュとブルーで彩られたベルサイユ二世ダンスホールが使われた。最もよく使われるのは、メリーランド州ゲイサースバーグ市のヒルトンホテルの、改修されたばかりの黄白色の広間である。

こうした諮問委員会のほとんどは、新薬承認申請データの中身と同じく無味乾燥なものである。要するに、科学者が他の科学者に「白血球数は一番低かったときにはどのくらいの数値だったのか?」などと聞くといったことである。小児用粉末製剤の議論などでは、「エンテロバクター・サカザキ菌が滅菌処理に抵抗性であることについての情報はないか?」といった質問が出てくる。不妊治療についての議論では、「卵細胞質移植は受精率を改善するか?」といった具合である。

また、諮問委員会で議論されることの中には、米国社会で論争が過熱している中絶、ティーンエイジャーのセックス、クローニング、遺伝子操作などもある。この種の会議はおそろしく感情的な争いになることがある。諮問委員会の委員の自宅やオフィスに出かけていってまでロビー活動をする者はいないが、アドボカシーグループ(権利擁護団体)、患者、科学者、あるときは政治家まで、聴聞会に姿を現す。抗うつ薬、プランB、魚のメチル水銀といったものに関する聴聞会のときには、テレビカメラが会議場に入った。薬害の被害者は、マイクの前で想いのたけを話し、そして泣き出すのだった。病気で新薬が早く欲しい患者たちも同様にふるまう。

一九八九年から一九九四年までFDAの食品安全・応用栄養センター(CFSAN)の副部門長を務め、現在はフロリダ大学の食品科学・人間栄養学教授ダグラス・L・アーチャー博士は、メチル水銀に関する諮問委員会の委員だった。アーチャーは、ガラス張りのFDAでの衆人の監視のもとからようやく解放されたという。

アーチャーは生真面目な人物で、背が低く、丸々と太っており、銀髪は薄くなってきており、縁なし眼鏡をかけ、銀色の口ひげをふさふさと蓄えている。彼は一九七四年に偶然にFDAに勤めることになったが、当時はほんの短期間の仕事だと考えていたという。米国陸軍予備部隊（USAR）の士官で博士号を取得したばかりのときで、ちょうど通信隊に配属されるところだったのを、希望により公衆衛生局（PHS）に異動になった（これは、フィル・ノグチのケースと同じく、米国公衆衛生局将校隊（PHSCC）プログラムによる異動だった）。それ以来、アーチャーはいくつかの政府機関で保健関係の仕事に就くこととなった。その最初の勤務先がFDAになったのはほんの偶然によるものだった。彼は「当時は二～三年勤務した後は大学に移るつもりだった」という。しかし、仕事はきつくて政治的な色合いが濃かったものの、「毎日が充実していた」ので、結局、アーチャーはFDAに二〇年間も在籍したのだった。アーチャーがFDAを辞めたのには、二つの要因があった。一つは条件のよい退職プログラムが使えたこと、そしてもう一つにはフロリダ大学から、「あんまり考えなくていい仕事」のオファーがあったためである。そして今は外部専門家として、かつての古巣であるFDAの食品諮問委員会の委員を務めている。

諮問委員会の委員たちが専門分野に忠実に審議し、証人たちの涙やテレビカメラを無視できたとしても、委員会における判断が科学実験のように白黒はっきりすることはめったにない。そもそも諮問委員会などというものは、問題が難しいから行われるわけで、問題が簡単だったら委員会など開かれるわけがない。たとえばメチル水銀の問題のときは、アーチャーは「水銀がどの程度なら安全なのかという、とても難しい問題を投げかけられた」という。アラスター・ウッドはきっぱりと、「諮問委員会が気持ちよく終わったことなんて一度もありません。正反対の二つの言い分がある問題について採決しなければならないんですから。結論が明快に出せるようなものなら、もともと諮問委員会なんて必要ないですよ」。

長い間、国民の多くは、ＦＤＡの諮問委員会が、薬を承認するかどうか、回収するかどうか、添付文書を書き換えるかどうか、といった事柄についての判断を直接行っているものと考えてきた。それ以外の理由では、これほど優秀な人材を集める必要はないはずだと。しかし実際には諮問委員会にできることは、勧告を行うことだけである。従来はＦＤＡは諮問委員会の勧告にそのまま従ってきた。しかし近年、特にアーチャーやウッドが担当したような議論が白熱した製品については、ロックビルのＦＤＡスタッフと外部専門委員との間で判断の相違が目立つようになってきた。

二〇〇三年秋、シリコン豊胸材に関する諮問委員会では意見が分かれたが、シリコンの漏出や豊胸材の漏洩・破損の際に女性の健康が守られるようにすることを条件に、賛成九対反対六でシリコン豊胸材の市販再開を許可するべきと結論を出した。その直後、この諮問委員会の委員長（諮問委員会のルールでは、委員長は採決に加わることができないことになっている）が当時のＦＤＡ長官マクレランに、諮問委員会の意見を無視し、シリコン豊胸材の市販再開を拒否するよう求める書簡を送った。その二カ月後、FDAは、シリコン豊胸材が破損する原因や破損した場合に女性の健康にどんな影響が及ぶかについて、もっと詳しい情報が必要であるとして、最終判断を遅らせるという公式声明を出した。

当時FDA内で豊胸材を担当する部署の医療機器・放射線医療センター（CDRH）のセンター長だったデビッド・フィーガルは、諮問委員会と医療機器・放射線医療センターの意見との間に実質的な相違はなかったのだという。「FDAは、シリコン豊胸材の市販を中止したり、再開したりしたことはないんだ。そんなことをしてもしかたがない。FDAが一貫してやっていることは、シリコン豊胸材の安全性問題なのだ。諮問委員会の見解とFDAの見解が一致しなかったことで、諮問委員会で医療機器の安全性を審議するというやり方に問題点があることがはっきりしたんだ」。実際、デビッド・ケスラーがFDA長官を務めていた時代には、FDAは問題を起こした豊胸材の問題に対して、すっきりと肯定も否定もできなかった。

FDAがシリコン豊胸材に対して態度を保留していた数カ月の間にも、FDAと諮問委員会とでは、クローン動物のミルクや食肉の安全性に対する意見が異なっていた。そして、アラスター・ウッドの率いる諮問委員会がプランBという緊急避妊薬を医師の処方箋なしで販売するのを許可すべきとする意見を出したのに対し、FDAはきっぱりとこれを拒否したのだった（この件については、第一一章〔下巻〕で詳しく説明する）。プランBでのFDAと諮問委員会との意見の不一致についてジャネット・ウッドコックに聞いたところ、そっけなく、「FDAは諮問委員会の判断にそのまま従う必要はないんですよ。諮問委員会というのは、あくまでも〝助言〟を行うところなのであって、決して〝意思決定〟機関ではないんです」という。

薬や医療機器は市販された後も、米国食品医薬品局（FDA）との縁は切れない。特に、代替エンドポイントを使って承認された薬は、FDA近代化法により、市販後調査で「臨床的に有用であることを証明」しなければならないことになっている。重篤な副作用や死亡が多数報告されたときは、FDAは添付文書に厳しい警告を書き加えるよう命じる（FDAが十分な監視をしていなかったことを自ら認める場合もある。これについては第八章、第一五章〔下巻〕で詳しく述べる）。臨床試験を実施した施設、特に問題のある施設は、数年にわたって査察を受けることになる。こうした査察に備えて、ピサーニャ博士が大量のファイルを保存していたことは、本章の前のほうに書いた通りだ。世界のどこで製造されている医薬品や医療機器であっても、米国内で販売されるものであれば、その製品を作っている工場は事前通告なしに、あるいは事前通告からあまり時間を空けずに、「医薬品・医療機器の製造管理に関する基準（GMP）」[12]を遵守しているかどうか、FDAから査察を受けることがある。確実に査察を受けることになる要因は、いくつかある。たとえば、新製品の販売が開始されるとき、患者に副作用が多発したとき、過去にＧＭＰに違反したことがあるとき、などである。ＦＤＡの査察官が食品や医薬品の製造施設を査察する回数は年間に計二万回を超えている。

「自分の職場が警察モノのドラマの撮影舞台になるようなものですよ」と、アメリカのある大手製薬会社の工場の品質管理部長はいう。この人の仕事は、製品がＧＭＰを完全に遵守して作られるようにすることであり、ＦＤＡとの連絡役でもある。「うちの工場ではＦＤＡの査察を受けるようなことは何もしていないとみんな思っているんですよね。でも……」と言葉を濁らせた（多くの製薬会社では社員が意見を公にすることを嫌っており、この人も匿名でインタビューに応じてくれた）。

ＦＤＡの査察官が工場を査察するときはたいてい四人組で、一日から三週間ほどかけて、工場内を見て回り、記録を熟読し、技術的な質問をする。「品質検査にはどんな化合物を使ったのか？」、「溶液の用意はどうしたのか？」、「この方法を使った理由は？」など。査察官が現場

12―ＧＭＰはGood Manufacturing Practiceの略で、日本を含めて世界共通の（詳細は国により異なる）、医薬品・医療機器の製造の品質保証のルールである。ただし日本の場合、市販後の医薬品は薬事法およびこれにもとづく省令、承認申請目的を有する「治験」の場合は「治験薬ＧＭＰ」と称される厚生労働省通知（省令よりも緩やかな基準）、「治験」以外の、研究機関での臨床試験は薬事法で規制されず「臨床研究に関する倫理指針」という厚生労働省のガイドラインが適用されるのみであり、このガイドラインにはＧＭＰの規定がないという点が、世界標準と大きく異なる点である。

で作業している者に質問したり、規定された方法で作業することがどれくらい守られているかを示すよう求めたりする場合もある。

シラー社は、スイス北部のバールという小さな町にある家族経営の会社である。同社は心臓の除細動器などの医療機器を製造し、アメリカで販売している。同社の国際販売部長のアレサンドロ・L・ジュージーはいう。FDAは、二年に一度ずつ、査察予告を前日にしてきて、三〜四人の査察官のチームで、同社の四階建の本部工場にやってくる。この会社は、壁がパステル色に塗られた二階建の民家が静かに建ち並ぶ通りにある。ジュージーはFDAの査察にはあまり関心がない様子だった。査察官たちは四日以上滞在することはなく、製品サンプルや記録を見て歩き回る。ジュージーは「査察官はたいしたものですよ。とても厳格だけど、自分の仕事の範囲をわきまえている人たちです」という。また、シラー社が創設されて三〇年になるが、FDAの査察で深刻な問題を指摘されたことは一度もないとのことだ。

おそらくシラー社はこれほどたくさんの査察を受ける必要はなかったのだろうが、すべての会社がシラー社ほどしっかり仕事をしているわけではないのだ。シェリング・プラウ社のプエルトリコ工場で、セレストンという新生児の肺の未成熟の治療に使うコルチコステロイドのバイアルの中に黒い不純物が発見されたのは、定期査察のときだった。シェリング・プラウ社を含む製薬会社に対する査察で、主要成分が十分に含まれない喘息用の吸入器が発見されたり

（消費者運動家たちはそのせいで一七人死亡したとしている）、十分にトレーニングを受けないままに作業に従事した作業員が見つかったり、二〇〇件を超える違反が判明した年もあった。

二〇〇四年の秋、インフルエンザ・ワクチンに対するＦＤＡの査察に問題があるのではないかという報道があった。英国のＦＤＡに相当する規制当局が、突然、製造されたワクチンが細菌で汚染されていたとして、リバプール市にあるインフルエンザ・ワクチン工場を閉鎖した。その工場では米国で使用されるインフルエンザ・ワクチンの半数を製造していたのだった。実はその前の年のＦＤＡの定期査察で、すでにその問題は発見されていたが、ＦＤＡはそれは重大なものではないと考えた。また、そのワクチンの製造業者であるカイロン社はＦＤＡに対して、問題の指摘を受けた後の一四カ月間、問題の解決にあたっていると答えたのだった。ＦＤＡはこの問題の解決を製造業者任せにするべきではなく、自ら英国に赴いてもっと詳しい査察をするべきだったと非難された。これに対しＦＤＡは、スタッフが十分にいないと反論した。米連邦議会は調査委員会を立ち上げた。

さて、そもそも承認プロセスにはどのくらいの期間をかけるべきなのか、また、どの程度慎重に審査するべきなのだろうか。米国食品医薬品局（ＦＤＡ）はリスクを恐れすぎて、新薬の審査に手間取りすぎているのではないか？　それとも、ＦＤＡは、次なるサリドマイドを市場に出してしまうのを防ぐため、ずっと慎重であるべきなのか？　つまり、ＦＤＡは製薬会社に厳しすぎるのか？　それとも甘すぎるのか？

新薬承認審査にかかる時間が一九九〇年代前半に二年以上かかるようになり、審査のスピードアップを求める意見が優勢となった。ＦＤＡによれば、一九九三年には、他に治療法のない病気や生命を脅かす病気に対するブレイクスルーとなる、審査の優先順位の高い医薬品でさえも、二〇・五カ月間もかかっていたということである。このようなＦＤＡの状態を弁護する立場をとる人は誰もおらず、ＦＤＡ自身もこの状態はまずいと考えていた。ロバート・テンプル（ＦＤＡの医療政策部の副部長）も、「二六カ月以内ですべてを済ませるのはほとんど無理」だと認めているほどだ。リバタリアンの立場のシンクタンク、カトー研究所の一九八五年の推計によれば、一個の新薬の市販開始が一年遅れるごとに、その薬によって救われるはずの患者が、一〇年間につき三万二〇〇〇人から七万六〇〇〇人ほど多く死亡している計算になるとのことである。

審査が遅れる理由は、ＦＤＡによると、主には予算の不足によるものであり、予算が不足する結果、スタッフや技術が充足できないのである。一九八〇年代半ばにＦＤＡの長官代理を務めたマーク・ノヴィッチは当時を振り返って、「新薬の申請を担当する審査官全員がそれぞれ報告書を書かなければならず、それがタイピングされて次の担当者に渡されるのを待たなければばならなかった。報告書をタイピングするのにかかる時間が長く、無駄だったのだ」といった。審査にあまりにも時間がかかりすぎるので、一九九〇年代半ばに共和党が連邦議会に、FDAの権限の多くを奪い取る徹底的な改革案を次々と上程したのだった。

こうした極端な改革案のほとんどは議会を通過しなかったが、処方薬審査料法(PDUFA。〝プードゥーファ〟と発音する。審査料を定める法律)とその改正法二件が議会を通過した。新法により、FDAに多数の審査官を雇える資金が流れ込んだが、一方で新薬の審査を完了する期限も設けられ、審査を優先する医薬品については、期限は六カ月とされた。そしてその後、実際に審査のスピードは速くなった。一九九八年には、審査件数が少しずつ増加したにもかかわらず、FDAの医薬品評価研究センター(CDER)で標準的な新薬の審査に必要な時間の中央値は一二カ月に短縮された。審査優先品目については、一九九七年から二〇〇一年までの間は、FDAは審査期間六カ月以内というPDUFAの規定を非常によく守った(二〇〇二年には優先品目の審査期間は急に長くなり、一九・一カ月になったが、それは「異常に審査時間の長かった品目がいくつかあったから」だとFDAは説明している。その翌年は再び審査期間は七・七カ月に短縮された)。さらにFDAは、二〇〇七年までに、優先品目については一カ月、その他の品目については二カ月、審査期間を短くするという目標を定めている。

FDAの生物製剤評価研究センター(CBER)での審査は、概して医薬品評価研究センター（ＣＤＥＲ）での審査よりも時間が長くかかる。しかしＣＢＥＲもやはり審査のスピードを上げている。生物製剤承認申請（ＢＬＡ）（生物製剤における新薬承認申請のことである）の審査期間の中央値は、二〇〇一年の一三・八カ月から、二〇〇二年には一二・八カ月に短縮した。この審査の効率化の後押しをしたのは、電子申請その他の技術革新である。エイズ活動家の運動も、ＦＤＡが治療的ＩＮＤやパラレルトラックアクセスなどといった審査のスピードアップ方法を考え出すきっかけとなった。

二〇〇三年の秋ごろ、ペンシルバニア州選出の共和党議員で、一九九〇年代後半の議会運営のリーダーの一人、ジェームス・Ｃ・グリーンウッドに話を聞いたところ、当時のＦＤＡ長官のマーク・マクレランを褒め称えながら、「ＦＤＡには、人々にできる限り速やかに必要な薬を届ける義務がある。ＦＤＡは（一九九〇年代に）方向性を変えたと思う」といった。だが、その後のワシントンでのＦＤＡバッシングでその勢いは萎えた。

有権者たちは長くは黙ってはおらず、ＦＤＡに対して直接、行動を起こした。消費者団体は、一九九〇年代後半の製品回収の件数が異常に多かったことを問題にし、ＦＤＡは審査スピードの向上のために、審査の品質を犠牲にしていると訴えた。一方、製薬会社や医療機器の会社の幹部たちは、ＦＤＡの仕事が遅く、官僚主義的だと不満をいい続けた（特に非公式に発言する場合は、そうだった）。巨大製薬会社ノバルティス社のダニエル・バセラ最高経営責任者は少し笑いながらいう。「今後も何も変わらないでしょう。素晴らしい薬ができて、それがよく効くと思ったら、会社の人間なら誰だってそれを市場に出したいと思うものなんだが」

処方薬審査料法（ＰＤＵＦＡ）のおかげで新薬の承認にかかる時間が短くなったが、この法律を使ってこれ以上承認にかかる時間をもっと短くしろというのは難しいので、製薬業界とその協力者たちは、他の点について不満をいうようになった。その言い分によれば、真の問題はＦＤＡが新薬承認申請を受け取った後の作業にあるのではなく、ＦＤＡが有効性と安全性の証明のためにあまりに多くの試験を要求しすぎて、製薬会社が承認申請にこぎつけるまでに多大なコストと時間をかけなければならないところにあるのだという。これはよく知られていることだが、製薬会社が平均的な新薬を市販するには一二年から一五年ほどかかり、費用も八億二〇〇〇万ドルから一七億ドルほどかかるとされている。しかし、よしんばこの推計値が正しかったとしても、この値は標的疾患に作用すると思われる化合物を見つけるための初期の研究開発にかかる年月も計算に入れた数字である。そしてこの初期の研究開発というものは、ＦＤＡの存在とは関係なく、製薬会社が行うものなのである（この件については第七章で詳しく述べる）。

さらに、ＦＤＡを批判する人たちが証拠として挙げるのは、ここ数年ＦＤＡに承認申請される新薬の数が減ってきているという事実である。一九九七年には生物製剤評価研究センター字は一九九六年に審査した数の半数を少し超える程度だった。医薬品評価研究センター（ＣＤＥＲ）は、二〇〇三年には七二件の新薬を承認したが、この数（ＣＢＥＲ）は二三件の生物製剤の申請を受けたが、二〇〇三年には一四件に激減していた。

もちろん、新薬開発に対する要望はとても大きい。がん、アルツハイマー病、うつ病、不安障害などを治療する薬は十分ではない。新しいワクチンや抗生物質は常に必要とされているが、こうした薬はあまり儲からないので、製薬会社はほとんど開発しようとしない。ベビーブーマー世代は、しわを取ったり、性生活を改善したり、胸やけを治したり、髪の毛を生やしたり（男性の場合）、顔の毛を生やさないようにしたり（女性の場合）、命とは直接かかわりのない治療に執心だ。

もちろんＦＤＡの側は、〝新薬の承認申請にたくさんのデータが必要なのはおかしい〟だの、〝審査に時間がかかるのはけしからん〟だのといった苦情は適切ではないという。新薬の開発というものは科学的に複雑なものなので、新薬の承認申請に時間がかかっても仕方がないというのだ。かつて感染症や心血管疾患が新薬開発の主な標的だった時代と比べて、最近の製薬会社が開発に取り組んでいる病気はずっと複雑で難しいものなので、新薬の開発に時間がかかるのは当然である。また、ゲノミクスやプロテオミクスといった新しくて魅力的な科学は、期待していたほどの奇跡の新薬開発ツールにはならなかったのだ。

それでもなお、ＦＤＡは製薬会社の不平不満を受け止め、改善に努力するといった。二〇〇四年の春、ＦＤＡは高らかなファンファーレとともに「クリティカル・パス」と題する報告書を発表した。この報告書の中で、ＦＤＡは新薬承認申請数の減少について触れ、これまで先例のない「新しい世代のパフォーマンス基準と予測ツールを創造するための、積極的かつ協力的な努力」をすることを約束した。そこで提案されたのは、ＦＤＡは単に開発された新薬の有効性と安全性を分析しようというのではなく、新薬がこの世に姿を現す以前から、ＦＤＡは製薬会社や〝利害関係者〟と一緒に革新的な科学的アプローチを利用する方法を探り、消費者によ り早く新薬を届けるための努力をしようというのである。ＦＤＡは自らの規制の対象である製薬会社に対して、ベンチャービジネスのパートナーのように振舞おうというわけだ。

この報告書の中で述べられたＦＤＡ側の新しい態度には、いくつかの問題があった。まず、ＦＤＡは薬にすべきではないものを薬として承認してしまうという第Ｉ種の過誤の可能性を、基本的にまったく考慮に入れていないということである。おそらく、新薬承認のスピードが最も重要だという主張を受け入れたのだろう。

また、多くの識者が指摘するように、クリティカル・パス計画は〝規制をする側〟と〝規制される側〟の境界をあいまいにする危険性がある。確かに、ＦＤＡと製薬会社が臨床試験のプロセスで話し合う機会をたくさんもって、良好なコミュニケーションを保つことは、とても重要である。ＦＤＡは自らの基準を明確に提示すべきであり、そしてそれと同様に大切なことは、製薬会社がその基準を変えてほしいといってきたときに、それに対して柔軟に対応することである。アーカンソー州の米国国立毒性研究センター（ＮＣＴＲ）がやっているように、もしＦＤＡが〝独自に〟研究を行って、優れた科学的なツールを開発し、それをすべての製薬会社に開放したら、社会に対して素晴らしいプレゼントになるだろう。医療の裏にある科学的な問題や倫理的な問題がより複雑なものとなり、社会からの要求が増大するにつれ、ＦＤＡは、医療の有効性や安全性を司るという従来の役割を超える役割を担うことに積極的になるべきである。それは改めて論争するまでもなく、当然のことである。

しかし、報告書の題名が「クリティカル・パス」というわりには、クリティカル（批判的）ではないように思う。ＦＤＡの官僚は自分が開発に関与した薬や一緒に仕事した製薬会社に特別な感情をもつ可能性があるのではないか？　新薬の開発にＦＤＡが関与しても、審査官は客観的であり続けられるのだろうか？　バランスとバイアスに関する論争がずっと続いているが、新薬の承認が早すぎたり、製薬業界との馴れ合いが生じたりしないものだろうか？

ＦＤＡが仕事を効率的かつ迅速に行うことができ、製薬業界の要望に敏感になり、最先端の科学を取り入れることができ、しかも安全性を確保できる方法はある。もう一度あのサリドマイド事件を思い出すことだ。次章でサリドマイドについて見ていこう。サリドマイドは現代になって復活したが、今ではエスティス・キーフォーバー議員の時代に問題となったものとは違う側面が問題となっている。

第六章

ケーススタディ――サリドマイド・リターンズ

その薬の名は、危険な薬から人々を守ることができなかったときに起きる最悪の事態を象徴するものとなった。その薬はあまりに乱用されすぎて、恐ろしい副作用を起こしてしまったのだ。ヨーロッパ、アジア、カナダでは、そのころはまだ医薬品の規制システムが貧弱だったので、適切な研究が行われないまま、その薬は市販を開始されてしまった。米国人だけが、政府の医薬品規制当局の監視のおかげで、その薬の害から免れられた。この薬害事件が契機となって、キーフォーバー・ハリス修正法が米国議会を通過し、今日の米国食品医薬品局（ＦＤＡ）の基礎が築かれた。いまだに多くの米国人が、ドイツや英国の女性の産んだ赤ちゃんの手足が肩や胴体から尾ひれのように生えている写真が『ライフ』誌に載ったのを、はっきりと覚えている。

サリドマイド――それがその悪名高き薬の名前であり、今日では米国でＦＤＡの承認を受けて合法的に販売されている。そして、ＦＤＡがこの薬の市販を認めたことは、ＦＤＡは米国民に画期的な医薬品を提供するためには進んでリスクを取る組織だということを証明したい人にとっては、第一級の証拠になっている。FDAが一九九八年にサリドマイドを承認したときのFDA長官代理のマイケル・フリードマンは、この決断は自らの最高の業績の一つだと自負している。

サリドマイドの復活劇は、一九六〇年代のイスラエルに始まる。サリドマイドはヨーロッパでは市販が中止され、米国ではFDAが市販を阻止したのだが、エルサレムにあるヘブライ大学の医師の一人が、この薬をハンセン病患者の皮膚の掻痒感を抑えるために投与していたのだった。なんといっても、サリドマイドには患者に眠気を起こす働きがある。そして、最も忌まわしい副作用である催奇性は、こうした患者たちにとっては問題ではなかった。その医師を驚かせたのは、サリドマイドにらい性結節性紅斑（ENL）というハンセン病によく見られる神経損傷を伴う皮膚病変を改善する効果があるのを発見したことである。

一方、ニューヨーク市にあるロックフェラー大学では、ジラ・カプラン博士がハンセン病患者の免疫応答について研究していた。カプランは免疫学者だが、偶然にもやはりイスラエルで生まれてヘブライ大学で学位を取得した人物だった。彼女はサリドマイドに注目して研究しているうちに、炎症の際に免疫細胞で産生される物質である腫瘍壊死因子アルファ（TNF-α）というタンパクをサリドマイドが抑制することを発見した。TNFは、関節リウマチ、結核、クローン病、悪性腫瘍に伴う体重減少など、いろんな病気とも関係しているので、彼女の発見は大変重要なものだった。これらの病気に効果があるということは、結核や重篤な体重減少などエイズ患者の二次的な合併症を軽減する可能性もあることになる。カプラン博士たちは「他の病気でも、サリドマイドを使えばＴＮＦ応答を減弱させることができるのではないか?」と考えて研究を続けた。この催奇性のある薬によって、結核、関節炎、エイズの新しい治療法を開発できるのだろうか?

驚いたことにサリドマイドはしっかりと効いたのだった。カプラン博士が結核患者にサリドマイドを投与したところ、体重の減少が止まっただけでなく、増加さえしたのだった。エイズ患者でも、同様の結果が得られた。エイズ関連組織を通じて、このニュースはじわじわと伝わった。しかし、米国ではこの薬を使うことは、当時はまだ違法だったのである。

こうした出来事が進行していたころ、カプラン博士の研究室から四〇マイル〔約六四キロメートル〕離れたニュージャージー州郊外にあるセルジーン社という小さなバイオテクノロジー会社もまた、まさに生まれ変わろうとしていた。この会社は大手化学会社セラニーズ社の一部門として一九八〇年に創設され、当初は主として環境汚染物質を除去する酵素を使って環境生物工学の仕事をしていた。一九八六年のセラニーズ社とヘキスト社の合併の際にこの部門は独立し、新会社としてバイオテクノロジーを使った医薬品開発に乗り出すことになった。同社の得意とするのは、既存の医薬品の光学異性体の一方を分離して単一異性体を作ることによって、副作用を減らすことだった。一九九一年に同社は結核治療薬の単一異性体を作る研究を行うことになり、幹部たちは結核の専門家の一人、ジラ・カプラン博士に会いに行った。

セルジーン社で語り継がれているところによると、カプラン博士が「ところで、サリドマイドが効きそうなんです」といったとたんに、面談は重苦しい雰囲気になってしまったそうだ。研究者や幹部たちは、サリドマイド復活への挑戦に興味をそそられながらも、逡巡していた。カプラン博士が製薬会社にサリドマイドの話をしてもなかなか相手にされず、セルジーン社にとってもサリドマイドを使った研究をすることについて投資家を納得させるのは苦難の業だった。「あの日、カクテルパーティーに行って驚きましたよ」と、ジョン・W・ジャクソンは思い出しながらいう。彼は製薬業界のベテランで、カプラン博士と運命的な出会いをした五年後に、セルジーン社の会長兼最高経営責任者となった。セルジーン社は今もなおサリドマイドを取り扱っている。ジャクソンは、自分が今度働く会社が賛否両論のある薬を作るという話を聞いて、不安を感じるどころか、むしろわくわくしたという。

ジャクソンは、背が高く、細身で、ごつごつしたいかつい風貌の人で、黒い髪がこめかみのところから白くなってきている。彼に英国的なアクセントがあるのを指摘したところ、顔をしかめた。実は彼の母親は英国人で、彼は六歳から大学に入学するまでイングランドで育ったのだが、米国のイエール大学での学生時代や海兵隊時代には、英国的なアクセントを隠そうとしていたのだった。その後、ヨーロッパに戻って有名なビジネススクールのＩＮＳＥＡＤでＭＢＡを取り、メルク社、アメリカンサイアナミッド社（現在はワイス社の一部となっている）、小さな医療コンサルタント会社などで二五年間ほど勤め、製薬業界での信用を高めようと考えたセルジーン社に迎え入れられたのである。

カプラン博士がサリドマイドの将来性を確信したのは、製薬会社の幹部たちや投資家の反応ではなく、他でもないＦＤＡとの対話であった。きっかけは、ロックフェラー大学での夕食会で当時ＦＤＡ長官だったデビッド・ケスラーと偶然一緒になったことだった。博士はそのときの会話を今でも憶えている。ケスラー長官に、「もし、ＦＤＡにサリドマイドの臨床試験をしたいという申請があったら、どうしますか？」と聞いたところ、ケスラー長官は驚くべき答えをいったのだ。「ＦＤＡは、薬の潜在的な毒性や新規性によってプロトコルを判断するのであって、過去の経験で判断するわけではないですよ」と、答えたのである。

実際、その後すぐ、ＦＤＡは製薬会社がサリドマイドを合法的に製造できるようにする方法をどうしても見つけなければならなくなったのだ。サリドマイドは、当局のコントロールのまったく利かない闇取引で急速に広がっていたのである。ハンセン病が大きな問題となっていたブラジルではサリドマイドはオープンに使用されていたが、体重減少を食い止める効果があるという噂が広がり、米国のエイズ患者たちは会員制の組織をつくって、ブラジルからサリドマイドを非合法に輸入するようになった。一九八八年にFDA本部の前でデモを行ったオクラハマ州出身のエイズ活動家マット・シャープは、サンフランシスコ市で数千人のメンバーを擁するサリドマイド購買組織を運営していた。この組織で患者がサリドマイドを購入するためには医師の処方箋を必要とし、使用上の注意点を記したパンフレットも配布していたが、このルートでサリドマイドを手に入れるのは、FDAの厳しい審査を通過して承認され、FDAの査察を受けた製造所で作られる薬を買うのとは、似てもにつかないほど容易なことだった。セルジーン社のジャクソンは、当時を振り返って、「何の警戒態勢もないままに売られているんだから、サリドマイドの悲劇が繰り返されるのを待っていたようなものですよ。障害をもつ子どもが生まれなかったのは奇跡としかいいようがない」という。

ジャクソンによると、一九九四年ごろに、FDAは、セルジーン社、他の小さな製薬会社二社、カナダのサリドマイド薬害の被害者と弁護士をロックビル市のFDA本部に呼び、使用をエイズ患者に厳しく限定するという条件で、サリドマイドを復活させることについて話し合った。当時、FDAは何としてでもサリドマイドを承認する意向であり、先例のないことだったが、データを過去に遡って集める、〝後ろ向き研究〟というものを行って申請するよう、セルジーン社にもちかけたという。通常の医薬品の承認申請では、製薬会社は、病気がその薬で改善したかどうかを評価するための〝エンドポイント〟という評価基準をあらかじめ決めておき、これに合わせた臨床試験の計画を立て、計画どおりに試験を実施して、研究実施の時点から前向きにデータを集めてから当局に申請する。これに対して〝後ろ向き研究〟では、過去に遡って、その薬の使用データを集めて、何か特徴がないかどうか検討するのである。セルジーン社は、ハンセン病の治療にサリドマイドを使っていたルイジアナ州のハンセン病センターの過去二〇年分のデータを調べ、サリドマイドの服用を中止したら症状が悪化し、服用を開始すると症状が改善するといった傾向があるかどうかを分析したのだった。

そしてさらに同じころに、ボストン子ども病院の医師がサリドマイドにがん組織に栄養を与える毛細血管の成長を抑制する作用があることを発見した。ニューヨーク市に住んでいるがん患者の妻が、夫に残された治療方法がないかと米国中を探し回っていたところ、この病院を見つけ、サリドマイドを夫に試して欲しいと申し出た。これが効けば、恐るべき副作用をもつ奇跡の薬が誕生するのだ。

一九九六年、セルジーン社は、キーフォーバー・ハリス修正法が成立した三四年前にはとうてい考えられなかったような方法で、サリドマイドの新薬承認申請を行った。ところが、セルジーン社は、サリドマイドのがんに対する適応については研究が始まったばかりであるため承認申請時の適応に入れなかった。また、ＦＤＡが期待していたエイズ患者の体重減少についても承認申請時の適応に入れてはいなかった。同社は、米国で二〇〇〇人しかいないハンセン病のらい性結節性紅斑（ＥＮＬ）だけを適応として承認申請したのである。この病気に対するサリドマイドの効果ついては、セルジーン社がしっかりとしたデータをもっていたからだ。

ＦＤＡの側がセルジーン社にサリドマイドを承認申請するようもちかけたという事情を考慮に入れても、これはＦＤＡにとってかなりの難題だった。セルジーン社のジャクソンによれば、ＦＤＡの上層部の手ごたえはよかったが、下位の審査官たちはサリドマイドの承認には懐疑的な様子だったという。エイズ患者たちの間でサリドマイドが使われているのをみんな知っているのに、セルジーン社がなぜサリドマイドのハンセン病に対する適応だけを承認申請したのかと怪訝に思う人もいた。また、サリドマイドを服用中の患者が妊娠しないようにする方法が十分ではないことを危惧する人もいた。

セルジーン社は、かなり念入りに申請の準備をした。販売営業部門の責任者ブルース・ウィリアムは成り行きを心配して、カナダのサリドマイド薬害被害者の会のランディー・ウォーレン会長に呼びかけ、一九九七年の春に会合をもつことになった。お互いにとって気の重いプロセスであったが、相互に電話連絡をとり続けた。ウォーレンには脚に障害があり、臂部がない。彼は障害をもつ子どもたちが再び多数生まれてくることに対する懸念を強調し続けた。しかし、サリドマイドによって救われる患者がいるかもしれないということには同意し、セルジーン社がより安全な第二世代の薬剤の研究を進めており、いずれサリドマイドと置き換えられるはずだと伝えると、いくらか安心したのだった。サリドマイド薬害の被害者たちは、セルジーン社に対して、妊婦に対する警告の添付文書を厳格にするよう求めた。

一九九七年の夏、ゲイサーズバーグ市のヒルトンホテルでＦＤＡの諮問委員会が二日間続けて行われた。セルジーン社は約一週間かけて準備し、ハンセン病の専門家にサリドマイドの利点を証言させた。一方ＦＤＡは、議決権をもたない委員として、サリドマイド被害者を指名した。ジャクソンによれば、サリドマイドの被害者がマイクを握った瞬間に、その場の雰囲気が一変したという。

ジャクソンはそのときの様子を思い出し、「その人は車椅子に座っていました。そして、感情を込めて、こういったのです。『病いに苦しむ人々のチャンスを、どうして私が奪うことができましょう?』と。これを聞いた諮問委員の何人かは目に涙を浮かべていました。私も、強く感動しました」と、すでに六年も経っているというのに片目にハンカチをそっと押し当てながら語った。

ミッシェル・フリードマンは「ＦＤＡにしてみれば、『一度市販を中止した薬なんだから、承認することなどできない』といって、二度と使わせないようにするほうが簡単だっただろう。しかし、科学的な知見というものは日々新しくなるものだ。公衆衛生を担う政府機関は新しい科学的知識を取り入れて、薬のリスクとベネフィットに関するあらゆる情報を考慮して、その薬を市場に投入するべきか、それとも市場から回収するべきかを判断しなければならないのだ」という。

そして、諮問委員会はサリドマイドの承認を勧告すると議決し、その一年後にＦＤＡはサリドマイドを正式に承認した。しかしその承認には大変な条件がついたのだった。すなわち、悲惨な先天異常が再び発生するのを防ぐため、この薬へのアクセスを先例のないほど厳しく制限する管理計画の実施をセルジーン社に課したのである。この管理方法は〝リスクマネジメント〟と呼ばれる種類のもので、それまでのＦＤＡの方針を大幅に変更するものだった。従来は、副作用を起こす可能性のある薬には警告の表示を添付文書につけて販売させるだけだった。市販が開始された後は、その薬をどの患者に投与するかを決めるのは医師であり、その薬にどんな危険があるかを患者に警告するのも医師に任されていた。つまり、薬を使うのは医師であって、ＦＤＡではない、というのがＦＤＡの考え方だった。ところがサリドマイドの場合は、どの患者に薬を提供するか、患者にどんな警告を与えるかといったことにＦＤＡはより直接関与するようになった。それ以来、ＦＤＡは控えめながらもこうした対応をするようになり、かのニキビ治療薬アキュテインも恐ろしい先天異常を起こす可能性があることから、サリドマイドと同様の処置が取られたのだった。

セルジーン社とＦＤＡは一年がかりで「サリドマイドに関する教育と安全な処方のためのシ

ステム（ＳＴＥＰＳ）」というプログラムを作った。子どもを妊娠する可能性のある年齢の女性がサリドマイドを服用する場合には必ず、服用開始前と服用開始後二週間ごとに妊娠検査が陰性であることを確認しなければならず、二種類以上の避妊方法を実行することを約束しなければならない。すべての患者は、リスクを認識している旨を記したインフォームド・コンセント文書に署名し、セックスの際にコンドームを使い、サリドマイドの副作用に関するビデオを見なければならない。また、念のため、患者は一回の処方で四週間分しか薬を受け取ることができないことになっている。そして再度サリドマイドの投薬を受けるには、チェックリストにある質問に回答しなければならない。八〇歳になるジャクソンの叔母でさえ、性生活について聞かれたほどである。

大手コンサルタント会社ブーズアレン・アンド・ハミルトン社の執行役員で、サリドマイドを服用しているマイケル・Ｓ・カッツは、セルジーン社の自動応答ダイヤルに電話して、サリドマイドの使用者が毎月行わねばならない手続きがどんなものなのかを見せてくれた。「社会保障番号は何番ですか？」、「他の人にサリドマイドを渡しませんでしたか？」、「献血しませんでしたか？」、「コンドームを使わずにセックスしませんでしたか？」といった質問があり、全部で二分ほどで回答できるようになっている。

ＦＤＡは、承認を与える前に、サリドマイドの商品名をどうつけるべきかも慎重に検討した。

セルジーン社はサリドマイドに「シノビール」という商品名をつける予定だった。ジャクソンによると、「普通は、ＦＤＡは製薬企業に一般名によく似た商品名をつけさせないものだ」という。ところがサリドマイドの商品名については、ＦＤＡはこの薬を使う人にそれがサリドマイドという危険な薬だということを忘れさせないようにするために、一般名の「サリドマイド」に似た商品名をつけるよう主張したのだった。そこでセルジーン社はサリドマイドの商品名を「サロミド」にした。

果たしてこれらの安全管理システムは十分に機能しているだろうか？　ジャクソンによると、市販再開後五年が経ってもサリドマイド使用による先天異常は報告されていないそうだ。ＦＤＡはその後ＳＴＥＰＳプログラムを少し修正した。また、セルジーン社の薬事担当執行役員グラハム・Ｈ・バートンによると、同氏はＦＤＡの職員たちとおよそ一週間に一回ずつ連絡をとっているそうである。セルジーン社がＳＴＥＰＳプログラムで医師や患者に伝えたい新たな情報や、サリドマイドの服用者についての人口統計学的な情報などについて話しあっているのである。

ところが、マイケル・Ｓ・カッツもジャクソンの叔母もサリドマイドを承認された以外の目的で使用しており、これもまた新たな議論の種だった。この二人の患者とも、ハンセン病の治療のためにサリドマイドを使っているわけではない。二人ともまだ当時サリドマイドの適応が取れていなかった、血液のがんの一種である多発性骨髄腫の治療のために、サリドマイドを使っていたのだ。

多発性骨髄腫の本態は形質細胞の機能の破綻である。正常な形質細胞は、感染症とたたかう働きをもつさまざまな抗体を作る。しかし、多発性骨髄腫では、異常な形質細胞（骨髄腫細胞）が一種類の抗体だけを作るようになる。この異常な形質細胞は際限なく増殖し、有用な抗体を作る正常な形質細胞を駆逐してしまうのである。骨髄腫細胞は、骨などの身体組織に進展して腫瘍塊を形成することもある。

マイケル・S・カッツは、一九八九年、運動後に右の臀部がかすかにうずいたが、それがこの病気の初めての症状だった。「気にも留めていなかったんだ。香港に旅行に行って、飛行機を降りたときに、ひどく足を引きずっているのに気づくまではね」。九カ月間にわたって、MRI検査やレントゲン検査などさまざまな検査を受けたが、医師はどこに異常があるのか発見できなかった。その後、骨盤骨の後ろ側が破壊されているのがレントゲン検査で見つかり、骨髄腫だとわかったのだ。

多発性骨髄腫の生存期間の中央値は三年未満だが、カッツは少なくとも二〇〇四年の春の時点では、一四年間生存している。カッツは背が高くてがっしりとした体格で、髪は太くて白黒混じりの巻き毛で頭はタワシのような形をしており、ニューヨーク市クイーンズ地区特有の鼻にかかったアクセントで話す。一九九六年以来、彼はマンハッタン地区のグランドセントラル駅から二ブロック離れたブーズ・アレン・アンド・ハミルトン社の事務所で働きながらも、さまざまながん患者会で活動家として活躍し、多発性骨髄腫に関する専門書の一部を執筆したり、FDAの諮問委員会の患者代表も務めたりしている。彼の骨髄腫は現在、ステロイドとサリドマイドの併用でどうにかコントロールされているが、悪化した場合には化学療法をしたり、骨髄移植や幹細胞移植に踏み切らなければならないだろうという。ときどき、骨の一部が痛むので、もう骨髄腫が再燃しているのだろうとのことだった。

カッツは冷静かつ客観的に自分の病状を説明した後でいう。「自分が明日死ぬかもしれないとは思えないんだ。まだ試していない治療法がたくさんあるし、経済的にはさほど困っていないから。何年か前には幹細胞を採って凍結保存もした。やれることをやるしかないし、それを楽しんでいる」

カッツのようなサリドマイドの使い方を〝適応外使用〟という。違法ではないが、米国食品医薬品局（ＦＤＡ）の承認プロセスを巧みに逃れるものだ。これによって命を救われる患者がいるかもしれないし、この動きを止めるのはおそらく不可能である。事実、米国で処方されている医薬品の約半数は適応外使用だ。特に抗精神病薬、抗がん剤、抗てんかん薬、小児用医薬品、ナルコレプシーやハンセン病などの稀な病気の治療薬として適応を認められている医薬品では、適応外使用が多い。この方法により、パキシルやゾロフトなどの抗うつ薬はティーンエイジャーに投与されているのだ。何十年にもわたって、人々はこうした方法で薬を使い続けているのである。

こうしたおかしなことが起きる理由は、ＦＤＡが医師の行動を制限する権限をもっていないからだ。こうした新しいリスクマネジメントプログラムで何が要求されていようと、医師は自分の裁量で薬を処方することができるのである。医師は国から免許を与えられるが、医師は薬の使い方については、国の規制を受けないのである。薬がいったん販売を開始されてしまえば、医師が必要と判断すれば、どんな患者や病気に対しても、合法的に自由に処方できるのだ。一九六〇年代と一九七〇年代に、承認された使用方法以外の医薬品の使用に対する対策をＦＤＡに取らせるべきかどうかが議論された。また、ＦＤＡの元主席法律顧問で、同局公認の歴史家ピーター・バートン・ハットは、一九七二年に開かれた米国議会の聴聞会で、医薬品の適応外使用についてはは管轄外だというのがＦＤＡの立場だと明言したのだった。

セルジーン社のジャクソンによれば、サリドマイドの場合も「ハンセン病への適応が承認された直後から」、がんに対して適応外で使用されるようになったという。二〇〇四年の時点では、サリドマイドの処方の九二％は悪性腫瘍に対するものであり、主に多発性骨髄腫に対して使われているのである。ジャクソンはサリドマイドを何人の患者が使用したかは明らかにしようとしなかったが、多発性骨髄腫は血液の悪性腫瘍の中で二番目に多い疾患であり、世界で二〇万人、米国では五万人の患者がいる疾患である。米国では、毎年一万五〇〇〇人の患者が新たに多発性骨髄腫と診断されている。二〇〇二年にはセルジーン社は一億一九〇〇万ドルの収益をサリドマイドで得ている。一方、ハンセン病の患者は米国には数千人しかおらず、患者の大多数は医療資源に乏しいアフリカ、アジア、ラテンアメリカ、太平洋沿岸の諸島などの貧しい地域に住んでいるのである。

こうした、まだ承認されていない使用方法にきちんと承認を得るには、ＦＤＡに〝効能追加申請（ｓＮＤＡ）[1]〟をすればよい。〝効能追加申請〟により得られた新たな用法については、製

1――ｓＮＤＡはsupplemental New Drug Applicationの略。適応外とされていた新たな適応の承認を取る、という意味で、「適応追加」ということもあるが、日本の行政用語としては「効能追加」である。日本では、効能追加申請は、外国でその効能が承認されている、医療における使用実績が十分である、日本国内で承認申請目的とする治験の結果がなくても信頼性のある公的研究事業などによる臨床試験の成績が示されている、などの条件があれば、新たに治験を実施しなくても承認できる場合があるとする厚生労働省通知（いわゆる〝二課長通知〟）が一九九九年に出されている。近年では学会などの要望書に応じて厚生労働省の専門委員会で検討する方式がとられている。

薬会社には三年間の特許期間の延長が与えられる。実際、セルジーン社も二〇〇四年にサリドマイドの多発性骨髄腫への適応について、〝効能追加申請〟を行ったのだ。しかし、そんな方法を使って薬の適応が増やせるのなら、なぜ製薬会社はわざわざ面倒な臨床試験を莫大な費用をかけて行って、膨大なデータを集めようとするのだろうか？

その理由はまさに、なぜ食品医薬品化粧品法やキーフォーバー・ハリス修正法が制定されたのか、ということを考えれば明瞭である。すなわち、適応外使用というのは、第三章で説明したような一八〇〇年代に横行した〝売薬〟によるインチキ療法と似たようなものなのだ。適応外使用も〝売薬〟によるインチキ療法も、病気に対して本当に効くのかどうかが科学的に証明されないままに薬が使われるという点では同じだからである。

米国がん協会のメンバーには適応外使用を行っている者が非常に多いが、この組織の最高医学責任者ハーモン・エア博士は「適応外使用なんてものが存在するのは、ＦＤＡが遅滞なく、必要な効能・効果を承認していないからですよ。本来は、医師が薬を処方する場合、すべてその効能・効果はＦＤＡが承認した範囲内でなければならないはずだ」という。ハリス・インタラクティブ社という調査会社と『ウォール・ストリート・ジャーナル』紙のオンライン版が二〇〇四年五月、二一〇〇人ほどの米国の成人を対象に行ったインターネット調査の結果によると、「医師はＦＤＡによってその医薬品の効能が承認されていない疾患に対して、その医薬品を処方することを許されるべきでない」という回答が四八%であり、これを「許される」とする回答は三一%だった。

実際、そもそも医薬品は効果だけではなく安全性についても検証されなければ、医薬品として承認を得られない。そして、その安全性は特定の病気に対してその薬を使用した場合の安全性なので、承認されたのと違う病気に対して使った場合にも安全だということを保証するものではないのだ。たとえば、適応外使用で用いられる薬の用量は、その薬が承認を取得した病気に対する用量とは違う場合がある。また、薬の適応外使用をする疾患が、その薬の効果を変えてしまう性質をもっている場合もある。あるいは薬の適応外使用をする疾患には、ベースに別の薬が使われていることも多く、ベースで使われている薬と適応外使用をする薬とが相互作用を起こして、危険な状態になる可能性もある。抗うつ薬に関していえば、多くの医師は、ティーンエイジャーの脳は成人の脳とは生化学的に異なったふるまいをするので、成人で承認を得た抗うつ薬であってもティーンエイジャーには耐えられないのではないかと考えている。『ナイト・リッダー』紙が行った半年間の調査の結果が二〇〇三年秋に発表されたが、それによると、薬の適応外使用により、肺障害、脳卒中、心臓発作、神経障害、死亡などが起きているという。中には、ミシガン州のタミー・スナイダーが二〇〇二年に双子の女児を妊娠中に、喘息ではなかったにもかかわらず、早産防止を目的として抗喘息薬が投与された結果、心臓にダメージを受けてしまい、これ以上もう子どもを作ってはいけないといわれた事例もあった。この記事の中には次のような記載もあった。

医師たちは、抗てんかん薬をうつ病やほてりの治療、体重の減量のために処方している。医師たちは、抗うつ薬を早漏や痛みの治療に使っているし、強力な抗精神病薬を不眠や注意欠陥障害の治療に使っている。降圧剤は頭痛や不安の治療のために処方されているし、抗生物質がウイルス性疾患の治療に使われたりしているのである。

ここでもう一つ考えておかなければならないことがある。薬剤が適応外使用で処方される場合、それを処方する医師は、適応外使用の対象となった疾患について医学的に専門の訓練を受けた医師なのであって、その薬の使用が法的に承認されている疾患について医学的に専門の訓練を受けた医師ではない。したがって、適応外使用で使われる薬を処方する医師たちは、その薬が承認を受けた適応症に関連する最新の医学情報を常に追いかけているわけでもなく、必ずしもその薬剤の副作用や適正な使用量に関する新しい情報を敏感にキャッチしているわけでもない。また、こうした最新の医学情報は、必ずしもすぐに添付文書に記載が追加されるとは限らない。実際にはこれと正反対のことさえある。すなわち、製薬会社が〝効能追加申請〟を行ったものの、ＦＤＡがそれを却下した場合には、予期しえない安全上の問題があるとき以外は、製薬会社から提出された申請資料に含まれる臨床試験データはＦＤＡからは公開されず、その薬が適応外使用された疾患に対して効果がないことが臨床試験で示されていたとしても、誰もそれを知ることができないのである。[2]

しかしそれでも医師たちは常に、患者を救う可能性のある画期的な治療法についての情報を知るたびに、その治療法をやってみようとするのである。こうした医師たちの進取の気風が、医学の進歩のかなり大きな要因となっている。医師が適応外使用を試してみない限り、その薬を作っている製薬会社でさえ、その薬に承認を受けた用法とは別の副次的な用法の可能性があることを知ることができないので、〝効能追加申請〟も行われないわけだ。「医師が最善の判断と知識に基づいて薬を使う裁量を許容するだけの柔軟性をもっておくのは、原則的によいことだと考えています」と、信望厚いＦＤＡの医薬品評価センターの元センター長カール・ペックはいう。抗喘息薬を不適切に処方されて心不全を起こしたタミー・スナイダーの話は悲惨だが、

2―現在は9頁訳注にも示したように登録公開制度があるので臨床試験として登録された場合のデータはある程度知ることができるが、臨床試験としてではなく適応外使用された場合の有効性・安全性や、承認申請されたが却下された場合・開発中止とされた場合の詳しいデータなどについては、公表されない。

その一方で、マイケル・カッツのようにサリドマイドの適応外使用によって救われている人もいる。マット・シャープのように、ブラジルからサリドマイドを購入してエイズ患者を救っているケースもある。ピーター・バートン・ハットの兄弟は一九六七年に脳腫瘍で亡くなったのだが、メルク社のステロイド薬デカドロンを適応外使用したおかげで腫瘍が縮小し、余命数日だといわれていたのに半年ほど延命できたという。

こういった話を挙げ始めればきりがない。たとえば、会社名にその名前を頂くドレフュスファンドという大手ミューチュアルファンド会社の伝説的な創設者ジャック・ドレフュスは、財産の一部を投げ打って、自分のうつ病にすばらしい効果があったフェニトインという抗けいれん薬の適応外使用を促進する活動に四〇年間を捧げた。また、プロビジルという薬はかつて、軽い副作用があるとはいえ、疲労、うつ状態、注意欠陥／多動性障害（ＡＤ／ＨＤ）、コカイン依存症に対しても効果があり、食欲を抑制する、ほとんど奇跡の薬であった。運動能力を強化する作用もあるらしい。というのは、米国オリンピック委員会によって禁止薬物に指定されているのである。二〇〇四年の米国におけるプロビジルの売上げは三億六〇〇〇ドルに上るが、その九〇％が適応外使用なのである。この医薬品が承認を与えられているのは、三種類の限られた睡眠障害だけなのに、である。

サリドマイドの再発見者であるジラ・カプラン博士は情熱的に「サリドマイドが多発性骨髄

腫の適応を取っていないからといって、サリドマイドを使わずに骨髄腫で死ねと患者にいえますか?」という。

あるいは、疾患としての位置づけがまだ医学的に確立していない病気に対して、薬を適応外使用するのはどうだろう? そうした病気には当然のことながら、効能・効果があるとして正式に承認されている薬はない。『ウォール・ストリート・ジャーナル』によれば、慢性的な痛み、睡眠障害、疲労、頭痛などで衰弱する病気を巡って、医学界は何年にもわたって混乱し続けてきた。脳の画像診断技術によって、この病気が中枢神経の病気であるとされ、〝線維筋痛症〟と名づけられた。同紙の記事によると、〝線維筋痛症の薬〟として承認された薬がないので、医師も患者も、痛み、抑うつ、不安、パーキンソン病、睡眠障害などの治療薬を適応外使用してきた。通常は成人用の薬が子どもに適応外使用されるものなのだが、これとは逆のケースもある。たとえば、ある注意欠陥/多動性障害(AD/HD)の薬は小児に対する適応しか承認されていないが、成人の注意欠陥/多動性障害に対して適応外で使用されてきた。というのも、一九九〇年代後半までは、成人が注意欠陥/多動性障害になるとは考えられておらず、成人に対して臨床試験が行われなかったからだ。

もしFDAが、三〇年前の聴聞会でハットが適応外使用はFDAの管轄範囲外であるといった考え方を変えて適応外の処方を禁止したとしても、こうした対応は実質的には何の効力もなく、適応外使用が止まらないことはみんな知っていた。ある薬がAという病気についてのみ承認されているときに、医師がBという別の病気にかかっている患者にその薬を処方したいと思った場合、処方箋に診断名をAと書きさえすれば、適応外でその薬を処方できてしまうのである。サリドマイドの使用をハンセン病だけに限定したとしても、多発性骨髄腫の患者がみな、マイケル・カッツのように急に〝ハンセン病〟とウソの診断名をつけられるようになるだけなのだ。

「薬を適応外使用する医師をすべて取り締まっていたら、牢屋が一杯になってしまうよ」と、ハットが皮肉たっぷりにいう。

ロバート・テンプルやマーク・マクレランなどの米国食品医薬品局（FDA）の官僚が、ときどき規制についての論評の中で適応外使用についてコメントすることがある。ところが、『ナイト・リッダー』紙によると、一九九六年にテンプルは法的な効力のある宣誓証言の中で、「FDAは適応外使用を規制する方法をまったく知らない」と述べたという。

FDAが適応外使用を取り締まることができるのは、製薬会社が医師に対する広告や販売促進活動の中で、薬を承認されていない使用方法について、積極的に宣伝する場合などの違法行為のみである。こうした制限があればこそ、公明正大に多くの人々に対して薬をマーケティングできるようにするために、セルジーン社のような会社が効能追加の承認を取ろうとするのである。ところがこうした制限には、簡単な抜け穴がある。たとえば、製薬会社の医薬情報担当者（MR）が医師を訪問して、無料の医薬品サンプルや無料の昼食を提供するときに、薬の適応外の使用の方法について、医師に入れ知恵するというのは、もはや公然の秘密である。『ナイト・リッダー』紙の報道によると、セルジーン社の医薬情報担当者がサリドマイドを「安定剤として使えばすばらしい効果のある薬です」といって勧めていたそうである（セルジーン社のジョン・ジャクソンによれば、その記事で書かれたことは、記事が出る四～五年前に実際にあったことであり、「そいつは会社を辞めた」ということだ）。製薬会社は医師向けの〝教育〟セミナーのスポンサーとなり、専門家たちに謝礼を払って、自社の医薬品の適応外の使用について講演してもらったりもする。さらに、製薬会社が〝リマインダー広告〟という形で薬をテレビで広告することは禁止されていない。この〝リマインダー広告〟というものはどんなものかというと、薬が何に効くのかといったことには一切言及せず（その薬の副作用のリストを流す場合もある）、薬の名称をテレビで広告するものだ。こうしたテレビコマーシャルを使えば、視聴者にその薬の承認された使用方法を連想させることも、適応外の使用方法を連想させることも、自由自在なのである。

二〇〇〇年には、米国地方裁判所の判決によってＦＤＡは、こうした製薬会社の広報活動を取り締まる決定的な武器を奪われてしまった。保守系シンクタンクのワシントン・リーガル・ファンデーションが起こした訴訟で、製薬会社には学術誌に掲載された情報であれば、その内容が薬の承認を取っていない使用方法についてのものであっても、医師に対して自由に情報を提供できる言論の自由があるという判決が下されたのである。[3] また、医療保険会社は薬が承認された使用方法で使われた場合にのみ費用を償還するので、これによっても医師の処方の傾向はある程度コントロールできると考えられてきた。ところがこの障壁もさほど有効なものではないことが明らかになった。がん患者たちが一発触発で暴動を起こしかねない状態になったので、メディケアは二〇〇四年一月、四つの医薬品について、承認を受けていない使用方法では保険を償還しないとする最終判断を取り下げたのである。

製薬会社の宣伝戦略の中にはかなり悪どいものもあり、取り締まりの対象となったケースもある。ファイザー社は抗てんかん薬ニューロンチンの適応外使用についての違法なマーケティング活動に対し二〇〇四年五月、責任を認め、民事・刑事上のペナルティーとして四億三〇〇〇万ドルを支払うことに同意した。ただしこれは二〇〇〇年にファイザー社がワーナー・ランバート社を買収する以前のワーナー・ランバート社の活動に関するペナルティーである。ワーナー・ランバート社の販売スタッフに対する医学アドバイザーを務めていた人物が、同社が医師たちに対してコンサルタント料を不法に支払ったり、海外旅行や豪華なディナーを供与したりして、ニューロンチンを十数種類にもおよぶ適応外での使用方法で売り広めようとしたとして、同社を告発したのだった。ボストン市とフィラデルフィア市の連邦検察官、ニューヨーク州の検事総長、その他の捜査機関が、プロジビルという薬を製造している会社をはじめとした多くの製薬会社に対して、その宣伝活動について捜索した。別の例としては、カリフォルニア州の小さなバイオテクノロジー会社インターミューン社の元医薬品情報担当者が、同社がアクティミューンという薬を不適切に宣伝しているといって告発したケースがある。この薬は、たった二種類の小児の稀少疾患に対してのみ承認された薬であるにもかかわらず、同社は成人の一般的な肺疾患の治療薬として宣伝していたというのである。インターミューン社側は不適切な販売促進活動を医薬品情報担当者に対して奨励したことを公式に否定した。このように、数多くの適応外使用にまつわる事件があったが、どれ一つとしてＦＤＡが捜査したものはなかったのである。

もし、薬の適応外使用を止めるのは不可能だとしたら、いや、止めてしまってはいけないものだとしたら、最善の解決策は、医師に薬のいろんな使い方や副作用など、薬についての正確

3―ただしＦＤＡの規制とは別に知的財産保護の規制として、販売促進など商業的利用に、自ら知的財産権をもっていない論文を使う場合には著作権者の許可が必要というのが国際ルールであり、製薬会社はその免除を求めている。規則の詳細や免除範囲は国により異なる。

な情報を提供し、誤解を招く大げさな宣伝をなくすことである。FDAの医薬品評価センターの元センター長カール・ペックは、インタビューの締めくくりに「(医師が細心の注意を払って最善の判断をできるよう)医師には十分なエビデンスを提供すべきだと警告したい」といった。

こうした解決策の一つとして、FDAの元主席法律顧問のハットは、添付文書の中の目につきやすいところに、適応外使用について学術論文の内容を載せるといい、といった。二〇〇〇年代の初めの二つの動きも、この問題の解決に役立つだろう。そのうちの一つは、臨床試験の結果を公開しようとする動きである。臨床試験の情報公開が進めば、医師たちは、適応外使用の利点だけでなく、危険性をも知ることができるようになる。もう一つの動きは、製薬会社による激しいマーケティング活動に対するバッシングがどんどん強くなってきていることだ。豪華なディナーに招待したり、〝コンサルタント料〟という名目の謝礼を払ったりして、医師たちに薬を承認された適用について宣伝するのを禁じられれば、薬の適応外使用を派手に宣伝するのも難しくなるはずだ。

FDAがとるべき解決策としては、製薬会社が〝効能追加申請〟をやりやすくなるように、〝効能追加申請〟に必要な臨床試験の要件を緩和することである。これは問題の根本的な解決策となる。たとえば、〝効能追加申請〟の際に、以前に新薬承認申請で行った第Ⅰ相臨床試験のデータを使える場合があるが、そういった方法を〝効能追加申請〟にもっと取り入れるのである。セルジーン社は、サリドイマイドのハンセン病への適応についての第Ⅲ相臨床試験が終了する前に、サリドマイドの多発性骨髄腫に対する〝効能追加申請〟を行った。というのも、がんの治療薬には、優先審査で承認してもらえる仕組みがあるからだ。臨床試験をするのには被験者一人当たり一万ドルから三万ドルもの経費がかかるのだから、〝効能追加申請〟に必要な科学的な臨床試験があまりに大きければ、誰も〝効能追加申請〟に食指を伸ばさないだろう。こうした臨床試験にかかる費用は、米国国立衛生研究所（ＮＩＨ）、ＦＤＡ、民間の財団が拠出するべきだと主張する専門家もいる。

いずれにしても、ＦＤＡがどう規制しようと、世界中の新聞がどう騒ごうと、大手コンサルタント会社の執行役員マイケル・カッツのような人物が、適応外だろうと適応症であろうとサリドマイドを使うのを、阻止することはできないだろう。おそらく唯一の解決策は、より多くの、よりよい承認薬を世に出すことである。

カッツは、自分が飲んでいる薬が、自分の病気に効くかどうかがきちんと確認されていなくても気にならないという。淡々と「この薬には患者は感謝しているんだ。何にしたって、生き延びているんだから」と語る。彼がサリドマイドを使い始めたころは、治療法といえば、化学療法や幹細胞移植など、根治を目指す激しいものしかなかった。「驚いたことに、他に治療法が残されていない患者にも、サリドマイドは効いたんだよ」(カッツが多発性骨髄腫と診断されたころから現在までに、他にもいくつか治療薬ができた。FDAはベルケードという多発性骨髄腫用の静脈注射薬を審査期間四カ月ほどで承認したし、セルジーン社はサリドマイド類似の物質で催奇性のないレブリミドという薬を作った)。

もちろん、カッツが国際多発性骨髄腫財団(IMF)という患者アドボカシーグループ(権利擁護団体)の副会長であり、このグループも他の多くの患者会と同じく、製薬会社から多額の寄付金をもらっているということを割り引いて考える必要がある。セルジーン社は国際多発性骨髄腫財団に対し、年間二〇万ドルを双方が教育助成金と呼ぶものとして寄付している。製薬会社からの寄付金はカッツのような患者会の代表のコメントに影響を与えてしまうだろうか? こうした人々には、自分たちの病気を治せる薬を何とかして見つけたいという強い願いがあることを考えると、製薬会社からの寄付金の影響はずっと少ないはずだ(この話題は第一〇章〔下巻〕でもとりあげる)。FDAの厳しい利益相反取扱い規則により、カッツは諮問委員会から外された。カッツ自身は、判断を歪めるような利益相反が自分と製薬会社との間にあるとは思わないという。「現在病気が進行中の患者や不治の病いに患っている人は、寄付をしてくれる会社に便宜を図って承認されるべきでない悪質な薬を承認させたり、寄付をしてくれる会社が損するからといってライバル会社の薬の承認を邪魔したりする可能性があるというんでしょう？　ばかばかしい」と吐き捨てるようにいった。
ところで、ＦＤＡがサリドマイドに最初に目を付けたのは、エイズの治療に使えるのではないかと睨んだからではなかったか？　実はセルジーン社はいまだにエイズについての承認申請をしていない。そもそもＦＤＡがサリドマイドについての詳しいデータを要求したのは、この薬の投与開始後早期に腫瘍壊死因子アルファ（ＴＮＦ‐α）の量が増えるからで、これはエイズ患者にとっては逆効果となるからだった。その後の研究により、ＴＮＦ‐α値はサリドマイドの投与開始後約二週間で低下することがわかった。しかし、セルジーン社がこの事実を証明するデータを揃えたときにはすでに、エイズ治療のブレイクスルーとなる〝カクテル療法（アボットラボラトリーズ社のノルビル、ロシュ社のインビラーゼ、メルク社のクリキシバンの三者併用療法）〟が臨床応用されるようになっていた。前の世代のエイズ治療薬よりも効果的で副作用も少ないこのカクテル療法により、エイズは死の宣告ではなくなり、コントロール可能な慢性疾患になったのである。「サリドマイドは、また問題の種になった」と、サリドマイドの再発見者ジラ・カプラン博士はいった[4]。

4―サリドマイドは日本では多発性骨髄腫の適応で二〇〇八年承認された。

第七章　口うるさいＦＤＡ

臨床試験に携わったことのある者なら誰でも米国食品医薬品局（ＦＤＡ）から査察官がやってくるという悪夢にうなされた経験があるものだ。

二〇〇三年のある日、南アフリカのケープタウン大学肺研究所の感染症臨床研究部門の責任者であるリンダ・ゲイル・ベッカー博士に、ＦＤＡ査察官訪問の知らせがあった。ベッカー博士の部門は、世界中の製薬会社の臨床試験を請け負っている。南アフリカにも医薬品を規制する当局は存在するが、ほとんどの製薬会社は巨大な米国市場で新薬を販売しようと考えるので、このケープタウンの研究所はＦＤＡの基準に従って臨床試験を行い、ＦＤＡの査察を受ける。

ＦＤＡが査察する理由はいろいろある。たとえば、臨床試験が正式なプロトコルに従って行われているかどうか、結果が正確に報告されているかどうか、といったことをチェックするために行うのである。今回ベッカー博士をＦＤＡが訪問することになったのは、ケープタウンの研究者たちが二年前に、ドイツの製薬会社ベーリンガー・インゲルハイム社からの依頼で行った抗真菌薬の後発品の臨床試験に、ＦＤＡが着目したためである。ベッカー博士は、三〇人の患者を対象として一年間にわたって行った、この臨床試験を担当した医師（インベスティゲーター）の一人だった。

研究所には六カ月前に査察を行う旨の通知があったので、FDAが査察対象として求めそうな文書を全部用意できた。「全部見せなければいけないのです。それこそ、インフォームド・コンセントの手続き（患者が臨床試験で自分に何が行われるのかを理解し同意した旨を、書類に署名することにより確実にすること）から、私たちが使っている標準業務手順書（SOP）まで、何から何まで全部。FDAの査察官には、臨床試験に関係するものなら何でも見る権限があるのです」と、ベッカー博士は当時を振り返る。ところが、研究所のスタッフがFDAに見せる書類を揃えているときに、ベッカー博士はある問題に気づいた。

臨床試験では、研究者は被験者のデータをとってカルテなどの原本に記録する。そして、その情報を正式な症例報告書（CRF）に書き写して、一カ月に一回、それを製薬会社に送る。すべての臨床試験が病院の内部で行われるとは限らないのだが、この抗真菌剤の試験は病院内で行われるものだったので、手順書を取り仕切る立場にあったベッカー博士は、症例報告書に書き写す作業のときに、患者のデータが院内の診療録に間違って紛れ込んでしまうのではないかと心配した。そこで記録の保管に手順を追加することにした。データをカルテなどの原本からいったん別の紙に下書きしてから、正式な症例報告書に書き写すことにしたのである。しかし、「書き写す回数が増えれば増えるほど、写し間違えが増えた」のだった。ベッカー博士はＦＤＡの査察に備えて書類を揃えているときに、「データを書き写したときに単語やデータを一つ二つ写し損ねている」のに気づいたのだった。「それでも、試験の結果を左右するほど大きなミスはなかったんですよ」と、いう。ところが、ＦＤＡは査察のときに、原本のデータと正式な症例報告書の記載が揃っていなかったので、その理由を明らかにするように、といったのだ。その後、ベッカー博士たちは、数週間かかって、通し時間にすれば丸三〜四日分に相当する時間をかけて、すべての記録を見直し、転記ミスをした部分について説明を加えたのだった。

そして、ＦＤＡの査察官の二度目の訪問の日を迎えた。二人の査察官が到着し、二日間滞在した。ベッカー博士によれば、その二人とも感じがよく、礼儀正しく、常識的な人だった。案の定、査察官はベッカー博士にデータの不一致について説明を求めてきたが、心配していたほどではなかった。「まだ調査が足りない、もっと時間をかけて徹底的にやれ、といわれるんじゃないかと思っていたんです」と、査察が終わってから数カ月後に彼女はいった。「でも実際には取り越し苦労でした。査察官には事情は先刻お見通しで、ぜんぜん叱られませんでした」。それどころか、〝もう別の紙に下書きなんてしないほうがいい〟とアドバイスしてくれたという。

査察を乗りきってみて、ベッカー博士は今では、査察もさほど悪いものではないと思っているそうだ。「査察が入ると誰でも『現状に甘んじていてはいけないんだ』と思うようになります。査察でもなければ、つい怠けてしまって、仕事の水準は下がってしまうでしょう」

実のところ、規制当局であるFDAと、規制対象の会社との関係は複雑だ。両者は〝愛憎関係にある〟といってもいいかもしれないが、これでも正確ではない。製薬会社としては当局の指導にはしぶしぶ従っているわけだが、そこには恐怖感も入り混じっている。また、FDAからお墨付きをもらって堂々とマーケティング活動をしたいという気持ちもあるし、上からの締め付けに文句をいいたいこともある。当然、製薬会社はFDAから承認をもらわなければ、米国内では食品も医薬品も医療機器も販売できないことは承知している。そしてもちろん、製薬会社にしてみれば、簡単に承認してもらえるほうがいいに決まっている。そして、いったんお墨付きを手に入れれば、それは厳密な審査をくぐり抜けた証として通用すると信じているのだ。（このように製薬会社は日々、FDAの規制に頭を悩ませている。すなわち第I種の過誤と第II種の過誤、どちらにより注意すべきかという議論の〝細かい〟部分だ。一方、〝製薬業界の圧力〟がFDAの政策や判断に影響を及ぼしているという、もっと大きな問題については第八章〔下巻〕で述べる。）

厳しい査察を行う一方、FDAは、製薬会社が基礎研究分野で自由に研究するのを許している。もしそれを認めなかったとしたら、FDAは六〇年代、七〇年代、八〇年代に質の高い臨床試験の基準を作っていったのと同じく、基礎研究分野についてもFDA自らが基準を作らなければならなかっただろう。アーカンソー州の米国国立毒性研究センター（NCTR）では、化学物質の毒性研究の新たな方法論を開発し、その成果を外部の者が自由に利用できるよう公開している。NCTRが開発した遺伝子改変「ノックアウト・マウス」は誰もが利用可能で、それに化学物質を注射する実験を行うことができる。ノックアウト・マウスを使った実験によって、製薬会社は開発中の新薬が動物に対して遺伝子の突然変異を起こさないかどうかを確認できるのである。さらに、FDAは臨床試験のプロトコルを審査する際に、臨床試験の計画を改善する手助けをすることもある。

規制当局と製薬会社は、お互いにお互いを必要としている。FDAは、社会の強い圧力を受けているので、奇跡の治療法でありながら、同時に副作用で人を殺すことのない医薬品や医療機器、健康によい食品を、業界が絶え間なく作り出してもらわねば困るのだ。

FDAと、その規制監督下にある企業の関係を理解するには、FDAがいかなる権限をもっているのか思い出す必要がある。FDAは、製品の有効性と安全性を担保することによって国民の健康を守っているとみなされている。米国農務省や連邦航空局とは違って、FDAは製薬業界の〝健康〟を増進するのが仕事ではない。そして、国民の健康を〝守る〟ということは、新薬の副作用をチェックしたり不純物の混じったアップルソースを回収したりすることだけではない。国民が健康を維持するために製品を選択する幅を広げられるようにすることも、ＦＤＡの使命なのだ。

製薬業界とＦＤＡとの関係を、業界の人々は次のようにいう。

「夫婦のようなものだね。人は誰でも結婚した後に、もうこんな人とは一緒に生活していけない、と思うことがあるよね。でもその後で今度は、その人なしでは生きていけないと思ったりもする」（ニュージャージー州エジソンにある医薬品マーケティング会社ＥＳＰファーマの社長兼最高執行責任者ハワード・Ｊ・ワイスマン）

「製薬業界はＦＤＡを、身体の中に突き刺さった〝とげ〟のようなものだと感じていると思う。その存在は大きいけれど、手の届かないところにある、という感じ」（ニュージャージー州ニューアークにある公衆衛生研究センター（ＰＨＲＩ）の科学部門ディレクター、デビッド・パーリン博士。彼は感染症が専門で、製薬会社の研究に関わってきた。）

「業界はＦＤＡに守られながら、密接に連携を保ちつつ医薬品の承認をめざす作業をしている。ところがＦＤＡの本来の使命は製薬業界を規制することなんだ。つまり警察のようなものさ」（多くの巨大製薬会社を顧客にもつボストン・コンサルティンググループの生物製剤研究開発部門の責任者ピーター・トールマン）

「わが国には、世界で最高の、最も安全な医療システムがある。それは、ＦＤＡが医薬品の承

認審査をきちんとやってくれているからだ」（ロシュ社の北米医薬品部門の最高経営責任者ジョージ・B・エイバークロンビー）

「製薬業界が市場に送り込む医薬品の安全性は信頼できない。だから、FDAが存在するのだ」（FDAの医薬品評価研究センター（CDER）の元センター長カール・ペック）

〝FDAは厳しすぎる。審査に時間がかかりすぎる〟――こうした批判の背後には、製薬会社が審査官からあれこれ質問されたり、情報提供を求められたりしたあげく、ようやく新薬が承認されるという事情がある。製薬業界は、この集中砲火のような質問と情報の要求について、以下に紹介するような四種類の基本的な不満をもっている。いささか批判しすぎのきらいはあるが、製薬会社の不満には根拠があり、それはFDAのスタッフたちも認めるところだ。

(1) **FDAは既に回答したことにも追加情報を求めてくる。** 四万ページ以上に及ぶ新薬の承認申請の文書をつぶさに検討しなければならないのだから仕方ないだろうが、FDAの審査官は、ほんの二〇ページ前に書いてあったことすら忘れてしまうことがある。そんなとき、審査官は申請書にきちんと記載されているデータを製薬会社に聞いてくる。たとえば、心腎系の薬の審査官だったトム・ガーベイは、自分は製薬会社に対して薬物の肝機能への影響の分析結果をしょっちゅう要求していたという。申請書のどこかに書いてあったとしても、それを見つけるのは大変だから、と。

製薬会社の社員たちは、こうしたFDAの態度にさほど反感を感じてはいないようだ。「FDAの審査官が聞いてくることは、たいてい承認申請書の中に書かれているんですよね。だけど、ともかく膨大な文書だから仕方ない。製薬会社の担当者でもない限り、なかなか情報を見つけ出せないですよ」と、ワーナー・ランバート社のパーク・デービス研究部門の薬事部門の元責任者でリピトールを担当していたアーウィン・マーティンはいう。こうした問題は、製薬会社がもっと積極的に新薬承認申請の文書を電子化すれば、キーワード検索がしやすくなり、大部分は解決されるだろう。

(2) **FDAは何を求めているのかはっきり説明しない。** 製薬会社が承認申請の準備をしている間には、FDAとの協議の機会が得られ、電話やファクス、電子メールなどで情報交換ができるのだが、それにもかかわらず製薬会社側はFDAから明確な指示がないと感じてしまう。「FDAの諮問委員会は医薬品や医療機器の承認にはいったいどんな条件が必要なのかを明らかにしていない。自分たちが開発した新製品の有効性・安全性を証明するのは申請者側の責任、承認に必要な基準をどう考えたのかを示すのも申請者側の責任、ということになってしまっている」と、ロボットや医師向けのトレーニング用シミュレーションを開発しているスイス西部のハイテク企業キシタクト社のCEO、ジェフリー・B・ジャンプは不満をいう。

「最大の問題は暗号を解読しなければならないことですよ」。アンティジェニクス社の立ち上げに携わった、薬事規制分野のベテランのエルマ・ホーキンスはいう。「たとえば、『二重ブラインド化試験をしてはどうだろうかと考えたことがありますか?』とFDAがいいますよね。それはすなわち『二重ブラインド化試験をやりなさい』という意味なんです」。彼女はため息とともに続ける。「言葉の裏を読まなくていいなら、ずっと楽なんですけどね」

　FDA化学部門の元審査官で、現在は開発業務受託機関(CRO)のファーマネット社にいるスティーブ・ケプケも、確かにこうした〝お役所言葉〟があることを認める。「行政では、言葉は通常とは異なる意味をもつのです」。彼と、ファーマネット社とFDAの両方で同僚だったスチュアート・ポートノイ博士は、FDAで八年間心臓系と呼吸器系の医療機器の審査をした人物だが、新しい医療機器で使われているソフトウェアについて申請書にどう書くといいのか説明してくれた。「当社はこのソフトウェアが期待通りに動作することを証明します」というのはよくない言葉遣いだそうだ。よい言葉遣いは「当社はこのソフトウェアが適切に動作するかどうかについて行ったベリフィケーションとバリデーションの結果を提出します」というものである。この違いはどこにあるのだろうか?「〝ベリフィケーション(ベリファイ)〟

と〝バリデーション（バリデート）〟がキーワードなんです」とポートノイは説明した。[1]

そうはいっても、ＦＤＡの内部からも外部からも、どの分野にもその業界独特の用語があるのだから、ＦＤＡだけが悪いわけじゃない、という意見もある。ＦＤＡの医薬品評価研究センター（ＣＤＥＲ）のセンター長代理スティーブ・ギャルソンは「われわれは明瞭で推測の余地が可能な限り少なくなるようなコミュニケーションをするよう努力している」という。製薬会社が何か秘密の暗号でもあるかのように受け止めているのだとすれば、それは昔からある伝言ゲームのように、各自が話を正確に伝えようとしても、結局は誤解に誤解が重なってしまうのではないか、というのである。「会話というものは、話し手のいわんとすることと、聞き手の受け止めるイメージが異なってしまうことがある。ＦＤＡと製薬会社との間の行き違いも、そういったことです。家族の中でもそういうことは起こります。自分はT、U、V、Wについて話しているのに、相手はX、Y、Zのこともいっているのだろうと思ってしまう。そして相手

1―日本の「治験薬ＧＭＰ」（２３１頁訳注12参照）では、「バリデーション」は、期待される結果が得られることを検証し文書化し、再現性の確認を行うこと、「ベリフィケーション」は、当該試験で期待される品質が得られたことを手順書・計画書などで確認し文書化することで、限定された状況で適切性の確認をすること、と定義されている（本訳注にて簡略化）。「バリデーション」に対して「ベリフィケーション」の概念は欧米では以前から規制の考え方としてあるが、日本では二〇〇八年の治験薬ＧＭＰ改正で新たに入った。

はこちらが頼んでいないことまでやってくれてしまう」。エルマ・ホーキンスも、そういうことはときどきあるという。また、リリー社の学術部門の担当者だったレイ・トンプソンによれば、ＦＤＡがある薬について分析する際に、他の薬の申請を審査する過程で得た知識に基づいて分析する場合もあるのだが、そうした場合に企業秘密をオープンにするわけにもいかないので、もって回ったような言い方になるのかもしれない、ということだ。

また、こっちが説明しようと審査官に電話をかけてるんだから、折り返し電話をかけなおしてくれれば問題は解決するのに、という不満もある。これは当然の不満だろう。アルクエスト社という開発業務受託機関（ＣＲＯ）の責任者のリンダ・アレクサンダーはいう。「何度も電話して、三つか四つメッセージを残すんです」。それでも電話の返事はもらえない。そこで彼女は自分用にルールを作っていつまでも返事を待たないことにした。二回留守番電話を入れても主任審査官から折り返し電話がかかってこないときは、「返事をもらえる人が出てくるまで、だんだんとＦＤＡのより地位の高い職員に連絡をとるようにしたんです」ということである。

処方薬審査料法（ＰＤＵＦＡ）では、こうした状況を改善するために、ＦＤＡと製薬会社が決められた期間内に何度かミーティングをもつよう、規定された。たとえば、この法律によれば、製薬会社側が公式のプレＩＮＤミーティング（臨床試験開始の申請の前の相談）、後期第Ⅱ相の後のミーティング（前期・後期に分かれている第Ⅱ相試験の後期が終わって第Ⅲ相に入る前の相談）、そしてプレＮＤＡミーティング（第Ⅲ相が終了して新薬承認申請をする前の相談）を求めた場合には、六〇日以内に予定を組むものとされている。しかし、ＦＤＡの仕事量は大変なものであり、たとえば二〇〇三年には四六六個の新薬、ジェネリック薬、生物製剤を承認し、五〇〇〇件以上の警告を出し、四〇〇〇件の犯罪調査、二五個の違法製造物の押収を行ったほどである。こんな状況ではどの審査官も過重労働の連続なので、とてもではないが留守番電話の録音をチェックして返事をするなどということまでは、なかなか手が回らないのかもしれない。

（3）　**ＦＤＡはルールを変更してばかりいる。** ビル・ボドラは一九八四年に米国食品医薬品局（ＦＤＡ）の副法律顧問を辞め、米国でも最高級の法律事務所のアーノルド&ポーター社に就職した。同社の顧客の中に、抗コレステロール薬を売りたい会社があった。この薬はすでに売られている高中性脂肪血症の治療薬と非常によく似ていた（コレステロールと中性脂肪はいずれも血液中に存在する脂質である）。ＦＤＡは同社に、その薬を高コレステロール血症の治療薬としてだけでなく、高中性脂肪血症の治療薬としても承認申請して問題ないと伝えた。そこで同社は臨床試験で証明する対象を修正し、ＦＤＡは臨床試験の計画書を承認した。その後、臨床試験を終了した製薬会社は、一九八七年にこの薬の市販承認の申請を行った。最初の審査官はこの薬を承認すべきとしたが、その後この審査官はＦＤＡを去ってしまった。「その後の五年間は、申請書類はＦＤＡのロックビルの建物の中をあてどもなくさまよっていたのだろう」。ボドラはいう。後任の審査官は前のＦＤＡ審査官が認めた臨床試験デザインは受け入れられないといった。諮問委員会は薬の用量についてもっとたくさん情報を出すよう要求した。「監督官はデータをずらりと並べて、別の切り口から分析するよう求め続けた」。一九九三年の大晦日になってようやくこの薬が世に出たのは、処方薬審査料法（ＰＤＵＦＡ）が施行されるにあたって、ＦＤＡが周辺整理をしたからだろう、とボドラは確信している。

アーウィン・マーティンはワーナー・ランバート社のパーク・デービス研究部門で働いていたときにうんざりする体験をしている。同社の心血管系のトップセールス薬（彼は商品名を明らかにしなかった）の特許が一九九〇年代の初めに切れそうになったとき、安価なジェネリック薬が発売されることへの対策として、同社は元の薬の化学構造式を少しだけ変えて、より使い勝手のよい製剤として新しく特許を取得することにした。マーティンは新しい薬は「少ししか改良されていないもの」だとしぶしぶながら認めた。しかし、彼はＦＤＡの承認を得るのは簡単だと考えていた。二つの薬の効果は事実上同じだった。マーティンと同僚は、製品のラベル表示についてＦＤＡの担当官と相談した。これは通常、承認取得の最終段階として行われる作業だ。「われわれはＦＤＡが指示したことはすべてやりました。言葉遣いについても一時間半かけて話し合いました。ところが、面談の最後になって承認しないという文書を手渡されたのですよ。それはわれわれが面談に入る前に署名されたものだった」。彼は不愉快そうに回想する。「われわれのやったことはまるで茶番劇だったわけですよ」。同社は新薬としての承認を諦める前に、その担当官よりも二階級上の役職者に異議を申し立てたのだった。

もちろん、ボドラやマーティンの話は十年以上前の古い話である。ところが最近でも、アンティジェニクス社はこれほどひどくはないが同じような目にあっている。審査官が二度にわたって異動になり、最初に交代になった審査官たちが、臨床試験の計画の段階で話し合いに入っていなかったがために、臨床試験が実施差し止めになったのだ。イムクローン社も、抗がん剤エルビタックスの臨床試験で、FDAから複数の矛盾した指示を受けたようだ。

諮問委員会とFDA審査官との意見の相違は増える一方である。シリコン豊胸術の事件に始まり、緊急経口避妊薬の〝プランB〟、クローン動物由来の食品に至るまで、企業はFDAのいうことを何一つあてにできないのだ。二〇〇二年二月の『ビジネスウィーク』誌は、心不全治療薬ナトレコールが過去数年間FDAから承認を引き延ばされた一件を伝えている。諮問委員会がゴーサインを出したにもかかわらず、その後になってFDAは既存の治療法と比較する試験を求めたのだった。これは『ニューイングランド医学雑誌』のマーシャ・エンジェル博士のようなアウトサイダーだったらいい出しそうな臨床試験だが、FDAの審査官はめったにやれとはいわない類の臨床試験である。この薬は結局、二〇〇一年九月に承認された。

こうした行き違いは、たくさんの人が関わっている巨大な組織では、いかに厳密に規則を作ろうが、スタッフを十分に訓練しようが、ある程度は避けられないことである。「審査官が違えば、問題へのアプローチの仕方が違い、基準もいくらか変わることもある」とFDAの生物製剤評価研究センター（CBER）の職員だったジェイ・シーゲルはいった。そして、FDAでの審査官同士の意見の違いを最小限にするために「審査によってまちまちな取り扱いをなくしていくのが、経験を積んだ監督官の役目なんだ」と付け加えた。かつてFDAの顧問弁護士を務め、今は民間企業の顧問をしているピーター・バートン・ハットの意見はもっと手厳しい。「審査官それぞれにみんな違うんだ。審査官は一人ひとりがみな、自分の国の王様や王女なんだよ」

一緒にやってきた担当の審査官がFDAを辞めてしまうと、それまでの間に製薬会社との間で取り決めた非公式な合意事項がみな、後任の審査官によって窓の外に放り出されてしまう。また、最初に担当した審査官が承認できるとした申請であっても、その上司や部門長に拒否されることもある。

FDAの各部門には、それぞれに審査が甘いだの、何かと厳しいだのと、いろんな評判がある。FDAの医薬品評価研究センター（CDER）のセンター長代理スティーブ・ギャルソンでさえ、この評判のとおりだと認めている。製薬業界やFDAの内部の人たちの噂によると、CDERの消化器部門は心腎部門よりも臨床試験の差し止めをしがちだという。また、心血管部門と整形外科部門ははっきりとした指示を出す傾向だとのことである。医薬品評価研究センター（CDER）、生物製剤評価研究センター（CBER）、医療機器・放射線医療センター（CDRH）というFDAの三大センターは、それぞれに歴史も異なり、そこで扱う製品の特性も異なるため、各センターの性格はまるで違う。三大センターの筆頭格はいうまでもなく医薬品評価研究センターであり、ここは有能で法令に忠実な実務家の集まりで、処方薬審査料法（PDUFA）に決められた期限ぎりぎりに審査をこなしている。生物製剤評価センターの職員は自由気ままな学者のようだ。スタッフの科学者はゲノムやプロテオミクスといった最先端の研究を行っており、医学をビジネスにすることに対しては、少し冷ややかである（CDERとCBERとの間の緊張関係は第一二章〔下巻〕で述べる）。医療機器・放射線医療センター（CDRH）は〝カウボーイ〟のイメージで、承認の条件が一番軽く、必要な試験数が少なく、審査も最速である。CDRHの前センター長のデビッド・W・フィーガル・ジュニアによると、CDRHだけが、PhD（理学などの博士）がMD（医学博士）を監督でき、学士や修士がPhDを監督できる部門で、こうした地位の逆転はおよそ大学にはない現象だという。

製品の特性が複数の部門にまたがっているときは、部門同士の官僚主義的な文化の相違が誤解の原因となることがある。スチュアート・ポートノイがＦＤＡで医療機器を審査していた二〇〇一年のこと、ある企業が薬物溶出ステントと呼ばれる製品の開発に取り組んでいた（ポートノイは会社名を明かさなかったが、そのころ、ジョンソン・エンド・ジョンソン社とボストン・サイエンティフィック社がこうした製品を開発していた）。ステントというのは閉塞した動脈の詰まりを取った後で、血管を拡げたままにしておくための小さな金網である。特に表面を薬で覆ったステントは、動脈に瘢痕組織ができないようにできるので動脈が詰まりにくい。薬物溶出ステントは医療機器と医薬品を組み合わせた製品なので、二〇〇一年の段階ではＣＤＥＲとＣＤＲＨの両方のセンターが審査していた。ポートノイによると、前臨床試験が終了した直後の会議で、製薬会社側が一～三カ月かけて二〇匹ほどの動物でステントを使ってどんな試験を行ったのかを説明した。ポートノイはそのときのことを思い出しながらこういった。「われわれＣＤＲＨは企業が提示したデータで十分だと思っていました。しかし、ＣＤＥＲの連中は『動物二〇〇匹で実験する必要があるんじゃないか』といったんだ。企業の担当者の顔が引きつっていたのを今でも憶えているよ」。結局、そのＣＤＥＲの担当官は二度と会議に姿を現さなかった。そしてＣＤＲＨの担当官は製薬会社の担当者に二〇匹の動物データで十分だと静かに告げたのだった。

ＦＤＡは、組織が巨大であることによる混乱を改善するべく、ささやかな努力をしている。

かつて生物製剤評価研究センター（ＣＢＥＲ）の職員だったジェイ・シーゲルは、彼と同格にあたる医薬品評価研究センター（ＣＤＥＲ）の職員ロバート・テンプルと「法規制や審査基準、方針などの解釈を統一するために、ちょくちょく会って話し合っていたし、電子メールもよく使った」という。ＣＢＥＲとＣＤＥＲのスタッフの定期ミーティングは多くあり、扱う課題が二つの部門の両方ともに関係する委員会もある。たとえば両センター合同の臨床試験差し止め委員会である。二〇〇二年にはＦＤＡは複合製品局（ＯＣＰ）を刷新し、薬剤溶出ステントや遺伝子工学で合成したヒトタンパクで作った整形外科用インプラントなど、担当が複数の部門にまたがる製品について、どこが責任部門になるかを決める規則案を作った（この規則でもどの部門が担当すべきかがはっきりしないときは、既に同じような製品を取り扱っている部門が担当することになるが、それでもうまく担当が決まらないときは、その製品に関係する経験が一番ある職員が担当することになる）。

しかしそれでも、製薬業界は担当官の意向を気にしなければならないのである。どの部門が何を担当するかが決まれば、それだけで審査がうまく進むというものでもない。たとえば、ＦＤＡの医薬品評価研究センター（ＣＤＥＲ）のセンター長代理のスティーブ・ギャルソンは、同じＣＤＥＲの中でも部署が違えば、製薬業界との関わり方はそれぞれに違うという。製薬会社の職員が部署内の誰とでも自由に電話で相談するのを許している部署もあれば、ＦＤＡ側の窓口を必ず一人の担当官に絞る部署もある。ギャルソンは、ＣＤＥＲ内のこうしたバラバラな対応の仕方をやめさせて、すべての部署が同じ方針を採るよう指導してきたという。その方針とは、各製薬会社とのＦＤＡ側の窓口を一人の担当官に限定するもので、そうすれば行き違いも少なくなり、きちんと指導できるようになるが、製薬会社側がアプローチできるＦＤＡの職員の数は少なくなってしまう。

一方、皮肉なことに、まさにこれとは正反対のことが医療機器・放射線医療センター（ＣＤＲＨ）で起きている。ＣＤＲＨの前センター長デビッド・Ｗ・フィーガル・ジュニアは、自分がＣＤＲＨのセンター長になったのは一九九九年だが、その後は製薬会社が連絡を取れるＣＤＲＨの職員の数は増えたと誇らしげにいう。「昔は、製薬会社と口を利いたのは消費者安全官くらいだった。うちの統計学者は企業の統計学者とは話をしなかったんだ」

(4) ＦＤＡは現実を理解していない。 製薬会社の幹部たちは口をそろえて、米国食品医薬品局（ＦＤＡ）の職員は頭脳明晰で献身的で科学をきちんと理解しているという。おそらく米国国立衛生研究所（ＮＩＨ）や米国疾病管理予防センター（ＣＤＣ）を除けば、ＦＤＡほど多くのＰｈＤやＭＤを抱える政府機関はない。しかし、ＦＤＡの科学者たちはビジネスの世界の現実、すなわち優れた医薬品を開発するための手間やコスト、ウォール街からの圧力といったことをわかっていないと批判する人もいる。

ここでアンティジェニクス社のラス・ハーンドンの経験を振り返ってみよう。ＦＤＡの審査官はハーンドンの会社に臨床試験の実施を差し止める措置（クリニカル・ホールド）を行ったが、ＦＤＡはＦＤＡ内部の官僚主義的な手続きがすべて済むまでの間、差し止め措置の文書の写しを会社側に提供しようとはしなかった。しかし、アンティジェニクス社の側は悠長に待ってなどいられなかった。臨床試験の実施差し止め措置は、株主に速やかに報告しなければならない重大な事態だからだ。「ＦＤＡの人たちは株式会社がどんなものかわかってないし、ＳＥＣ（証券取引委員会）規則や法に定められている重大性のことなんか、知ったことではないんだ」。そこでハーンドンは抵抗を試みた。

彼のアンティジェニクス社での同僚のテイラー・バーティスは一九九一年から一九九六年の間、生物製剤評価研究センター（ＣＢＥＲ）のコンプライアンス生物製剤品質保証局（ＯＣＢＱ）で勤務し、ＦＤＡ内部の事情をよく知っている。彼女のＦＤＡでの仕事は、彼女自身の言葉を借りていうなら、〝査察官に対する査察〟である。バーティスのキャリアは多彩で、主に移植関連の仕事をしてきた人である。ボストンのブリガム・アンド・ウィメンズ病院、ニューヨークのスローン・ケタリング記念がんセンター、イエール大学、デューク大学、アメリカ赤十字で勤務し、最後はカリフォルニアのジェネンテック社で働いた。その頃にはすっかりバイオベンチャーの人間として仕事に没頭した。そして、その後は家族のいるマサチューセッツに戻るためにジェネンテック社を辞め、アンティジェニクス社で働くことになった。バーティスはハスキーな声で話す、髪がブロンドの人で、アンティジェニクス社ではレーヌ・グプタととともに、ＦＤＡとの連絡の責任者を務めていた。

バーティスは、ＦＤＡの審査官は製薬会社の経営のことや医薬品の開発にかかる費用に詳しくないだけだという。ＦＤＡが必要と考える臨床試験の規模よりも小さい規模でやりたいと製薬会社がいったとき、その理由にコストを挙げても、ＦＤＡの担当官はまったく相手にしない。そんなことをいっても、ＦＤＡの審査官は「資金不足を訴えれば何とかなるとでも思っているんですか？」と切り返すだけだ。あるいは「一四億ドルも儲けているのに、研究に使う金がない？」と来るかもしれない。

〝現実をわかっていない〟という不満の言葉は、製薬業界が〝象牙の塔〟の大学や行政を批判するときによく出てくる台詞だ。食品業界もＦＤＡの食品安全・応用栄養センター（ＣＦＳＡＮ）に対して同じような不満をいう。全米レストラン協会のロビイスト、スティーブン・グローバーは、ＦＤＡは現場を査察するのが仕事なのだから、絵空事ばかりいわずに、もっとレストランの実態に合わせて、各地の保健当局と一緒に物事に対処するべきだという。「ＦＤＡの職員は、自ら現場に足を運び、自分で現場で働く人と話をし、何でＦＤＡが査察するのかをきっちり説明すべきなんだ」

レスター・クロフォードＦＤＡ長官代理から末端の職員に至るまで、ＦＤＡの職員たちはみな口をそろえて、自分たちは現実の社会をちゃんとわかって仕事をしているのだという。生物製剤評価研究センター（ＣＢＥＲ）のセンター長ジェシー・グッドマン博士は「私は、ＦＤＡが経済的なことの重要性を過小評価しているという印象をもたれたくないのです。最近は国民は何につけ、投資に見合った成果を期待するようになりました。しかし、医薬品が開発されるのは、必ずしも経済的な理由からではないのです」とＦＤＡを擁護する。しかし製薬業界がＦＤＡを見る目はもっと厳しい。一方、医薬品評価研究センター（ＣＤＥＲ）のセンター長代理スティーブ・ギャルソンは、ＦＤＡの職員はビジネス界の動きに配慮して、いつも東部標準時の午後六時、つまり株式市場が閉じる時刻になってから、薬の承認を発表するように心がけている、と指摘する。

ＦＤＡに対する不平不満はどれもいわれてもっともなことだ。製薬業界がＦＤＡを厳しく批判しているのは、ＦＤＡが大きなことから小さなことまで、何から何まで、いちいち無意味な事務作業やバックアップデータを要求し、それが医薬品の開発を泥沼に引きずり込み、コストを大幅に引き上げてしまっているからだ。

この製薬業界の言い分が正しいかどうかは、臨床試験を実際に行っている研究者に聞いてみればわかる。新薬の承認申請に使うデータを実際に集め、申請書式に記入し、最後の仕上げをするのは、製薬会社ではなく、製薬会社が雇った研究者なのである。彼らは、米国国立衛生研究所（ＮＩＨ）、大学、独立の研究機関などでも研究しているので、それと比べてＦＤＡの官僚主義的な要求にどのくらい科学的な意味があるのかわかる立場なのだ。

一言でいえば、研究者がＦＤＡがらみの仕事を引き受けるということは、書類を山ほど作らねばならないことを意味する。ニュージャージー州にある公衆衛生研究センター（ＰＨＲＩ）のデビッド・パーリン博士は、ＦＤＡ向けに書類を作るのは、税務監査に備えて別に帳簿をつけるようなものだといっていた。

しかし、本音をいえば、研究者たちのＦＤＡへの恨みつらみはそう簡単なものではない。

ＰＨＲＩは薬の分子反応を研究するため、ＤＮＡのシーケンシング（塩基配列決定）をたくさんやっている。通常、研究者は書類の量を減らすため、膨大なシーケンシングのデータを電子的に保存する。しかし、製薬会社からＦＤＡがらみの分子シーケンシングを引き受けると、シーケンシングの結果をたくさんプリントアウトしなければならないので（これは抗真菌剤の市販後調査で必要とされることがよくある）、通常の仕事の二倍の時間がかかる、とパーリン博士はいう。パーリン博士はそうしたＦＤＡの要求に複雑な感情をもっているようだ。「プリントアウトした書類を提出する前に、多少はデータを見直すから、それはそれで悪いこととはいえない。こちらも慎重になるからね。しかしそれにしたって、シーケンシングの結果を全部プリントアウトしろというのは能率的な時間の使い方ではないですね。簡潔かつ効率的に完成させることができるはずの仕事なのに、本来の目的の達成には重要でない警報やら警笛やら安全装置やらをやたらとつけて完成させることになる。ＦＤＡの仕事をやるときは、いつも過剰な作業に時間を費すことになるんだ」。そう語るパーリン博士は、幸いなことにＦＤＡの仕事をあまりやっていない。

ニューヨークのマウント・サイナイ医学校の麻酔学准教授で、他の二つの専門領域の講師でもあるジェフリー・シルバースタインは、一九八〇年代後半からＦＤＡと米国国立衛生研究所（ＮＩＨ）の両方の助成を受けて、麻酔、代用血液、β－ブロッカーなど、複数の医学専門領域をまたにかけて臨床試験を行ってきた。「ＦＤＡの仕事に必要な事務作業には、他の仕事とは数段上の厳格さが要求されます」といいながら、シルバースタインはＦＤＡの官僚主義を揶揄するような例を挙げた。「臨床試験の患者の記録をとるとき、手術前のヘモグロビン値を九・一と記録したが、後から九・二と書くべきだったことに気づいたとしよう。この種の小さな誤りは現場ではたくさんあることだ。ＮＩＨの助成を受けた臨床試験なら、線を引いて修正すればいいが、ＦＤＡがらみの臨床試験だと、文字の上に線を引いて修正し、修正した日付と修正した者の頭文字を書いた上で、なぜ修正するのか理由の説明を書かなければならないんだ」

シルバースタインは別の例を挙げた。「患者のデータを正確にするため、ダブルチェックすることがあるが、ＮＩＨの助成による研究の場合、私たちは二週間ごとに数時間かけてダブルチェックする。ところがＦＤＡが管理する臨床試験の場合には、製薬会社はデータのチェックのために、二〜三人の患者ごとに一人のモニターを送り込んできて、モニターが一日中現場で逐一チェックするんだ」。

シルバースタインによると、ＦＤＡの査察が入る臨床試験では、ＮＩＨの臨床試験よりも一人の患者につき一〜二時間余計にかかるという。しかし肝心なところは、どの臨床試験でも手間は同じだという。それは、患者に官僚主義的にきっちりサインをもらわねばならないこと、つまり〝インフォームド・コンセント〟である。ＦＤＡが管理するものであろうとなかろうと、どんな臨床試験でもインフォームド・コンセントを得ることは法的な義務[2]である。

ジラ・カプランはサリドマイドによるハンセン病、結核、エイズの治療を研究してきた免疫学者だが、現在はデビッド・パーリン博士と一緒に公衆衛生研究センター（ＰＨＲＩ）で働いている。しかし彼女はパーリン博士ほどにはＦＤＡの規則に問題を感じていない。カプランは、実験的な薬を患者に投与するときには「その毒性についてあらゆる情報を提供すべき」であり、人間に対して薬の臨床試験をするときの倫理を考えればそうするのが当然で、それはさして負担ではないという。「人間に対して臨床試験をするときに当然守るべき基準というものがあり、それはＦＤＡの規則とほとんど同じです。だから、規則に従わなければいけない」

実際、研究者やベテランの製薬会社の社員は、米国食品医薬品局（ＦＤＡ）の審査官の質問も、ＦＤＡが臨床試験に課す要件も、ほぼ的確で公正だと感じており、ＦＤＡがあれこれ小うるさいのは当然だと受け止めている。みなＦＤＡの職員は筋の通った議論には耳を傾けてくれるし、ＦＤＡの見解も教えてくれるのだという。南アフリカのケープタウン大学肺研究所の感染症臨床研究部門の責任者リンダ・ゲイル・ベッカー博士のように、ＦＤＡからペーパーワークとチェックを繰り返させられたおかげで、作業が改善されて、よい薬ができるようになったという人さえいる。公衆衛生研究センター（ＰＨＲＩ）の科学部門ディレクター、デビッド・パーリン博士ですら同じ意見だ。結局、ＦＤＡの役目は、ＦＤＡが自認するとおり、老練な科学アドバイザーということになるだろう。その役目は、従来の経験則の代わりに、二重ブライ

2―臨床試験の目的、方法、リスクとベネフィットを充分に説明し、理解した上での自由意思による同意（インフォームド・コンセント）を得ない限り被験者として試験に参加させてはならない、というのは世界標準の原則だが、日本では、「治験」では薬事法に基づき規定されるが、その他の研究では法律に基づかない「臨床研究に関する倫理指針」に規定されるのみである。

ンド化、ランダム化、用量反応といった方法を用いた臨床試験を一九七〇年代に先駆的に取り入れて以来ずっと荷っているものである。

臨床試験で被験者にかすかな不整脈が出ているのを製薬会社が見逃がしてしまい、薬が市販された後で消費者に危険な不整脈が出るよりも、FDAが承認の過程でその問題を発見できるほうがずっとよい。同様に、副作用が多数発生したかのように疑われたことからFDAが製薬会社に調査を命じ、その結果、もともと心疾患をもっていた患者が一人いたけれどもその医薬品と関連すると思われる副作用は出ていないということがわかったとしたら、FDAにも製薬会社にもその医薬品がかなり安全だという保証が得られたことになるので、製薬会社はその事実を宣伝に利用できるのである（「本製品には〇〇という副作用はこれまで見られていない」といった表記ができるわけだ）。「FDAが膨大な量の分析を要求してくるのは、われわれの能力を認めているからだ」。メルク社の元幹部で現在はフィラデルフィア地域のバイオテクノロジー企業ネオセ社を経営するボイド・クラークはいう。

イーライリリー社のH2ブロッカーで胃潰瘍や胸やけの薬、アキシッドにまつわる話は、FDAの介入がいかに臨床試験の質を高めるかを示すだけでなく、それはFDA以外にはできないということをも示す。リリー社の学術部門の元担当者レイ・トンプソンによると、リリー社は一九八五年、アキシッドの臨床試験を始めようとしていたが、そのときFDAのトップの審査官二人が「臨床試験のプロトコルに抜本的な変更を提案した」そうだ。それは、八週間連続して実薬を投与するグループとプラセボを投与するグループに割り付けるという標準的な二重ブラインドランダム化比較試験ではなく、実薬群とプラセボ群を最初に割り付けた状態のまま継続するのは四週間に限定して、そこで再び患者をランダムに割り付けて、残りの四週間試験を継続するが、最初の四週間で実薬にあたった患者の一部が後でプラセボを飲むことになり、逆にプラセボにあたった患者の一部が後で実薬を飲むことになる、というデザインである。[3]「この方法にしたおかげで、薬で胃潰瘍が治った患者の人数、プラセボに戻して再発した人数などを知ることができたんです。そして、この薬が予想よりも速く効くことや、薬を中止すると予想より速く効き目がなくなることがわかったんです。かかった費用のわりにずっと意味のあるデータが得られたわけですよ」とトンプソンはいう。こうしたＦＤＡ審査官のアドバイスは、

3―このような試験デザインを「クロスオーバー試験」という。一般的なクロスオーバー試験は後半に再びランダム化を行うのではなく、最初に二重ブラインドランダム化を行い、前半の割り付けと後半の割り付けが入れ替わるようにし、実薬からプラセボに切り替わるグループとプラセボから実薬に切り替わるグループをつくり、患者・医師はどの患者がどのグループかわからないようにする、というものである。ここで述べられているのは、二回ランダム化を行うので、実薬から実薬、実薬からプラセボ、プラセボからプラセボ、プラセボから実薬、という四通りのグループができることになる。

過去の似たような経験に基づいている。

ＦＤＡは、免疫学者ジラ・カプランが遺伝子組換え型の注射薬がハンセン病患者の免疫応答を改善するかどうか調べる臨床試験をしようとしたときにも、試験のデザインを変更するよう指示したことがある（これはカプランのサリドマイドに関する研究とは別の話である）。カプランは五〇人の患者に臨床試験をしたいと思ったが、それは実験的な研究なので、ＦＤＡは二四人に減らすよう命じた。このためカプランは二四人で臨床試験を実施したのだが、結局その後、さらに追加で二四人に臨床試験を行わなければならなくなってしまった。それでも、これは「最初の臨床試験で得られたデータを見直して、次の臨床試験を組めるので」、とてもよいことだった。

リリー社の研究者マイダ・テイラー博士は、サンフランシスコの産婦人科医で、二〇年ほど開業医として仕事をした後、二〇〇〇年代初めから、リリー社の臨床試験を監督するようになった。最初の年に彼女は製品の年次報告書を書かされたが、「新人の私には、ピアノの指ならしのようなもので、とてもよい訓練になりましたね。すべてをレビューするのはとても楽しかった」とのことだ。テイラーは、そうした業務はその後簡便化されたが、分量も増えたという。いずれにしても、「若い人がやらなければならない仕事です」。

製薬会社の幹部たちがいうには、ＦＤＡと付き合うコツは単純で、ともかく余分に準備しておけばよい。つまり、審査官が聞いてくる可能性のある質問以上のデータを十分に用意しておけばよいのだ。

「十分準備しておけば長くも短くも、いかようにも返事できるわけですよ。むろん、あんまり回答が短いと、ＦＤＡがもう一度聞きたいといってくるかもしれませんが」。糖タンパク連鎖を研究する、ニュージャージーのバイオテクノロジー企業アルテオン社の最高経営責任者（ＣＥＯ）のケン・モッチはいう。リリー社の学術部門の元担当者レイ・トンプソンによると、プロザックが初めて上市されたとき、リリー社の欧州支社では、副作用に関する論文を見つけると全部米国本社にファクスで送っていた。「ＦＤＡにも同じものをファクスで送っていましたよ。マスコミがいきなり取材に行くかもしれませんから、ＦＤＡが〝寝耳に水〟ではまずいでしょう」

「ＦＤＡはみながいうほど悪者じゃありませんよ。ＦＤＡの人たちは道理のわかった人ばかりです」と、アンティジェニクス社の最高経営責任者兼共同創立者ギャロ・アルメンはいう。もちろんアルメンは、二〇〇三年九月にＦＤＡの審査官が交代したとき、何もいきなりオンコファージのがんワクチンの臨床試験を実施差し止めにしなくても、未提出のデータを揃えて提出するよう命じてくれてもよかったのに、とも思っている。アルメンは、新薬の承認申請を提出しても、なかなかＦＤＡが返事をよこさないことにも困っている。それでも、「ＦＤＡの質問に対して、科学的な事実で回答できなかったことはなかった」という。

さて、製薬業界の米国食品医薬品局（ＦＤＡ）に対する評価がこれほどまでに高いのは、ＦＤＡの威光を恐れてのことではないのだろうか?

ワーナー・ランバート社のパーク・デービス研究部門のアーウィン・マーティンたちが心血管系薬剤の改良品を作ったときに、同社はＦＤＡに対してあまり積極的に製品を承認してくれるようアピールをしようとしなかった。ＦＤＡに対するそうした態度は他の会社も同様で、電話をしょっちゅうかけて、ＦＤＡにうるさがられるのを恐れ、電話を自粛するのだ。本書に実名で登場するのを拒否した業界人も少なくない。彼らの気持ちも理解できないことではなく、本書に出たがために、うっかりＦＤＡの機嫌を損ねてしまい、一二年もの歳月と巨額の費用をかけて開発した薬がなかなか承認されなかったり、承認を却下されたりしてはたまらないからだ。アンティジェニクス社が臨床試験の差し止め措置になったときのことでもわかるように、ウォール街にほんの少しでもＦＤＡが新薬について重大な疑念をもっているという噂が流れようものなら、株価は暴落するのだ。「ＦＤＡは毎日、薬を創ったり壊したりしている。それが仕事だから」と公衆衛生研究センター（ＰＨＲＩ）の科学部門ディレクター、デビッド・パーリンはいう。

そんなふうだから、製薬会社で働く人たちは、公の場での発言にはとても慎重になる。

メルク社の元幹部で現在はフィラデルフィア地域のバイオテクノロジー企業のネオセ社を経営するボイド・クラークは、ＦＤＡの影響力の大きさをこう語る。「三〇一という市外局番、それはロックビル市の市外局番なんだが、そこから金曜の午後遅くに電話がかかってきたら、たいていはかなりの厄介ごとなんだ」

製薬会社の経営幹部たちは、自分たちが公の場でＦＤＡを批判しようものなら、ＦＤＡの審査官が新薬の承認を却下するという手段で報復してくると、本気で信じているのだろうか？「ＦＤＡの気に入らないことをいったら報復されるというのは、実際に怖がっているというより、心の奥底にずっしりとある観念ですね」。あるバイオ系会社の幹部は（もちろん匿名で）そう説明する。ＦＤＡについて話すことのリスクは、野球の選手や監督が審判について意見をいうときの感じと似ているのだという。「その野球の審判が過去にストライクゾーンを狭くしたという形跡はないのに、狭くされるかもしれないと疑心暗鬼になる。とにかく、要件が厳しくなるのは、大きなダメージなんだ」

ＦＤＡと製薬会社の両者で意見が一致しているのは、ＦＤＡは気まぐれで、会社の側は追従的だということだ。「ここでＦＤＡが『試験Ｘをやれ』と製薬会社にいったとしよう。試験Ｘなる試験をすることがどれほどくだらないことでも、私はクライアントの製薬会社に、つべこべいわずにやりなさいとアドバイスしますね」。かつてＦＤＡの顧問弁護士を務め、今は民間企業の顧問をしているピーター・バートン・ハットはそういう。審査官が何かデータを出せといってきたら、もうそちらにお渡ししましたなどといってはいけないのだ。去年はそのデータをＦＤＡが必要ないといった、と不平をいってはいけない。

ＦＤＡの元審査官で、現在は製薬会社のコンサルタントをしているトム・ガーベイは、製薬会社側・行政側の両方の事情がわかる人物だ。彼はＦＤＡの審査官のちょっとした命令に、どれほど製薬会社の幹部がびくびくしているのかを話してくれた。たとえば、ガーベイがある製薬会社の臨床試験のうち三つについて、肝障害に関する分析を命じたときのことだ。「製薬会社は、『本日の午後には必ずおもちいたします。他に御用はございませんか？』とくるわけですよ。そして、本当に当日中に分析結果をもってくるんです」。自分に媚びへつらう、そんな製薬会社の様子を彼は審査官時代、どう感じていたのだろうか？　「別に何とも思いませんよ」。彼は単に臨床試験で見られた肝障害のことを詳しく知りたかっただけなのだ。

しかし、米国食品医薬品局（ＦＤＡ）の要求がどれほど煩わしくても、一九九〇年代にＦＤＡの抜本的な改革を訴えた自由市場主義論者たちを含め誰一人、ＦＤＡの要求に従うのに必要な費用を計算したことはなかった。その理由の一つは、ＦＤＡが存在しないと仮定した場合、製薬会社が安全性や有効性の試験をどの程度やればいいのかが誰にもわからないからだ（誰もがわかっている通り、少なくとも薬害を出して集団訴訟を起こされるような事態を招かないためには、製薬会社は多少なりとも臨床試験をしなければならない）。しかも、新薬の開発にどのくらい金がかかるかについて一致した見解がないように、法令遵守に必要な費用も計算できるものではない。

ところが二〇〇〇年代の初めになると、製薬業界は、初期段階の化合物のスクリーニング、動物実験、臨床試験、運営諸経費、薬事規制関連費用など、一つの新薬を開発するのにかかる費用は平均して、八億二〇〇〇万ドルであると語るようになった。この試算は主にタフツ大学医薬品開発研究センターのジョセフ・A・ディマシーが行い、二〇〇一年に発表した報告に基づくものである。[4] ディマシーはタフツ大学の医薬品開発用包括データベースから無作為に六八個の医薬品を抽出し、それらの製造元の会社に開発にかかった一年あたりの費用を尋ね、その結果を分析してこの数値を算出した。

しかし、ディマシーの算出したこの数値はさまざまな理由から激しい論争の的となった。というのも、製薬業界は研究開発にどのくらいの費用をかけているのか、ディマシーの試算の元

4―第二章77頁訳注4参照。

になる数値を何一つ公表していないからである。彼の試算では、研究開発についての連邦税の税額控除も考慮されていないし、米国国立衛生研究所（ＮＩＨ）の巨額の資金を投入した基礎研究の成果を製薬会社が安価に手に入れていることなどを差っ引いていないのだ。さらに、ディマシーの所属するタフツ大学医薬品開発研究センターの財源の六五％は製薬業界が助成しているので、この研究報告にはバイアスがかかっているという非難もある。中でも最大の批判は、その八億二〇〇〇万ドルの半分近くが〝機会費用〟として計上されている点だ。機会費用というのは、その金額を研究開発に使わず、投資などの別の用途に使ったとしたら、企業が得たはずの利益のことである。ディマシーは、この機会費用を計上するという方法は経済学では標準的な方法であり、タフツ大学が製薬会社から助成を受けていることに影響されたものではないと反論している。また、機会費用を高く見積もっているのは、製薬会社は研究開発を行っている一二年から一五年もの長期間、投資の利益を回収する機会を逃しているからだという。

ボストン・コンサルティング社はディマシーとはまったく別の方法で、一個の新薬の開発につき八億八〇〇〇万ドルかかると計算した。同社はまず、顧客の数十社の製薬会社に、医薬品開発のプロセスを一つひとつ明らかにさせた。そして、これを分析して、それぞれのプロセスにかかる費用を見積もったのだった。二〇〇三年にはもっと高い見積もりが出た。ベイン社というコンサルティング会社が、マーケティング費用を含めると一つの薬につき総額平均一七億ドルという、驚くべき金額がかかるといったのである。ところが二〇〇四年になると、ファイザー社が抗コレステロール薬をまったく新しい方法を使って臨床試験をすると、たったひと組の試験をやるだけで八億ドル近い金額が必要だという、それこそ目の玉が飛び出るような発表をしたのだった。

その一方、消費者団体が医薬品の開発費用はせいぜい二〜三〇〇万ドルだというようになった。この数字は実生活の感覚に基くものだったが、計算の根拠にしたデータの範囲は狭いものだった。消費者団体は、製薬会社が希少疾患の治療薬を開発する際の税額控除に着目して、この数字を出した。また、製薬会社のコンサルタントや開発業務受託機関（ＣＲＯ）、製薬会社のＯＢなどにインタビューして、薬の開発にかかる費用の計算をした団体もあった。

ボストン・コンサルティング社の部長ピーター・トールマンや、ＦＤＡの元職員で、ＦＤＡに関する著作をもち、ＦＤＡに対して厳しい意見をいうことで有名なヘンリー・Ｉ・ミラーは、それぞれ別のインタビューで、一つの薬の開発に八億ドルかかるというのは妥当な線だといい、ＦＤＡの要求を満たすだけで、研究開発費の総額のおよそ半分が必要だと述べている。ところが、ある大手コンサルティング会社の医療専門家は、私にまったく別の数字を話したのだった。すなわち、研究開発費はせいぜい製薬会社の支出の一〇％を少々超える程度だろうというのだ。

研究者の個人的な経験による医薬品の開発費の見積もりは、人によってまちまちだ。公衆衛生研究センター（ＰＨＲＩ）の科学部門ディレクター、デビッド・パーリンは製薬会社から引き受けた仕事ではＦＤＡ用にＤＮＡシーケンシングの結果をたくさんプリントアウトしなければならないので、通常の仕事の二倍の時間がかかるという。同じくＰＨＲＩの免疫学者ジラ・カプランは、ＦＤＡへの報告のために、わざわざ研究助手を一人雇わなければならないという。マウント・サイナイ医学校の麻酔学准教授ジェフリー・シルバースタインはＦＤＡの査察を受けるときは、米国国立衛生研究所（ＮＩＨ）の臨床試験をやるときよりも一人の患者につき一〜二時間余計に時間がかかるという。

いずれにせよ、製薬業界の側は、自分たちには他に選択肢はないとわかっている。アンティジェニクス社のテイラー・バーティスがいうように、「人間はなにかと横着なもの」だから、米国食品医薬品局（ＦＤＡ）はどうしても厳格にならざるをえないのだ。

製薬会社は情報を操作したり、誇張したり、例外規定を最大限まで利用したり、ウソをついたりすることがある。だが、意図せずして過ちを犯すこともある。たとえば、新しくできた小さなバイオテクノロジー企業だと、どうやって新薬の承認申請をすればいいのかわからないこともあるだろう。「新しいバイオテクノロジー企業には素晴らしい人材はいるが、なにぶん、会社で新薬の承認申請をしたことがない。だから、新薬承認申請の書類の出来がひどかったり、十分なデータがなかったりする」と、リリー社の学術部門の元担当者レイ・トンプソンは指摘する。ときにはとんでもないねつ造データのこともある。アン・キャンベルはアラバマ州の研究者だが、アベンティス・ファーマ社で抗生物質の臨床試験をしていたときに、試験に参加した患者のデータを偽って報告した件につき、二〇〇三年一〇月、罪を認めた。FDAの元審査官で、現在は製薬会社のコンサルタントをしているトム・ガーベイは、実際に何人かの顧客に、副作用が発現した患者の数といった問題を隠してはならないと警告しなければならなかったという。FDAの医薬品評価研究センター（CDER）が医薬品の安全性に関する業務（市販後調査も含む）に年間四五〇〇万ドル以上を費やすのも不思議ではない。

子宮頸がんの患者で、FDAの諮問委員会に患者代表として出席することもあるナンシー・ローチは「でっちあげには、決まった方法がある」という。たとえば、がんなら、よく〝進行にかかる時間〟、つまり、一定の期間にどのくらいがんが大きくなるかという指標が使われるが、ローチによると、製薬会社は本来測定しなくてはならない時間よりも長く間を空けて測定しようとするのだという。そうすると、「がんの進行が新薬のおかげで実際よりも遅くなったかのような結果が出てしまう」のだそうだ。

世論調査では、質問の仕方で結果をいかようにも操作できる。それは臨床試験でも同じだ。内分泌学者で南カリフォルニア大学の糖尿病治療プログラムの責任者アン・ピーターズ・ハーメル博士は、後にブリストルマイヤーズ・スクイブ社からグルコファージとして発売された糖尿病治療薬の臨床試験のいくつかに携わった。博士によると、別々の研究者が別々の言葉で患者に下痢や腹痛があるかを質問するため、医療機関からの副作用の報告数が、一番少ないところが一番多いところの一〇分の一になることもあるという。「私は患者に細かく質問していますね。腹具合が悪くないかと聞くのではなく、一日に何回通じがあったのか、便は柔らかくなかったか、水のような下痢じゃなかったか、というような聞き方をしますよ」と、ハーメルはいう。

さてFDAでは、ナンシー・ローチのいった測定期間の問題やアン・ハーメルの指摘した施設ごとの副作用報告数の解離について、どう対応しているのだろう？　注意深い審査官なら、ローチが問題だといったようなケースでは、測定と測定の間が長すぎると気づいて、適切な測定期間を使って得られたデータを提出するよう要求するだろう。ハーメルのケースなら、施設間のデータに大きなバラツキがあることに疑問を感じて、実際の症例について細かく報告させたり、生データを要求したりするだろう。

一九九〇年代後半から二〇〇〇年代初めにかけて、多くの薬が市販中止となったり、製品回収となったりしたことで、データのねつ造や不注意、誤解などで、危険な副作用をもつ医薬品がいつのまにかFDAの審査をすり抜けていたことがわかった。『ロサンジェルス・タイムズ』

紙はこうした問題に関する一連の調査報道で、二〇〇一年のピューリッツァー賞を受賞した。ロシュ社の降圧剤、ポジコールを例に挙げよう。この薬のＦＤＡ諮問委員会のメンバーには利益相反があった。『タイムズ』紙の記事などによると、ロシュ社は試験期間中の二〇〇人以上の患者の死亡について、原因がはっきりしない状態で、この薬の承認申請を行った。さらに、ほかの薬との相互作用についても問題があった。ＦＤＡでの激論の後、ポジコールは一九九七年六月に承認されたが、重篤な心拍数の低下が多数報告され、二〇種類以上の薬剤との間で重大な相互作用があることがわかり、一〇〇人以上の患者が死亡した後で、承認のほぼ一年後に市販中止となったのだった。当時のＦＤＡの生物製剤評価研究センター（ＣＢＥＲ）のセンター長ジャネット・ウッドコックは、この問題について当初、「予測できないことだった」と主張していた。ところが後に、『タイムズ』紙の取材に対し、ある薬との相互作用で起きる重篤な副作用は「おそらく予測可能だっただろう」と認めたのだった。

胸やけの治療薬プロパルシドは、ジョンソン・エンド・ジョンソン社の子会社の作った薬だが、この副作用もＦＤＡがもっと注意深く審査していれば、被害を未然に防げたものだ。この薬の臨床試験で、何人かの患者が不整脈を起こし、八人の小児が死亡したのだが、ＦＤＡは一九九三年、死亡の原因がこの薬の副作用ではなく他の問題であるとした消化器専門医たちの勧告により、この薬を承認した。ところが『タイムズ』紙によると、ＦＤＡは患者に発生した不整脈について、FDAの心疾患部門の専門家にチェックを依頼しなかったというのだ。『タイムズ』紙は記事で次のように報道している。「FDAの審査担当者は局内の専門家に相談しなかったせいで、危険信号に気づかなかったのだ。プロパルシドが心電図のQT間隔（心室が収縮してから弛緩するまでの時間のこと）を延長させることがわかったはずなのに、それを見逃したのだ」と。QT間隔が延長すると、突然死のリスクが増す[5]。ところがFDAが許可したこの薬の添付文書には、心拍増加については単に「稀な症状」と記載されただけで、プロパルシドとこの症状との因果関係は「明確ではない」としただけだったのだ。その後の七年間で添付文書は五回も改訂され、改訂の度により厳しい警告が追加されたのだが、ついに二〇〇〇年、他の治療法をすべて試みたが効果がない患者に対する最後の手段として慎重に観察しながら使用する場合を除き、使用が禁止されることとなった。ジャネット・ウッドコックは『タイムズ』紙の取材に次のように述べている。「FDAの仕事は薄氷を踏むようなものです。どの段階で警告を発し、どの段階で薬の市販を中止するか、いつも難しい決断を迫られているのです。そして、われわれはできる限り、間違った判断をしないよう、努力しております」

メルク社の関節炎治療薬のブロックバスター、バイオックスにまつわる話はもっと複雑だ。FDAがこの薬を承認した一九九九年春の段階では、〝表向きは〟この薬に心血管系の重篤な副作用があることを予測できる情報は、まったく存在しないとされていた。しかしこの薬が発売されて一年も経たないうちに、研究者たちはこの薬を使った患者に、脳卒中や心臓発作が異常に多いことに気づき始めた。ＦＤＡはメルク社がこうしたリスクを明らかににせずに販売しているのを厳しく批判し、二〇〇二年四月、添付文書の警告を厳しくするよう指示した。二〇〇四年九月には、ついにこの薬は市場から撤退することになった。

この事例は、単に薬が発売されて実際に使用されるまで、重篤な副作用が見つからなかったというだけのことなのだろうか？　答えは否であろう。『ウォール・ストリート・ジャーナル』紙の一連の報道によると、メルク社の研究者はＦＤＡがこの薬を承認する二年以上前に、この薬が心血管系に副作用をもつ可能性があることをはっきりと指摘していたという。そして、メルク社は、その後も心血管系のリスクを示唆する試験結果を軽視し続けていたのである（それでもメルク側は、「バイオックスは適切かつ責任をもって開発・販売を行った」と述べている）。なるほど、要するに製薬会社がＦＤＡを欺いたわけか？　だが、真相はそれだけではない。

5―続いて議論されるバイオックスの件なども引き金となって、動物実験や臨床試験でＱＴ間隔の延長について調べるガイドラインが日米ＥＵ規制調和国際会議（ＩＣＨ）で作成された。臨床試験については、健康な被験者を対象として、既にＱＴ延長作用があるとわかっている医薬品を対照として新薬と比較するため、日本では倫理的懸念が払拭し難く（実際には大きな危険のない範囲で行われる）、国際合意から四年遅れて国内通知化された。

『ウォール・ストリート・ジャーナル』紙の別の記事によると、バイオックスの承認申請の審査に携わったFDAの審査官の一人が、臨床試験データから〝理論的に〟血栓のリスクがあることを指摘していたそうだ。しかしそのリスクは明確ではなかったので、この薬は承認された。また、この薬が回収となる一カ月ほど前の二〇〇四年の八月、別のあるFDAの審査官（この人は薬の安全性に関する問題を特に熱心に追究することで有名である）が、大掛かりな患者データベースを分析して、バイオックスを高用量で投与するのは危険であると、予備的な内部文書の中ではっきりと警告していた。ところがFDAの上層部はその報告をたな晒しにし、骨抜きにしようとしたのだった。審査官はそれを告発し、その後、告発に対する報復で解雇されることを恐れ、〝内部告発者〟の保護を得意とする専門の弁護士を雇った。

では、キツネが鶏小屋の番をするような事態になってしまったのは、どういう事情からだろうか？　英国の有名な医学雑誌『ランセット』は、その後すぐFDAがバイオックスの副作用を見逃したことを論説で酷評した。米国議会では、二つの委員会が調査を開始した。「FDAは組織的な問題と思われる事態が発生した際には、第一に国民の健康の保持と安全性の確保を最優先としなければならず、第二に社会に対して説明しなければならない」と片方の委員会の委員長を務めたアイオワ州選出のチャールズ・グラスリー上院議員は批判した。グラスリーは過去に十代の若者に対する抗うつ薬の処方に関する問題でもFDAに激怒した人物だ。FDA

側は、問題を隠蔽しようとしたように見えるかもしれないが、いつものように関係者間で慎重な議論をしていただけだと反論した。また、審査官の警告を重視してはいたが、決定的なデータが得られていなかったし、薬の市販を中止させるという判断をするのは、プロパルシドの問題が起きたときに当時のFDAの生物製剤評価研究センター（CBER）のセンター長ジャネット・ウッドコックが述べたのと同じように、とても難しいことなのだと主張した。それでもこの事件を受けて、FDAは内部不服申し立てプロセスを刷新し、FDAにおける医薬品の市販後の安全性評価の方法を分析するため、最高の連邦科学審査委員会を設けると発表した。また、FDAは、バイオックスのような薬についても調査を開始したのである。[6][7]

警察、とげ、看守、配偶者、ゴールドスタンダード、そして、〝クリティカル・パス〟イニ

6—バイオックスの件は二万六六〇〇件もの訴訟を招き、二〇〇七年にメルク社が総額四八億五〇〇〇万ドル（約四四一三億円）の和解金を支払うことで決着した。

7—こうした一連の議論を受けて、FDAは医薬品のリスクマネジメントについてのいくつものガイダンスを出し、米国科学アカデミー医学研究所（IOM）はFDAの業務改善のための報告書を二〇〇六年に発表、二〇〇七年には「FDA改正法」が成立し、処方薬審査料法（PDUFA）の継続、臨床試験の登録公開（9頁訳注2参照）、子どもの臨床試験の公正な促進、新たな安全対策強化の制度化が具体化しつつある。

シアチブ、さらにはビジネスパートナー……米国食品医薬品局（ＦＤＡ）はさまざまに形容されてきた。

製薬業界にとっては、ＦＤＡはこうした形容のすべてがあてはまる存在である。専制者であり、あら捜し屋であり、矛盾した存在である。また、何ごとにも満足することがない存在に見えることもある。しかし、製薬業界も展望がないわけではないのだから、もっと自分に正直になってはどうだろうか。

注記

本書の情報源のほとんどは、きわめて明確である。直接的または間接的に引用されている発言はすべて、特に時期を明示していない限り、私が二〇〇三年六月から二〇〇四年八月にかけて当人に対して行ったインタビューによるものである。複数の情報源が同じ論点や同じ見方について述べている場合には、テキストにそのことを示すよう心がけた。多くの場合、基本的な事実は、歴史的文献や当時の新聞、雑誌の記事で広く報告されたものである（たとえば二〇〇四年秋、インフルエンザ・ワクチンを作っていた工場で起きた汚染問題の話など。その件は本書第五章で記述した）。また、自ずと情報源が明らかとなっている情報もある。FDAの政策についての発表はFDAのプレスリリースから、テレビCMについてのFDAのガイドラインの引用はそのガイドラインから、FDAの予算についての数値は連邦予算から得た。

以下の注記は、本文中で明確にされていない部分について情報源を明示し、私が特定の本や記事を引用した場合には引用文献を明記するためのものである。

さらにこの機会を利用して、医薬品の開発や承認をめぐる種々の議論についての理解を深めるため、いくつかの技術的な詳細事項や背景情報を記載する。

フラン・ホーソン

序章

6頁　**他の薬……**

ＳＳＲＩ〔選択的セロトニン再取り込み阻害薬〕という名前は、その作用機序に由来する。脳は、セロトニンという化学伝達物質を、ある神経細胞から別の神経細胞へ、シナプスという空間〔シナプス間隙〕を通じて運び込む。セロトニンは、基本的には喜び、ポジティブな気分を作りだすものである。多くの場合、セロトニンは余分にあり、伝達を行う神経が再取り込みと呼ばれるプロセスを通じてセロトニンを吸収する。あまりに多くのセロトニンがその再取り込みによって吸収されてしまい、十分に伝達されなくなる、というのがうつ病についての一つの学説である。そのためＳＳＲＩは、その再取り込みをブロック――つまり阻害――し、より多くのセロトニンが働くようにする。

17頁　**ＦＤＡは妊婦が胎児の……**

超音波診断装置や携帯電話の話は、数え切れないほどの出版物で報告されている。血液銀行についての情報は、"Panel Calls for West Nile Test on All U.S.-Stored Blood," Dow Jones Newswires, article 19, 2003から、中国についての情報は、Joseph Kahn,"Foul Water and Air Part of Cost of the Boom in China's Export," *New York Times*, November 4, 2003, A1から。

19頁　**『ニューヨーク・タイムズ』紙は……**

Gardiner Harris, "Regulators Want Antidepressants to List Warnings," *New York Times*, March 23, 2004, A1.

19頁　**「誰に対してであれ、黙っていろといってはいけない」と……**

Anna Wilde Mathews, "In Dabate Over Antidepressants, FDA Weighed Risk of False Alarm," *Wall Street Journal*, May 25, 2004, A1.

21頁　**テンプル博士も、すべての臨床試験の……**

Gardiner Harris, "FDA Links Drug to Being Suicidal," *New York Times*, September 14,

2004, A1.

第一章

34頁　「あのとき見たがん細胞の姿は……

Laila Kain, "The Scientist," *Hartford Courant*, May 16, 2004.

35頁　アルメンががんの研究に打ち込むのには……

Michael Pelz, "Antigenics's Cancer Drug Gives Its Shareholders Indigestion," *Bloomberg Markets Magazine*, January 5, 2004.

54頁　投資家はアルメンや他の取締役たちに混乱の責任を……

Brian Lavery, "2 Top Officers Quit Elan, Troubled Irish Drug Maker," *New York Times*, July 10, 2002, W1. エラン社についてのニュースは広く一般に報じられている。

59頁　**（たとえば、その二、三年後に、やはり小さな会社で……**

"FDA Suspends Dyax Cancer Treatment," *New York Times*, May 26, 2004, C4.

67頁　**その年の早い時期に、『ブルームバーグマーケット』誌は……**

Michael Peltz, "Antigenics's Cancer Drug Gives Its Shareholders Indigestion," *Bloomberg Market Magazine*, January 5, 2004.

第二章

82頁　**かの元ＦＤＡ長官アレクサンダー・Ｍ・シュミット博士は……**

このスピーチに言及した資料は多い。またこのスピーチは、シュミットが議会で行なった証言にもとづいている。私が引用したのは、Daniel P. Carpenter, "The Political Economy of FDA Drug Review," *Health Affairs*, January-February 2004, p.54。

83頁　**『米国医師会雑誌（ＪＡＭＡ）』によれば、ＦＤＡの承認を得た薬……**

Anna Wilde Mathews, "Vioxx Recall Raises Questions of FDA's Safety Monitoring," *Wall Street Journal*, October 4, 2004, B1.

86頁　**これは政府説明責任局（ＧＡＯ。以前は会計検査院と……**

"Strategic Action Plan, Food and Drug Administration," published by the FDA, August 2003, p.28.

第三章

93頁　**足下に蓋のない液体貯蔵タンクのある……**

Upton Sinclair, *The Jungle*, Signet Classic, 2001, p.102.〔アプトン・シンクレア『ジャングル』大井浩二訳、松柏社、二〇〇九年、ほか〕

94頁　**植民地の治療師の中には……**

Paul Starr, *The Social Transformation of American Medicine*, Basic Books, 1982, p.32.

96頁　一八七四年から一八七五年にかけて書かれた『トム・ソーヤーの冒険』では……
Mark Twain, *Tom Sawyer*, Vintage Books, 1991, p.82-83.〔マーク・トウェイン『トム・ソーヤーの冒険』大久保康雄訳、新潮社、一九五三年、ほか〕

96頁　フィリップ・J・ヒルツは、FDAの歴史を描いた……
Philip J. Hilts, *Protecting America's Health: The FDA, Business, and One Hundred Years of Regulation*, Alfled A. Knof, 2003, p.22.

97頁　FDAの公式ウェブサイトに書かれているように……
"Milestones in U.S. Food and Drug Law History," http://cfsan.fda.gov/milestone.html。

100頁　フィリップ・ヒルツによれば、ワイリー教授は……
Philip J. Hilts, *Protecting America's Health: The FDA, Business, and One Hundred Years of Regulation*, Alfled A. Knopf, 2003, p.11, 15.

101頁　そうした実験の結果、消化不良、胃の痛み……

Ibid., 40.

109頁　当時のＦＤＡ長官はジョージ・Ｐ・ラリックであり……

Ibid., 137-138, 142.

109頁　米国のリチャードソン・メレル社がこの薬……

Ibid., 152-153.

119頁　ソーダ好きの国民はこの……

Ibid., 202-206.

122頁　ＦＤＡの長官代理は……

Katherine Walsh and Michael Waldholz, "U.S. to Continue Probing Pfizer's Troubled Valve—FDA Chief Admits Agency Had Dealt Improperly with Defective Device," *Wall Street Journal*, February 27, 1990, A3.

123頁　**その年の遅くに、ｔ－ＰＡは副作用の少ない低用量で……**

Stephen S. Hall, *Merchants of Immortality: Chasing the Dream of Human Life Extension*, Houghton-Mifflin Co., 2003, p.15.〔スティーヴン・S・ホール『不死を売る人びと』松浦俊輔訳、阪急コミュニケーションズ、二〇〇四年〕

126頁　**消費者に対して薬の副作用やパック食品……**

Philip J. Hiltz, *Protecting America's Health: The FDA, Business, and One Hundred Years of Regulation*, Alfred A. Knopf, 2003, p.215-217.

129頁　**ハーバート・バークホルツが一九九四年に出した『愚かなるＦＤＡ』という本の中に……**

Herbert Burkholz, *The FDA Follies*, Basic Books, 1994, p.117-122.

137頁　**連邦法執行官を派遣したとき……**

David Kessler, *A Question of Intent: A Great American Battle with a Deadly Industry*, Public Affairs, 2001, p.23.

137頁　**ケスラーがＦＤＡ長官在任中を振り返って書いた著作『意図ある質問』では……**

Ibid., 30.

142頁　**ケスラーはその著『意図ある質問』の中で……**

Ibid., 26-30.

149頁　**それからというもの、ヘニーＦＤＡ長官は……**

四年経ってもなお、ＲＵ－４８６への反対はいまだに強い。三万六〇〇〇人の女性使用者のうち三人――大きな数ではない――が死亡した後、保守主義者はＲＵ－４８６を「一時的に使用停止にする」上院の法案への支持を強めていった。

第四章

153頁　**米連邦保健当局がサルモネラ菌による……**

この事例についての情報の多くは、公益科学センターが一九九七年五月に発行した

“Scrambled Eggs: How a Broken Food Safety System Let Contaminated Eggs Become a National Food Poisoning Epidemic,” から得た。またニュース記事やＦＤＡの発表、私自身が実施したインタビューからも情報を得た。

162頁　**『ファストフードが世界を食いつくす』の著者エリック・シュローサーは……**

Eric Schlosser, *Fast Food Nation: The Dark Side of the All-American Meal*, Prennial/HarperCollins, 2002, p.263.〔エリック・シュローサー『ファストフードが世界を食いつくす』楡井浩一訳、草思社、二〇〇一年〕

167頁　**デビッド・ケスラーはその著書の中で、クーパーのことを……**

David Kessler, *A Question of Intent: A Great American Battle with a Deadly Industry*, Public Affairs, 2001, p.175.

171頁　**アラスカとハワイを除く四八州の面積の三分の二が……**

Roger Thurow, Scott Kilman, and Gregory L. White, “New Farm Powers Sow the Seeds of America’s Agricultural Woes,” *Wall Street Journal*, June 18, 2004, A1.

第五章

183頁　**このプロセスの最後の段階までに、五〇〇〇個の候補物質のうち……**

しばしば引用されるこの数字は、タフツ大学医薬品研究開発センターと米国研究製薬工業協会のデータにもとづいている。

186頁　**医療機器というものは、たいていの場合、薬とは……**

医療機器は、舌圧子からペースメーカーまで、リスクのレベルに応じて三つのクラスに分類される。元センター長のデビッド・フィーガルによると、医療機器の九〇%は、査察を受けることもなく、単純にその設計を認められて市場に出てくるという。医療機器・放射線医療センターの新しい「リアルタイム審査」は、審査プロセスを、ほとんど瞬間といっていいほどまで短縮する。書類が三週間前に提出されており、そして「事案が相当に単純明快なものであれば」、審査官は製造業者と面会し、その場で拘束力のある決定を下す。面会のかわりに電話で済ませることもある。

189頁　**臨床試験の結果、新薬候補物質が効かないようだということになれば……**

ＦＤＡ長官代理のレスター・クロフォードは二〇〇四年のスピーチ以来、この種の統計をしばしば引用するようになった。

190頁　**臨床試験は、世界各地の二〇～五〇カ所の病院、医科大学、その他の施設が名声をかけて……**

こうした臨床試験を実施する臨床研究機関（Clinical Reseach Organization）と呼ばれる新しいタイプの会社の激増は、一九九〇年代後半に拍車がかかり、そのため病院と医科大学は競争という激震に見舞われることになった（こうした会社は、アルクエスト社のような開発業務受託機関（Contract Reseach Organization: CRO）と混同されてはならない。開発業務受託機関は、ＦＤＡの承認に向けたプロセスの製薬会社の業務を手助けする）。それはたいしたカネではない。製薬企業は、患者一人あたり一〇〇〇ドルから三万ドルかかる費用を支払うが、それはたいてい、臨床試験の運営コストの五～一〇％のみをカバーするだけである。むしろ医師は、自分の患者にとって新しい有望な治療法になりうるものをいち早く得られる機会を望む。そして病院や大学は、先駆的な研究を行っている場所とみなされる名声を求めている。ニューヨーク市にあるモンテフィオーリ医療センターの臨床試験室長ヴィクター・ハッチャー博士の言葉では、「それはモンテフィオーリのような医療機関の任務の一部ですよ。がん患者がうちの病院に来るときは、臨床試験に参加できることを期待しています。患者はチャンスを期待しているのです」。しかし、こうした医療機関が、臨床試験の実施や研究結果の発表について、あまりに多くのコントロール権限を製薬会社に渡しすぎてしまったのではないかという論争が紛糾している。この点については、第一五章〔下巻〕で議論する。

192頁 **「医師が知りたいのは……**

Peter Jaret, "She Turns Her Pen on Drug Makers," *Los Angeles Times*, August 9, 2004, F1.

192頁 **しかし、一方、ＦＤＡとテンプルは……**

二〇〇四年八月には、ＦＤＡはこの論争に対して、さらにまた賛否両論を呼ぶ奇策をひねり出した。ガイダント社が開発したステントを承認したときのことである。そのステントは、卒中を予防するために頸動脈を開いたままにするとされている機器である。これはまったく対照群の存在しない臨床試験の後、承認された。対照群を置かずに、臨床試験に参加した患者五八一人全員がそのステントを付けた。この試験における〝対照〟とは、ガイダント社が、臨床試験に参加した患者の卒中や死亡、心不全の発生率と、従来の治療や手術を経験した患者における発生率の歴史的対照（ヒストリカル・コントロール）であった。

195頁　**一九八九年には、ＦＤＡは高齢者に対する……**

二〇〇三年秋、ＦＤＡはあるデータベースを創設するつもりであることも発表した。そのデータベースは、男性と女性で薬に対する反応がどのように異なるかを示し、「臨床試験に参加した女性を追跡し、女性の組み入れを促進する」ためのものである。ＦＤＡは、いくつかの治療法に対する女性の反応についてのデータを集めるために七校の大学と提携した。

197頁　**連邦議会はＦＤＡにそうした権限をもたせる特別法を……**

子どもの臨床試験は、抗うつ薬をめぐる論争の直後、多くの倫理的問題を生じさせた。そのためＦＤＡは、特別な「小児倫理」諮問小委員会を設置した。

200頁　**元ＦＤＡ職員で、現在はＦＤＡに対して規制緩和を求める急先鋒の一人……**

Henly I. Miller, *To America's Health*, Hoover Institution Press, 2000, p.65-66.

204頁　**ノバルティス社が開発した革新的な抗がん剤は……**
Daniel Vasella, *Magic Cancer Bullet*, HarperBussiness, 2003, p.151-153.

206頁　**研究開発部の部長の思いつきで……**
この情報は主にアーウィン・マーティンへのインタビューから得ているが、Ron Winslow, "The Birth of a Blockbuster: Lipitor's Route out of the Lab," *Wall Street Journal*, January 24, 2000からも得ている。

209頁　**「この会議で合意を図ります……**
この証言は二〇〇二年六月一三日、米国議会下院の監視・調査小委員会でなされた。

213頁　**「すべてのページに番号を振り、目次や索引を……**
ＦＤＡの医薬品評価研究センターと生物製剤評価研究センターが二〇〇〇年二月に発行した"Guidance for Industry: Formal Meetings with Sponsors and Applicants for PDUFA Products"の七頁。

220頁　**特に議論を呼ぶような画期的な薬、医療機器、生物製剤では……**

この諮問委員会は、製品が市販されてからも開かれることがある。ティーンエイジャーの抗うつ薬使用の場合など、新しい使用法や新しい制限を検討するためである。

221頁　**一九九七年に新聞報道されたケースでは……**

ロトロネックスの採決をめぐる出来事などは、David Willman, "How a New Policy Led to Seven Deadly Drugs," *Los Angeles Times*, December 20, 2000から情報を得た。

ＦＤＡはその後、ロトロネックスのコンサルタントの投票を無効としたが、それは彼のコンサルティング上の結びつきのためではなく、彼が臨時の委員だったからである。ポジコールもロトロネックスも、最終的には、数々の死亡例や深刻な合併症がそれぞれに関連していることがわかった後、市販が中止された。それから二年もしないうちに、ロトロネックスは厳しい条件の下で復活した。ロトロネックスを使っていた過敏性腸症候群の患者らが、自分たちには他に治療法がないことを訴えたからである。この二つの薬については、第七章と第一〇章〔下巻〕でさらに論じる。

230頁　**世界のどこで製造されている医薬品や医療機器であっても……**

二〇〇三年、ＦＤＡはその規制を改革し始め、企業に対して、その施設や工程を刷新するよう促した。なかでも、患者の健康に直接的に影響しうる生産工程に焦点をあてると述べ、医薬品に特化した査察官のグループを組織すると約束した。

さらに、ＦＤＡはワクチンを作る工場を二年ごとに査察する。ワクチン製造はとりわけ汚染を出しやすいからだ。

231頁　**ＦＤＡの査察官が食品や医薬品の製造施設を……**

Jeanne Whalen, Pui-Wing Tam and Sarah Lueck, "Behind Flu-Vaccine Shortage: Struggle to Police Drugs Globally," *Wall Street Journal*, November 5, 2004, A1.

235頁　**こうした極端な改革案のほとんどは議会を通過しなかったが……**

議会はその後、医療機器についても（二〇〇二年）動物の関連製品についても（二〇〇三年）審査料についての法律を作った。しかしＦＤＡの三大センターがすべて対等にならない限り、医薬品評価研究センターと医療機器評価研究センターの両方に承認されなければならない複合的な製品を作る製造業者にとっては、議論の余地のない不利益が存在する。たとえば、卒中の後、血栓を溶解する薬を使うカテーテルなどがそうしたものに当たる。「医療機器がCDERもしくはCBERの審査を必要とするとき、審査官の注意は、審査料のある製品に向かいます。審査料との関係で定められた期限に間に合わないといけないからです」と、FDAの医療機器評価局で一九九三年から一九九九年まで局長を務めたスーザン・アルパート博士はいう。それゆえ処方薬審査料法（PDUFA）の六カ月という最終期限が守られなくてもいい複合的な製品は、審査官にとって優先順位がPDUFAの対象となる薬よりも低くなる。アルパート博士はFDAを去った後、ミネアポリスの医療機器製造業者メドトロニク社の薬事規制・法令部門の副部長になった。

235頁　**FDAの生物製剤評価研究センター（CBER）での審査は……**

FDAのデータによれば、二〇〇三年のCBERでの優先審査対象製品の審査時間の中央値は一二・一カ月であり、CDERでの七・七カ月よりもずっと遅い。またCBERでは、一年間に審査する薬品はずっと少ない。たとえば二〇〇一年には一六件、二〇〇二年には二一件、二〇〇三年には二二件であった。これに対してCDERではそれぞれ六六件、七八件、七二件である。CBERのセンター長ジェシー・グッドマンは、批判に対して反論し、CBERが審査する製品は多くの場合、複雑で新規なものなのだと主張した。また彼は、審査件数が少ないほど審査時間の中央値を引き下げることができる、と指摘する。というのは、「はずれ値があるような場合は、その統計は信頼できないものとなります。CBERではすべての製品の審査を、PDUFAの目標と最終期限に間に合わせてきました」と彼は付け加えた。この話題については、第一一章〔下巻〕でさらに議論する。

236頁　**二〇〇三年の秋ごろ、ペンシルバニア州選出の共和党議員で……**

翌年の夏、ジェームス・C・グリーンウッドは、バイオテクノロジー産業の業界団体の会長に任命された。

第六章

249頁　**セルジーン社は、かなり念入りに申請の準備を……**

サリドマイドの再来という出来事については広く報告されている。ジョン・ジャクソン、グラハム・バートン、ジラ・カプラン、マイク・カッツ、マイケル・フリードマンとのインタビューから情報を得た。サリドマイド犠牲者の反応の部分については、特に以下の文献を情報源とした。Deepi Hajela, "Giving Thalidomide a Second Chance," Associated Press, June 1998.

257頁　**サリドマイドの処方の九二%は悪性腫瘍……**

多発性骨髄腫やハンセン病についてのデータは、さまざまな情報源から得た。たとえばセルジーン社、米国がん学会、*The Merck Manual of Medical Information*, Merck & Co., 1997, pp.779 and 891 など。

259頁　**中には、ミシガン州のタミー・スナイダーが二〇〇二年に……**

Alison Young and Chris Adams, "Off-label Use Growing," *St. Paul Pioneer Press*, November 2, 2003.

263頁　**『ウォール・ストリート・ジャーナル』によれば、慢性的な痛み……**

Leila Abboud, "Off-Label Treatments, New Drugs Target Mysterious, Debilitating Fibromyalgia," *Wall Street Journal*, August 3, 2004, D1.

264頁　**ところが、『ナイト・リッダー』紙によると、一九九六年に……**
Chris Adams and Alison Young, “FDA Rules Becoming Irrelevant,” *St. Paul Pioneer Press*, November 4, 2003.

265頁　**『ナイト・リッダー』紙の報道によると……**
Ibid.

267頁　**その他の捜査機関が、プロジビルという薬を……**
多くの製薬企業におけるマーケティング活動に対するこの強制捜査は広く報道されているが、プロジビルについては特に、Amy Barret, “This Pep Pill Is Pushing Its Luck,” *BusinessWeek*, November 1, 2004, p.76から情報を得た。

267頁　**別の例としてはカリフォルニア州の……**
Andrew Pollack, “Suit by Former Employee Charges Promotion of Drug’s Off-Label Use,” *New York Times*, May 12, 2004, C1. ニューロンチンについてのこの情報は広く報告されている。

第七章

285頁　**二〇〇二年二月の『ビジネスウィーク』誌は……**

Catherine Arnst, "Where ImClone Went Wrong," *BusinessWeek*, February 18, 2002, p.68.

305頁　**しかし、ディマシーの算出したこの数値は……**

Fran Hawthorne, *The Merck Druggernaut*, John Wily & Sons, p.64.

306頁　**ボストン・コンサルティング社は……**

Ibid., 65-66.

307頁　**ところが二〇〇四年になると、ファイザー社が……**

Scott Hensley and Ron Winslow, "Pfizer Makes $800 Million Bid to Reshape Heart-Care Market," *Wall Street Journal*, April 8, 2004, A1.

307頁　**その一方、消費者団体が……**
Fran Hawthorne, *The Merck Druggernaut*, John Wily & Sons, p.67-68.

309頁　**アン・キャンベルはアラバマ州の研究者だが……**
この件は、*Law Review Weekly* からの転載記事が「ファーマライブ」というウェブサイトに、二〇〇四年三月二四日付で投稿されている。また、アラバマ州北地区の連邦検事アリス・H・マーティンの事務所のプレスリリースからも情報を得た。

309頁　**ＦＤＡの医薬品評価研究センター（ＣＤＥＲ）が……**
Anna Wilde Mathews, "FDA Plans Major Review of Procedures," *Wall Street Journal*, November 5, 2004, A3.

310頁　**一九九〇年代後半から二〇〇〇年代初めにかけて……**
David Willman, "How a New Policy Led to Seven Deadly Drugs," *Los Angeles Times*, December 20, 2000.

312頁　**メルク社の関節炎治療薬のブロックバスター、バイオックス……**

この件は広く報道されている。『ウォール・ストリート・ジャーナル』の記事二本からの引用は次の通り。Anna Wilde Mathews and Barbara Martinez, "E-Mails Suggest Merck Knew Vioxx's Dangers at Early Stage," November 1, 2004, A1, and Anna Wilde Mathews, "Did FDA Staff Minimize Vioxx's Red Frags?," November 10, 2004, B1.

監訳者あとがき

栗原千絵子／斉尾　武郎

「日本版ＦＤＡ」という旗印が掲げられて久しい。日本には医薬品行政の当局として、厚生労働省に医薬食品局があり、厚労省から委託を受けて審査業務を行う独立行政法人の医薬品医療機器総合機構（ＰＭＤＡ）があるのに、なぜわざわざ日本版の「食品医薬品局」をつくる必要があるのだろうか？　と、不思議に感じた。その後「日本版ＦＤＡ」構想は、薬害肝炎裁判の影響も受けて、「医薬品庁」という、より大きな行政官庁の設立を目指す動きに発展した。この旗印は、日本の医薬品行政当局も、米国ＦＤＡのように世界の〝サイエンスをリード〟し、大胆かつ果敢に〝製薬業界とタイアップして最高の医薬品開発を支援〟し、かつ迅速に審査承認を行いつつも、〝薬害を完璧に未然に防止〟するスーパー行政機関として生まれ変わってほしいという、製薬業界や国民の切なる願いの現れである。当局と製薬業界の協調関係に批判的な薬害被害者団体も、「医薬品庁」構想には同調し、ＦＤＡが次々と繰り広げる安全対策を日本にも導入させようと熱く論争する。

近年日本では、「ドラッグラグ問題」すなわち、欧米ですでに承認されている医薬品がなかなか日本で使えないという問題が火を噴いた。これを受けて最近は、専門学会や患者団体の要望書に応じて、行政当局がこうした薬を迅速に承認するためのさまざまなルートが切り開かれた。しかしそれでもなお、ドラッグラグ改善の足取りは鈍く、〝必要な薬にアクセスできない〟という患者たちの悲痛な叫び声は強まる一方である。ところが、薬害エイズ裁判は行政官に刑事責任を負わせ、薬害肝炎裁判は新たな補償責任を国に課した。日本が欧米諸国に先んじて承認した「イレッサ」の副作用被害訴訟は、第一審では国の責任は不定されたが、「世界をリードするスピード承認」の危うさが浮かび上がった。このような状況で、行政側には、審査官の免責が担保されない限り迅速な承認などとてもできないという声もある。製薬会社、医学研究者、行政、薬害被害者、新薬を求める難病患者、の間で繰り広げられる医薬品を巡る政治的バトルの渦中で、しばしば米国ＦＤＡは、鮮烈な光を放つ巨塔として仰ぎ見られている。

こうした日本から見た米国ＦＤＡの理想的なイメージに対して、本書は医薬品の安全性や有効性の確保のために汗をかき血みどろになって取り組む巨人ＦＤＡの不格好だが愛すべき姿をむき出しにしてみせる。

ＦＤＡは二〇一〇年一〇月、「人々の健康のためのレギュラトリーサイエンスの推進」と題するレポートをまとめ、二〇一一年度に二五〇〇万ドルの予算請求をして、今後医薬品の開発、評価の方法論の研究を自ら進めていくことを、具体的な疾患領域や医療技術の種類を挙げて宣言した。薬の有効性、安全性を評価し、医薬品の承認や市販中止など規制の意思決定に供する科学を「レギュラトリーサイエンス」と称し、日本でもこの名前を冠する学会が二〇一〇年に立ち上がったところである。物理、化学、数学などの純粋科学に対して、統計学、疫学などは「応用科学」と位置付けられ、実用的な要請が科学的な原則に具体的な形を与え、技術開発や産業応用を促進する。医薬品の「レギュラトリーサイエンス」は、まさに技術開発や公衆衛生と直結する応用科学の中でも特に学際的なもので、必然的に社会の要請や政治的圧力の影響を強く受ける。

こうした、「科学の外側の事情」の圧力に屈することなく公正さを担保するため、文書化、記録、報告といった事務的手続きや、第三者の監視といった仕組みが限りなく増大していく。かくしてトラック何台分もの紙の山が製薬会社からＦＤＡへと運び込まれるようになったが、そうした申請資料は今や、信頼性保証の仕組みが担保された電子情報へと様変わりしつつある。それでも一個の薬を市場に出すために限りなく膨大な情報が要求され、世界中で悲鳴があがり、ＦＤＡはなおも薬の開発を迅速化するための新たな手法を提案している。しかし、安全確保、薬害防止の必要性はきわめて強く、薬の承認に必要とされる情報量の上昇はとどまることを知らない。

本書は、新薬を求める難病患者と、薬による被害を訴える被害者の狭間にあって、「科学」と「信頼性」の名のもとに理論武装するためのペーパーワークを増幅し続け、なおかつまっすぐに前を向いて走り続けようとするＦＤＡの姿を生き生きと描き出している。

ジャーナリストである原著者は、関係者への綿密なインタビューと文献考証を重ね、ＦＤＡの生々しい姿を通して医薬品開発の本質を洞察している。訳出にあたり、米国の医薬品臨床試験や承認審査の制度についての情報の補足が必要な部分や、米国と日本との共通点、相違点を明らかにしておくべき部分には訳注を加えた。二〇〇四年の原著刊行の後の、本筋と関わる重要な最新情報も訳注に記した。

医薬品の開発や流通は、今やすっかりグローバル化しているので、臨床試験や承認審査の制度の基本骨格は日米欧でほぼ共通している。しかし、相違点もある。たとえば、新しいことに次々と挑戦し責任範囲を拡大していくのがＦＤＡであるのに対し、日本の規制当局は責任範囲を広げることに慎重である。もう一つには、ＦＤＡの管轄する「臨床試験」は未承認の医薬品を人体に投与する行為をすべて包括するが、日本では市販承認の申請をする目的をもった「治験」だけを当局が管轄し、大学や研究機関で行われるその他の臨床試験は機関の自治に任されている。この点について監訳者たちは、被験者・患者の人権を守り、医薬品開発を促進すべく、世界標準のルールを導入するよう「被験者保護法」「薬害防止法」などの政策提案により問題提起してきたが、関連業界の動きは鈍い。

既に存在する「日本版ＦＤＡ」である医薬品医療機器総合機構（ＰＭＤＡ）の立ち上げの頃から長きにわたり審査センター長を務められた豊島聰先生より、貴重な序文をいただいたことに深く感謝する。氏は「ＰＭＤＡの顔」であり、米国とは異なる日本の風土に「レギュラトリーサイエンス」の土台を築かれた開拓者の一人である。

本書の刊行にあたり、翻訳作業の大幅な遅れにもかかわらず、医薬品行政の変革が強く求められる今こそまさに絶好の時期と、刊行に踏み切ってくださった篠原出版新社・井澤泰氏、そして訳者諸氏には心より感謝したい。同社より前回翻訳刊行いただいた『ビッグ・ファーマ製薬会社の真実』に続き、関連業界を瞠目させる書となることを願う。

本書「下巻」では、さらに生々しい現実と未来への希望が示される。上下巻を通して、日本の医薬品行政に新たな光が投げかけられ、「ガラパゴス化」が懸念される現状を打開する一助となるものと信じている。

二〇一一年二月

追記

本書の最終校正中の三月一一日、東日本大震災が起こった。本書の関係者はみな安全な場所にいたが、次々と報道される現地の惨状に目をみはった。津波、原発、被災地の危機、医療機関、生産流通の混乱、被災者や患者への救援、復旧支援、株価の変動、人の移動、計画停電、再開困難な事業と復旧に向けた産業、水道水や食品中の放射能の「基準値」をめぐる議論……。日本国中が、この国の現在を凝視し、将来に思いを馳せている。

医薬品産業界とこれに関わる当局や学術団体も迅速に動いた。被災地への医薬品無償提供、提供と関わる規制緩和、節電と安定供給に向けた努力。国内外の医薬学術情報が無料で電子公開された。多くの医薬情報担当者（ＭＲ）が自宅待機となった。いくつかの臨床試験計画が延期された。医療機関や学術団体が救援ネットワークを組んで現地に赴き、また被災者を受け入れた。大規模な学術集会の多くが中止または延期された。小さな理事会・委員会等における意思決定も延期された。流通や営業の問題から出版が延期された書籍もある。某外資系ビッグファーマの開発担当者は、いろいろなことが一カ月延期された程度で大勢は影響ありません、と語った。東北地方で、世界的なブレイクスルーといえる実験研究を進めるラボが多くの資材を損失したとの知らせもあった。

震災を乗り超え、日本が研究開発の能力を損なわず、医薬品産業が底力を発揮できるよう、生まれ変わらねばならない。——本書の最終校正にあたりながら強く感じた。本書の著者が指摘するような、豊かな社会における多くの無駄と浪費を切り捨て、正当なる合理化を進め、なおかつ科学の原則と安全性、信頼性をゆるぎない基盤とする業務革新が今後必須となるだろう。そして、「安全・安心」をめぐる産業界、当局、学術共同体、一般市民の対話と論争がこれまで以上に求められ、「レギュラトリーサイエンスの政治学《ポリティクス》」の重要性が増すことだろう。

震災によって命を落とされた方々を深く悼み、被災され今を生きる方々には心からの声援を贈りたい。

二〇一一年三月末

〈ふ〉

〈へ〉

〈ほ〉

〈ま〉

〈み〉

〈め〉

〈も〉

〈や〉

〈ゆ〉

〈ち〉

〈て〉

〈と〉

〈な〉

〈に〉

〈ね〉

〈の〉

〈は〉

〈ひ〉

〈さ〉

〈し〉

〈す〉

〈せ〉

〈そ〉

〈た〉

索　引

番　号

欧　字

〈A〉

〈B〉

〈C〉

〈D〉

〈E〉

〈F〉

〈G〉

〈H〉

〈I〉

◉著者

フラン・ホーソン（Fran Hawthorne）

『インスティテューショナル・インヴェスター』誌の上級寄稿編集者。実業界や金融界に深いコネクションをもち、『フォーチュン』や『クラインズ・ニューヨーク・ビジネス』などの媒体において、20年以上、ヘルスケアやビジネスを報道してきた。『ニューヨーク・タイムズ』、『ワーツ』、『セルフ』といった新聞や雑誌で連載。著著として『Merck Druggernaut』がある。

◉監訳者

栗原千絵子（くりはら・ちえこ）　独立行政法人放射線医学総合研究所主任研究員

斉尾　武郎（さいお・たけお）　フジ虎ノ門健康増進センター長

◉訳者

鎌田　　泉（かまだ・いづみ）　三宿病院薬剤科

平田　智子（ひらた・ともこ）　薬剤師。くすりネット・くすり勉強会

松本佳代子（まつもと・かよこ）　アクアイナス大学

FDAの正体（上）

〈レギュラトリーサイエンスの政治学《ポリティクス》〉　**本体 2,800円＋税**

2011年5月10日　第1版　第1刷発行

著　　者　フラン・ホーソン

監 訳 者　栗原千絵子／斉尾武郎

発 行 者　藤原　大

装　　丁　渡部拓也

編集協力　粥川準二

印 刷 所　ベクトル印刷株式会社

発行所　株式会社 篠原出版新社

〒113-0034 東京都文京区湯島2-4-9 MDビル

TEL 03-3816-5311（代表）　03-3816-8356（営業）

郵便振替 00160-2-185375

E-mail：info@shinoharashinsha.co.jp

ISBN 978-4-88412-297-3

Printed in Japan